高等医药院校课程改革新形态教材

供高等职业教育护理、助产等医学相关专业使用

五官科护理学

（第 2 版）

主　编　范　真
副主编　黄沁园　朱跃弟　马张芳
编　委　（以姓氏笔画为序）
　　　　马张芳　首都医科大学附属北京同仁医院
　　　　毛孟婷　辽宁医药职业学院
　　　　朱跃弟　运城护理职业学院
　　　　范　真　南阳医学高等专科学校
　　　　黄沁园　广西医科大学护理学院
　　　　黄海芸　东莞职业技术学院
　　　　曹丽华　山东医学高等专科学校
　　　　盛晓燕　南阳医学高等专科学校

科学出版社

北　京

内 容 简 介

全书分为眼科护理、耳鼻咽喉科护理和口腔科护理三大部分，每部分按各科疾病护理概述及针对各部位疾病患者的护理划分章节，共22章。全书从护理工作的实际出发，以培养学生能力为本位，在充分认识眼、耳、鼻、咽喉及口腔各部位应用解剖与生理功能的基础上，学习对五官科患者进行护理评估、提出护理诊断、采用常用护理操作技术进行治疗和护理的方法手段，并初步认识五官科护理管理。

本书的读者对象主要为高等职业教育护理、助产等医学相关专业学生、医学院校高等护理专业学生、五官科临床护理工作人员及社区护理人员。

图书在版编目（CIP）数据

五官科护理学 / 范真主编. -- 2版. -- 北京：科学出版社，2024.12. -- （高等医药院校课程改革新形态教材）. -- ISBN 978-7-03-079482-6

Ⅰ．R473.76

中国国家版本馆 CIP 数据核字第 2024077VB4 号

责任编辑：段婷婷 / 责任校对：周思梦
责任印制：师艳茹 / 封面设计：涿州锦晖

版权所有，违者必究。未经本社许可，数字图书馆不得使用

科学出版社 出版
北京东黄城根北街16号
邮政编码：100717
http://www.sciencep.com

北京中科印刷有限公司印刷
科学出版社发行 各地新华书店经销

*

2018年1月第 一 版　开本：850×1168　1/16
2024年12月第 二 版　印张：11
2024年12月第八次印刷　字数：333 000
定价：**59.80元**
（如有印装质量问题，我社负责调换）

前　言

党的二十大报告指出"人民健康是民族昌盛和国家强盛的重要标志。把保障人民健康放在优先发展的战略位置，完善人民健康促进政策。"贯彻落实党的二十大决策部署，积极推动健康事业发展，离不开人才队伍建设。"培养造就大批德才兼备的高素质人才，是国家和民族长远发展大计。"教材是教学内容的重要载体，是教学的重要依据、培养人才的重要保障。本次教材修订旨在贯彻党的二十大报告精神，坚持为党育人、为国育才。

课程是人才培养的核心要素，教材是课程的载体。在编写过程中，编者按照出版社要求，在突出"三基"（基本理论、基本知识和基本技能），强化"五性"（思想性、科学性、先进性、启发性、适用性）的基础上，着重体现立德树人根本任务，适当融入课程思政内容；以学生就业能力和创新发展为核心，岗赛课证有机融入。编写团队由行业专家、一线教师和一线护理专家共同组成，充分体现产教融合，强化技能培养，融入了行业发展的新技术、新工艺、新规范、新标准，力求教材的内容与护理岗位需求相一致，以充分提高学生学习的主动性和创造性，达到与临床工作零距离接轨的目标。

本教材分为眼科护理、耳鼻咽喉科护理和口腔科护理三部分，对应一般临床分科。但与一般教材相比，在编写上有如下特点。

1. **课证融合，岗赛统一**　为充分体现岗赛证与课程内容的有机统一，编写时按照教育部最新《高等职业学校专业教学标准（试行）》《护士执业资格考试大纲（试行）》及《眼镜验光员》（GZB4-14-03-03）等相关专业标准、课程标准、岗位标准，力求与护理临床工作需要接轨，围绕学生认知需要，重点疾病由案例导入，使学生对临床工作情景有一个清晰的认识；将执业资格考试和职业技能考试要点点明，章后按国家护士执业资格考试题型给出一定的练习题以及时检测学习效果，在提高学生学习兴趣的同时达到与国家护士执业资格考试、职业技能考试接轨的目的。

2. **任务导向，紧贴岗位**　实训操作内容按任务导向编排，任务目标、操作流程及评价标准清晰，有利于对操作技术进行自评和他评。技能训练过程与临床工作过程一致，技能操作更加贴合岗位需要，在学以致用的同时，更能有效提升护理操作技能。

3. **资源丰富，利于学习**　为了更加适应当今学生的学习习惯，本教材中引入了大量的数字资源，一是加入了大量各部位疾病的彩色照片；二是对重点疾病的案例给出了临床护理计划，以便学生掌握完整的护理程序；三是每章附有课件，学生可在课前自行预习，也便于在课外进行复习，力求达到更好的学习效果。

本教材在编写过程中承蒙各编委老师的通力合作和出版社编辑的辛勤付出，在此谨向所有对本教材作出贡献的人员表示衷心的感谢！由于作者水平和时间所限，教材中可能存在缺点和不足之处，恳请广大师生批评指正。

范　真

2024 年 10 月

配套资源

欢迎登录"中科云教育"平台，**免费**数字化课程等你来！

本系列教材配有数字化资源，持续更新，欢迎选用！

"中科云教育"平台数字化课程登录路径

电脑端

- 第一步：打开网址 http://www.coursegate.cn/short/FIDG4.action
- 第二步：注册、登录
- 第三步：点击上方导航栏"课程"，在右侧搜索栏搜索对应课程，开始学习

手机端

- 第一步：打开微信"扫一扫"，扫描下方二维码

- 第二步：注册、登录
- 第三步：用微信扫描上方二维码，进入课程，开始学习

PPT 课件：请在数字化课程各章节里下载！

目 录

第 1 章　眼的应用解剖生理　/ 1
第 2 章　眼科患者护理概述　/ 7
第 3 章　眼睑、泪器疾病患者的护理　/ 15
　　第 1 节　眼睑疾病患者的护理　/ 15
　　第 2 节　泪器疾病患者的护理　/ 20
第 4 章　结膜疾病、干眼患者的护理　/ 23
　　第 1 节　结膜疾病患者的护理　/ 23
　　第 2 节　干眼患者的护理　/ 30
第 5 章　角膜疾病患者的护理　/ 33
　　第 1 节　细菌性角膜炎患者的护理　/ 33
　　第 2 节　真菌性角膜炎患者的护理　/ 35
　　第 3 节　单纯疱疹病毒性角膜炎患者的护理　/ 36
第 6 章　葡萄膜炎、玻璃体疾病、视网膜疾病患者的护理　/ 38
　　第 1 节　葡萄膜炎患者的护理　/ 38
　　第 2 节　玻璃体疾病患者的护理　/ 39
　　第 3 节　视网膜疾病患者的护理　/ 41
第 7 章　青光眼、白内障患者的护理　/ 47
　　第 1 节　青光眼患者的护理　/ 47
　　第 2 节　白内障患者的护理　/ 53
第 8 章　斜视、弱视、屈光不正及老视患者的护理　/ 58
　　第 1 节　斜视患者的护理　/ 58
　　第 2 节　弱视患者的护理　/ 60
　　第 3 节　屈光不正患者的护理　/ 62
　　第 4 节　老视患者的护理　/ 66
第 9 章　眼外伤患者的护理　/ 69
　　第 1 节　眼球表面异物伤患者的护理　/ 69
　　第 2 节　眼钝挫伤患者的护理　/ 70
　　第 3 节　眼球穿通伤及眼内异物患者的护理　/ 72
　　第 4 节　眼化学伤患者的护理　/ 74
第 10 章　耳鼻咽喉的应用解剖生理　/ 77
第 11 章　耳鼻咽喉科患者护理概述　/ 86
第 12 章　耳部疾病患者的护理　/ 93
　　第 1 节　外耳道炎及鼓膜外伤患者的护理　/ 93
　　第 2 节　中耳炎症患者的护理　/ 95
　　第 3 节　梅尼埃病患者的护理　/ 99
第 13 章　鼻部疾病患者的护理　/ 102
　　第 1 节　鼻炎患者的护理　/ 102
　　第 2 节　鼻窦炎患者的护理　/ 105
　　第 3 节　鼻出血患者的处理　/ 109
第 14 章　咽部疾病患者的护理　/ 112
　　第 1 节　扁桃体炎患者的护理　/ 112
　　第 2 节　腺样体肥大患者的护理　/ 115
　　第 3 节　鼻咽癌患者的护理　/ 116
　　第 4 节　阻塞性睡眠呼吸暂停低通气综合征患者的护理　/ 117
第 15 章　喉部疾病患者的护理　/ 120
　　第 1 节　急性喉炎患者的护理　/ 120
　　第 2 节　喉阻塞患者的护理　/ 121
　　第 3 节　喉癌患者的护理　/ 123
第 16 章　气管及支气管异物患者的护理　/ 125
第 17 章　口腔的应用解剖生理　/ 127

第 18 章　口腔科患者护理概述 / 132

第 19 章　牙体、牙髓及牙周组织疾病患者的护理 / 136
　第 1 节　牙体及牙髓病患者的护理 / 136
　第 2 节　根尖周病患者的护理 / 139
　第 3 节　牙周病患者的护理 / 140

第 20 章　口腔黏膜病患者的护理 / 144
　第 1 节　复发性阿弗他溃疡患者的护理 / 144
　第 2 节　口腔念珠菌病患者的护理 / 146

第 21 章　口腔颌面部疾病患者的护理 / 148
　第 1 节　口腔颌面部炎症患者的护理 / 148
　第 2 节　口腔颌面部损伤患者的护理 / 150

第 22 章　先天性唇裂与腭裂患者的护理 / 152
　第 1 节　先天性唇裂患者的护理 / 152
　第 2 节　先天性腭裂患者的护理 / 154

实训指导 / 156
　第 1 节　眼科护理技术实训 / 156
　第 2 节　耳鼻咽喉科护理技术实训 / 160
　第 3 节　口腔科护理技术实训 / 166

参考文献 / 169

自测题参考答案 / 170

第1章 眼的应用解剖生理

> **学习目标**
> 1. **素质目标** 通过学习眼部解剖知识,增强眼健康意识,加强眼健康宣传理念。
> 2. **知识目标** 掌握眼球、眼附属器的解剖结构特点;熟悉眼外肌、眼眶、眼的血管和神经的解剖结构。
> 3. **能力目标** 能在眼球模型上指出各结构名称和描述其特点,具有运用眼部解剖知识解决临床问题的能力。

眼是人体重要的视觉器官,由眼球、眼附属器和视路3部分组成。眼球接受外界光线产生视觉信息,通过视路传导至大脑视觉中枢产生视觉。眼附属器对眼球起支持、保护、运动等作用。

一、眼　球

眼球(eyeball)近似球形,位于眼眶前部,借眶筋膜、韧带与眶壁相连,周围有眶脂肪充填,前面有眼睑保护,后面与视神经相连。正常眼球的前后径出生时约16mm,成年时平均为24mm,垂直径和水平径比前后径略短。

眼球由眼球壁和眼球内容物组成(图1-1)。临床上经常将晶状体(含)平面以前称为眼前段,以后称为眼后段。

(一)眼球壁

眼球壁分为3层:外层为纤维膜,中层为葡萄膜,内层为视网膜。

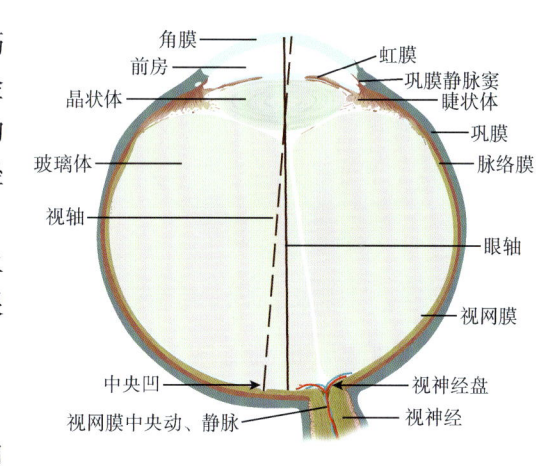

图1-1 眼球剖面图

1. 外层 前1/6为透明的角膜,后5/6为乳白色的巩膜,由坚韧致密的纤维组织构成,起到维持眼球形态和保护眼内组织的作用。

(1)角膜(cornea) 是位于眼球前部中央,略呈横椭圆形的透明组织,角膜厚度中央部0.50～0.55mm,周边部约1mm,横径11.5～12.0mm,垂直径10.5～11.0mm,角膜前、后表面曲率半径约7.8mm和6.8mm,是构成眼的屈光系统的重要组成部分。

角膜组织学上由外向内分为5层。①上皮细胞层,由5～6层上皮细胞构成,易与前弹力层分离。特点是再生能力强,损伤后24～48小时能较快修复且不留瘢痕。②前弹力层,为一层均质透明纤维膜。特点是对机械性损伤抵抗力较强,对化学性损伤抵抗力弱,一旦损伤后不能再生,由瘢痕组织替代,形成角膜薄翳或云翳。③基质层,由200～250层排列规则的纤维板组成,约占角膜全层厚度的90%,排列整齐和折光性一致是角膜透明的基础。特点是损伤后不能再生,瘢痕组织修复形成角膜薄翳、云翳或白斑。④后弹力层,为一层较坚韧的透明均质膜,由内皮细胞分泌产生。特点是富有弹性,对细菌毒素抵抗力较强,损伤后亦可再生。⑤内皮细胞层,由单层六角形扁平细胞构成。特点是具有角膜-房水屏障功能，损伤后不能再生，缺损区由邻近的内皮细胞扩展和移行来覆盖。

考点：角膜组织学分层及特点

角膜的特点：①透明性，角膜纤维排列整齐，上皮和内皮细胞功能正常，无血管、无色素，光线通过角膜进入眼内；②屈光性，角膜是最主要的屈光介质，相当于约43D的凸透镜，占眼球总屈光力的70%左右；③感觉敏锐性，角膜含有丰富的神经末梢，密布于上皮细胞之间，感觉十分灵敏，对保护眼球具有重要的作用；④渗透性，角膜营养、代谢及眼局部的药物治疗依靠其渗透作用；⑤代谢缓慢，角膜无血管，营养主要来自房水、角膜缘血管网和泪膜，故代谢缓慢，疾病愈合亦慢。

（2）巩膜（sclera） 位于纤维膜层后5/6，由致密的胶原纤维组成，呈乳白色，质地坚韧，不透明。其功能为保护眼球组织，维持眼球形态。

（3）角膜缘（limbus） 为角膜与巩膜的移行区，是宽1.5～2.5mm的灰白色半透明区，是许多内眼手术切口的标志部位。该部位最薄弱，眼球外伤时易破裂。

2. 中层 为葡萄膜（uvea），因富含血管和色素，又称为血管膜、色素膜。由前向后分为虹膜、睫状体和脉络膜3部分，起到营养眼球和遮光作用。

（1）虹膜（iris） 是位于角膜与晶状体之间的一圆盘状结构，其表面有辐射状高低不平的隐窝和皱褶，中国人多呈棕褐色（图1-2）。中央的圆孔称瞳孔，自然光线下成人瞳孔直径2.5～4.0mm，其周围虹膜组织内有环形的瞳孔括约肌和放射状的瞳孔开大肌，分别受副交感神经和交感神经支配而产生缩瞳和散瞳作用。瞳孔可随光线的强弱而改变其大小，以调节进入眼内的光线。强光和视近物时瞳孔缩小称为瞳孔对光反射和瞳孔调节反射。临床上晶状体脱位或摘除后，虹膜失去支撑发生虹膜震颤；虹膜组织内三叉神经纤维网密布、血管丰富，患虹膜炎时可产生渗出物和剧烈的眼痛。

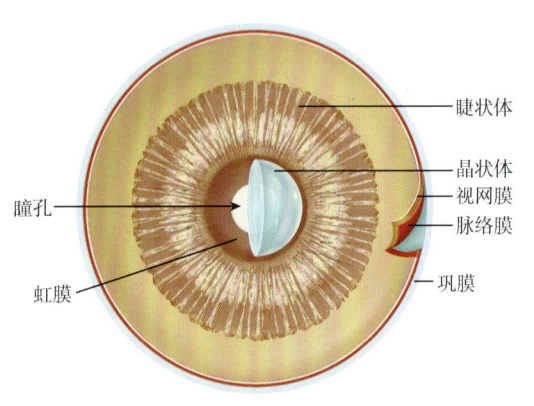

图1-2 虹膜及睫状体的后面观

（2）睫状体（ciliary body） 是前接虹膜根部、后续脉络膜，矢状断面略呈三角形的环状结构。睫状体前1/3较厚，为睫状冠，宽约2mm，内表面有放射状突起，称睫状突，其上皮细胞可分泌房水；后2/3薄而平坦，为睫状体扁平部，该处血管少，又无重要组织，是玻璃体手术的切口部位。睫状体内有纵行、放射状和环行3种形式排列的平滑肌纤维，即睫状肌，受副交感神经支配，借晶状体悬韧带与晶状体相连，共同行使眼的调节功能。睫状体组织富含三叉神经末梢，患虹膜睫状体炎或外伤时眼痛明显。

（3）脉络膜（choroid） 前与睫状体相延续，后止于视神经周围，占中层的后2/3，含有丰富的血管和黑色素细胞，具有营养眼球和遮光作用。临床上偶见术中低眼压而发生暴发性脉络膜脱离。

3. 内层 视网膜（retina）是一层透明的膜，紧贴于脉络膜内面，主要起感光作用（图1-3）。

视网膜后极部有一直径约2mm无血管凹陷区，因富含叶黄素而命名为黄斑，其中央有一小凹，称为中央凹，分布有视锥细胞，是视觉最敏锐的部位。检眼镜下黄斑区颜色稍暗，中央凹可见反光亮点，称为中央凹反射。

距黄斑鼻侧约3mm处，有一个直径约1.5mm境界清楚、略

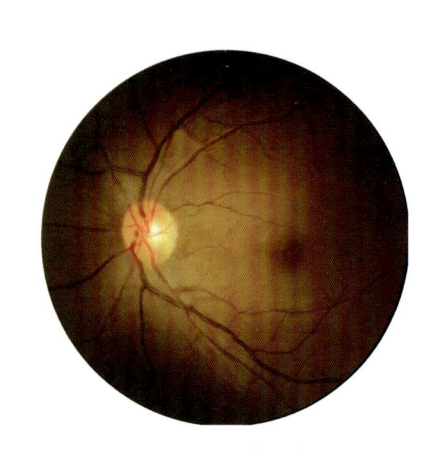

图1-3 正常眼底

呈竖椭圆形的橙红色的视神经盘，它是视神经纤维的汇集处。此处无感光功能，为生理性盲点。有视网膜中央动静脉从视神经盘中心进入眼球后分布于视网膜。

按胚胎发育来源，视网膜可分为2层：外层为色素上皮层，内层为神经感觉层。神经感觉层主要由三级神经元构成（图1-4），第一级神经元为光感受器细胞，分为视锥细胞和视杆细胞，视锥细胞主要分布于黄斑区，感受强光和辨色，视杆细胞主要分布于视网膜周边部，感受弱光。第二、三级神经元分别是双极细胞和神经节细胞，起视觉信息传导作用。视网膜内外两层之间有潜在间隙，在病理情况下，可彼此分离，临床上称为视网膜脱离。

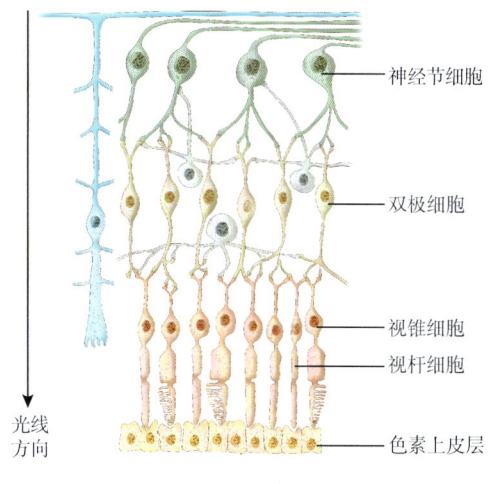

图1-4 视网膜结构模式图

> **链接　光学相干断层扫描**
>
> 光学相干断层扫描（OCT）是近十年迅速发展起来的一种新兴成像技术，它利用弱相干光干涉仪的基本原理，对视网膜的不同断层进行扫描，可以检查视网膜的各层组织结构，以及神经纤维层的分布情况，是眼底疾病诊断必须检查的一个项目。近年来在眼底检查中应用最为广泛，对眼底疾病的诊断做出了很大贡献。

（二）眼球内容物

眼球内容物包括3种透明介质：房水、晶状体和玻璃体，与角膜一起构成屈光介质。

1. 房水（aqueous humor）　为透明液体，由睫状突上皮细胞产生，充满于眼前房和后房，总量0.25～0.30ml，正常状态下处于动态平衡，起到营养角膜、晶状体和玻璃体，维持眼压和屈光作用。

角膜与晶状体前表面之间的空隙为眼房，虹膜将其分为前房和后房，通过瞳孔前后房相通。

房水循环的主要途径：由睫状突上皮细胞产生进入后房，经瞳孔到前房，再从前房角小梁网进入Schlemm管，然后进入集液管和房水静脉，汇入巩膜表层的睫状前静脉，最后回到血液循环（图1-5）。当发生房水循环障碍时，房水滞留在眼房内，导致眼压升高，临床上称为青光眼。

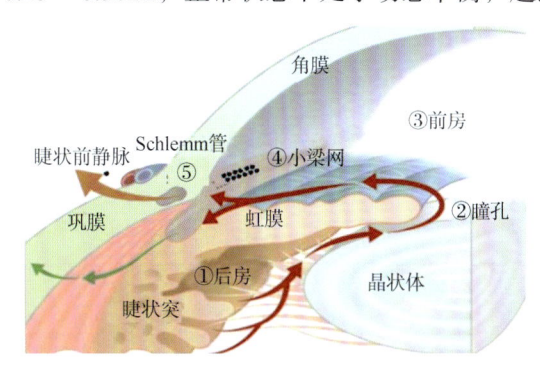

图1-5 房水循环示意图

考点： 房水循环

2. 晶状体（lens）　形似双凸透镜，富于弹性，位于虹膜与玻璃体之间，借晶状体悬韧带与睫状体相连并固定其位置。成人晶状体直径9～10mm，厚度约4mm，随年龄增长缓慢增厚。

晶状体包括晶状体囊膜和晶状体纤维两部分。晶状体纤维是构成晶状体的主要成分，一生中不断生成，新形成的纤维称晶状体皮质，旧的纤维被挤向中心逐渐硬化形成晶状体核，随年龄增长晶状体核逐渐浓缩、增大，弹性减退而发生老视。晶状体囊膜包绕整个晶状体，是具有弹性的透明囊，一旦受损，水分进入晶状体内而致其混浊，发生白内障。

晶状体是仅次于角膜的重要屈光介质，屈光力约+19D，与睫状体共同完成眼的调节作用。眼的调节：睫状肌收缩时，悬韧带松弛，晶状体借助于本身的弹性变凸，增加屈光力，以看清近处物体。

考点： 眼的调节过程

3. 玻璃体（vitreous body） 为无色透明的胶状物质，充填于玻璃体腔内，占眼球容积的4/5，具有屈光、维持眼压和支撑视网膜的作用。随年龄增长，玻璃体内糖胺聚糖解聚，出现凝缩和液化，可见漂浮物，即飞蚊症。

二、眼附属器

眼附属器包括眼睑、结膜、泪器、眼外肌和眼眶，对眼球起到保护、运动和支持的作用。

（一）眼睑

眼睑（eye lid）覆盖眼球表面，分为上睑和下睑，上、下睑缘之间的裂隙称为睑裂，其游离缘称为睑缘，有2~3行排列整齐的睫毛，睫毛周围有皮脂腺及变态汗腺开口于毛囊。睑裂的内、外侧端分别称为内眦和外眦，上、下睑缘近内眦处各有一乳头状突起，上有一小孔称为泪点，是泪小管的开口。主要起保护和湿润眼球的作用。

眼睑组织学上自外向内分为5层（图1-6）。

1. 皮肤层 为人体皮肤最薄处，易形成皱褶，有利于眼睑的开闭运动。

2. 皮下组织层 为疏松结缔组织和少量的脂肪，局部炎症或肾病时易引起水肿，外伤后易出现皮下淤血。

3. 肌层 包含眼轮匝肌、上睑提肌、睑板肌（Müller肌）。眼轮匝肌呈环形，受面神经支配，司眼睑闭合；上睑提肌受动眼神经支配，司上提睑肌；Müller肌受交感神经支配，兴奋时睑裂开大。面神经和动眼神经麻痹时会出现睑裂闭合不全和上睑下垂。

4. 睑板层 是由致密结缔组织构成的半月状结构，构成眼睑的支架。其内含有许多与睑缘垂直排列的睑板腺，睑板腺是全身最大的皮脂腺，开口于睑缘，分泌类脂质，参与构成泪膜，对眼表起润滑作用。

5. 睑结膜层 是位于眼睑内表面，紧贴于睑板后面的半透明薄膜。

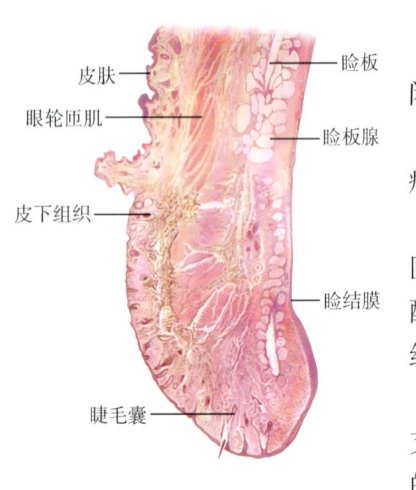

图1-6 眼睑组织结构

考点：眼睑组织分层及特点

（二）结膜

结膜（conjunctiva）是一层薄的半透明黏膜，其内的小腺体称副泪腺，分泌浆液，杯状细胞分泌黏液，共同参与构成泪膜。按覆盖部位分为睑结膜、球结膜和穹隆结膜（图1-7）。衬于眼睑后面的部分，称为睑结膜，分为上、下睑结膜，与睑板牢固黏附，正常情况下可见小血管走行和部分睑板腺管；衬于眼球前部巩膜表面的部分，称为球结膜，是结膜最薄和最透明部分，容易被推动，球结膜下注射即在此部位进行；穹隆结膜位于睑结膜与球结膜相互移行处，分别称为结膜上穹和结膜下穹，松弛多皱褶，便于眼球转动。睑裂闭合时，整个结膜围成封闭囊状腔隙，称为结膜囊。

（三）泪器

泪器（lacrimal apparatus）包括泪腺和泪道两部分（图1-8）。

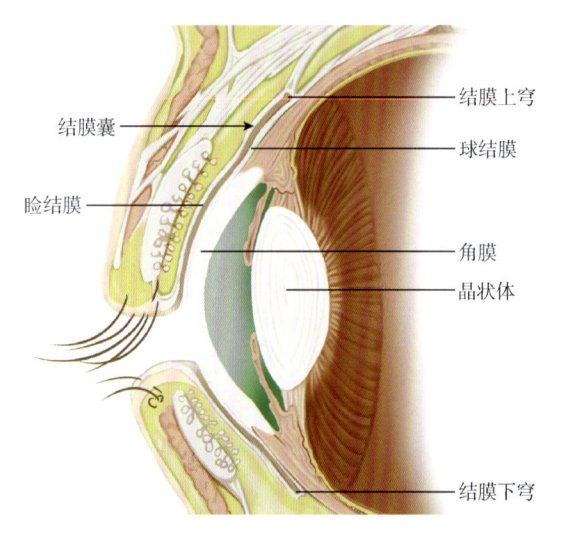

图1-7 结膜结构

1. 泪腺 位于眼眶外上方的泪腺窝内，正常从眼睑不能触及，通过10～12根排泄导管，开口于外侧结膜上穹。

2. 泪道 排泄泪液的通道，包括泪点、上下泪小管、泪囊和鼻泪管。泪点为泪道的起始部，贴附于眼球表面；泪小管从泪点开始先垂直于睑缘行走1～2mm，然后再转向水平向鼻侧走行约8mm，上下泪小管大多先汇合成泪总管后进入泪囊，亦可分别注入泪囊；泪囊位于泪囊窝内，上方为盲端，下方与鼻泪管连接；鼻泪管位于骨性鼻泪管内，开口于下鼻道。

考点： 泪液的排泄途径

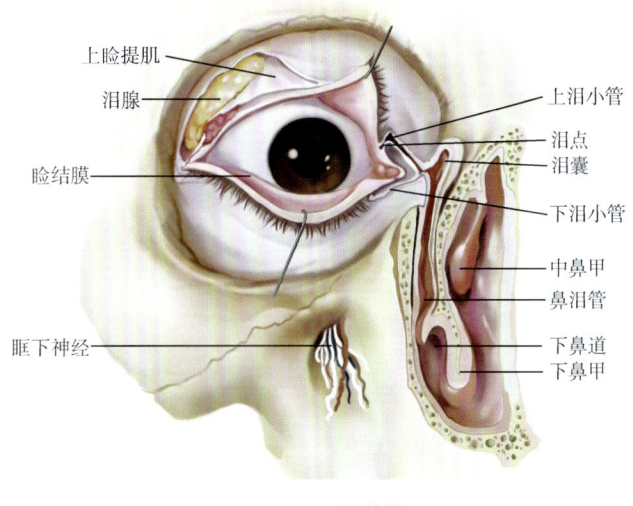

图1-8 泪器结构

泪腺分泌的泪液经排泄管进入结膜囊，靠瞬目动作分布于眼球表面，再聚集到泪湖，通过泪点、泪小管虹吸作用进入泪囊，再通过鼻泪管排向鼻腔。

泪液为弱碱性透明液体，含有溶菌酶、免疫球蛋白A、补体系统、β溶素和乳铁蛋白、电解质等成分。泪液除具有湿润眼球作用外，还具有清洁和杀菌作用。

（四）眼外肌

眼外肌（extraocular muscle）是司眼球运动的肌肉，每眼有6条：4条直肌（上直肌、下直肌、内直肌、外直肌）和2条斜肌（上斜肌、下斜肌）（图1-9）。4条直肌和上斜肌均起自于眶尖部视神经孔周围的总腱环，止于距角膜缘不同距离的前部巩膜上。下斜肌则起自于眶下壁的前内侧，止于眼球赤道部后外方巩膜上。

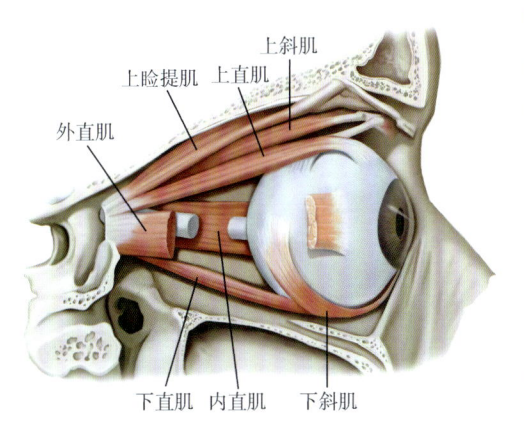

图1-9 眼外肌（外侧面观）

眼外肌的主要功能：使眼球向各方向协调运动和保持正常眼位。内、外直肌收缩使眼球转向该肌收缩的方向，上、下直肌由于肌轴与视轴呈23°，主要功能是使眼球上、下转，次要功能是使眼球内转、内旋和内转、外旋。上、下斜肌肌轴与视轴呈51°，主要功能是使眼球内旋、外旋，次要作用是下转、外转和上转、外转。各眼外肌相互配合使眼球协调运动，以实现双眼单视功能。眼外肌的功能障碍可导致斜视或复视。

（五）眼眶

眼眶（orbit）为四棱锥体形、尖端向后、基底向前的骨性空腔，成人眶深40～50mm，容纳眼球、视神经、眼外肌、泪腺、血管、神经，各组分之间由眶脂肪填充，对眼球起软垫样保护作用。

眼眶分为上、下、内、外4个壁。外侧壁较厚，其前缘稍偏后，眼球暴露较多，外侧视野开阔，但也增加了外伤机会。其他3个壁骨质较薄，较易受外力作用而发生骨折，且与额窦、筛窦、上颌窦毗邻。与鼻窦关系密切，鼻窦的炎症和肿瘤常累及到眼眶内。

三、眼的血管与神经

（一）眼的血管

眼的血液供应来自眼动脉，分为视网膜中央血管系统和睫状血管系统。视网膜中央动脉是供应视网膜内层的唯一血管，属终末动脉，穿入视神经中央，至视神经盘处分为鼻上、鼻下、颞上、颞下四支，分布于视网膜。视网膜中央动脉及其分支均有同名静脉并行。睫状动脉各分支分布于角膜、巩膜表层、葡萄膜、视网膜外层等。临床上用检眼镜能直接观察到视网膜中央动脉各分支血管，间接评估全身血管功能，有助于高血压、动脉硬化、糖尿病等疾病的临床诊断和病情评定。眼的静脉血由眼静脉收集，向后注入颅内的海绵窦，向前与面部的内眦静脉相交通。

（二）眼的神经

分布于眼的神经有运动神经和感觉神经。运动神经中动眼神经支配上直肌、下直肌、内直肌和下斜肌，滑车神经支配上斜肌，展神经支配外直肌，面神经支配眼轮匝肌，副交感神经支配睫状肌和瞳孔括约肌，交感神经支配瞳孔开大肌。三叉神经的第一、第二分支司眼睑、结膜、角膜和泪腺的一般感觉。

自 测 题

A1/ A2型题

1. 眼球壁的组织不包括下列哪项（　　）
   A. 角膜　　　　　B. 巩膜
   C. 结膜　　　　　D. 虹膜
   E. 视网膜

2. 眼的屈光介质不包括下列哪项（　　）
   A. 角膜　　　　　B. 房水
   C. 晶状体　　　　D. 玻璃体
   E. 视网膜

3. 角膜组织的哪一层，具有角膜-房水屏障功能（　　）
   A. 上皮细胞层　　B. 前弹力层
   C. 基质层　　　　D. 后弹力层
   E. 内皮细胞层

4. 葡萄膜的组成由前到后依次为（　　）
   A. 虹膜、瞳孔、睫状体
   B. 虹膜、脉络膜、睫状体
   C. 虹膜、巩膜突、脉络膜
   D. 虹膜、睫状体、脉络膜
   E. 虹膜、睫状突、脉络膜

5. 司明视觉和色觉的细胞是（　　）
   A. 色素上皮细胞　　B. 视锥细胞
   C. 神经节细胞　　　D. 双极细胞
   E. 视杆细胞

6. 晶状体的解剖生理特征下列哪项是错误的（　　）
   A. 扁圆形双凸透明体　B. 屈光、调节
   C. 无血管　　　　　　D. 位于角膜与玻璃体之间
   E. 位于虹膜与玻璃体之间

7. 以下哪项不属于眼附属器（　　）
   A. 角膜　　　　　B. 眼睑
   C. 结膜　　　　　D. 泪器
   E. 眼外肌

（朱跃弟）

第2章 眼科患者护理概述

> **学习目标**
>
> 1. **素质目标** 通过学习本章内容，培养学生扎实过硬的操作技能、强烈的责任心和同情心、服务患者的良好职业素养。
> 2. **知识目标** 掌握眼科患者常见症状和常用护理检查；熟悉眼科常用护理诊断和眼科患者的基本特征；了解眼科护理管理及眼科手术患者的常规护理。
> 3. **能力目标** 具备对眼科患者护理评估的能力，能协助医生进行眼科常规护理检查。

一、眼科护理工作特点

（一）眼科疾病基本特征

1. 临床表现突出 眼部结构较为精细，易在微小致病因素下造成重大眼部功能的缺失。眼部疾病发生后患者往往具有明确的主诉，主要表现有明显的视力下降、眼痛、畏光、流泪等。

2. 心理症状明显 人类90%以上的外部信息是由视觉器官所收集的，当患者出现严重的视力障碍时，会给个人、家庭甚至社会带来很大的影响，患者不易接受视觉不良的现实，从而发生心理活动变化。

3. 常伴全身疾病 眼局部病变和全身疾病相互转变。例如，高血压和糖尿病发展到一定阶段时，可以出现高血压性视网膜病变及糖尿病性视网膜病变。而急性闭角型青光眼可引起头痛、恶心、呕吐等全身系统症状。

4. 局部用药为主 眼部病变在治疗时以眼局部用药为首选给药途径，可选用滴剂、膏剂，也可以眼局部注射（结膜下、球旁、球后等）的方式让药物在局部达到有效浓度。病情严重时采用局部用药结合全身给药的方式。

5. 治疗效果缓慢 眼部结构精细复杂，各部位病变及发病机制不尽相同，眼表疾病治疗效果较为理想，眼内疾病则发病隐匿复杂，治疗效果往往不尽如人意，甚至有些疾病如视网膜色素变性等至今没有很有效的治疗方法。

（二）眼科护理工作特征

1. 重视眼部卫生 保持眼部清洁，注意眼部卫生，必要时可行结膜囊冲洗法。

2. 眼部给药方法特殊 眼科主要给药方法是局部滴眼液法、涂眼药膏法、结膜下注射法及球后注射法等，非住院患者要教会滴眼液法及涂眼药膏法等。

3. 护理技术操作精细 眼对外界理化因素的刺激非常敏感，进行眼部检查、眼部冲洗、异物清除、眼部给药等护理技术操作要精细、轻巧、娴熟，尽量减轻对眼部的刺激。

4. 实施生活护理、心理护理和眼科手术护理 眼病常引发的护理问题主要是视力障碍，随之出现的是生活自理缺陷和心理问题，护理时多需要给予患者相应的生活护理照顾或指导及心理护理。手术是眼病治疗的常用方法之一，要做好术前、术后护理。

5. 观察眼部病情变化 主要监测患者视功能、眼压及眼部变化，如有无视力下降、眼红充血、瞳孔大小改变、局部切口渗血、分泌物增加、眼痛加重等。

6. 加强眼病健康指导　对患者、家属、社区人群广泛宣教眼保健的意义，提高护理对象身心素质。讲解常见眼科疾病的基本知识，科学用眼，做好眼病防护措施，定期进行视功能检查，眼部有异常时应及时到医院诊治等。

二、眼科患者护理评估

眼科患者是眼科护理工作的主要对象，现代护理学要求进行全面分析，统筹总结护理评估方法。对眼科患者，护理评估着重关注眼部症状和体征资料的收集。

（一）护理病史评估

1. 一般情况　了解患者的姓名、性别、年龄、职业、联系方式等。

2. 现病史　患者的主要症状、体征、病情的经过、治疗情况、治疗效果等。

3. 既往病史　了解患者的既往健康状况，有无眼部或全身性病变病史，有无手术史、外伤史及药物过敏史等。眼部病变与全身性病变有着密切的关系，故了解患者既往病史有助于分析患者的病因、疾病的进展及预防措施。

4. 生活、工作环境和职业　生活、工作环境和职业与眼科疾病的发生密切相关。例如，长期从事户外工作的渔民易患翼状胬肉，长期在电脑前工作的人员易发生视疲劳。

5. 家族史　某些眼科疾病的发生与家族史有关系，如有青光眼家族史的人更易患此病。

（二）身心状况评估

1. 症状与体征

（1）视觉障碍

1）视力下降：是眼科最主要的症状，其表现形式多样。①视力突然下降，一过性视力下降常在24小时之内恢复，多见于视网膜中央动脉痉挛、直立性低血压、癔症等；持久性视力下降则见于多种眼病，如糖尿病性视网膜病变、视网膜中央动静脉阻塞、眼部炎症、外伤、视神经病变、全身疾病等。②视力逐渐下降，可见于屈光不正及各种器质性眼病，如角膜炎、白内障、青光眼、视网膜病变、视神经病变等。

2）视野缺损：其形态对于病变的定位有着重要的意义。①暗点，中心暗点、旁中心暗点、哑铃形暗点、鼻侧阶梯、弓形暗点、环形暗点多见于青光眼发展过程中的不同时期。②偏盲，象限性偏盲病变多位于外侧膝状体及以后的视路病变；一半偏盲则多见于视交叉以后的视路病变。③向心性视野缩小，多见于青光眼、视网膜色素变性、视神经萎缩、球后视神经炎等。④不规则视野缺损，常见于视网膜脱离、视网膜劈裂症、缺血性视神经病变、脉络膜视网膜炎等。

3）色觉异常：是指对颜色的分辨能力下降或消失，分为色弱和色盲。先天性色觉异常多与色觉基因缺陷有关，后天获得性色觉异常则可由各种眼病所致，如黄斑病变、视神经病变等。

考点：视觉障碍表现

（2）感觉异常　眼部感觉神经丰富，任何刺激如强光、粉尘、炎症、外伤等都会引起眼痛、畏光、流泪、烧灼感、痒感、异物感、眼疲劳等，结膜炎、角膜炎、急性虹膜睫状体炎、眼部外伤等均会表现出这些症状。

（3）外观异常

1）眼红：眼周或眼球的发红，多与眼部炎症有关。眼球发红多由于眼表或眼前段的充血、出血及新生血管形成。①充血，结膜充血表现为结膜弥漫性充血，常见于结膜炎、结膜受刺激性气体或液体刺激后的反应性充血等；睫状充血多见于角膜炎、睫状体炎、青光眼等。二者合并存在则为混合充血。②出血，球结膜下出血多为片状出血，2周左右可完全吸收，多与高血压、剧烈呕吐、咳嗽等有关，临床上无病理意义。③新生血管形成，角膜和虹膜表面在炎症等刺激下会形成新生血管，角膜缘血管侵入角膜，多见于角膜周边部角膜缘干细胞受损疾病，如眼部化学伤、沙眼等；虹膜表面布满新生血管见于糖尿病性视网膜病变、眼底静脉阻塞等。

考点： 睫状充血和结膜充血鉴别

2）异常分泌物：分泌物量、性质及颜色的异常，主要见于眼表炎症。分泌物增多，呈黏稠黄脓性多见于急性细菌性结膜炎；若为浆液性则为病毒性结膜炎；呈黏丝状多为过敏性结膜炎。

3）眼球位置异常：眼球突出见于眶内占位、甲状腺功能亢进、鼻窦炎及肿瘤等；眼球内陷多见于眼外伤、眼球萎缩等。

4）流泪与溢泪：流泪是由于泪液分泌过多致睑裂部泪液存留，多见于眼表炎症、眼睑内翻等；溢泪是由泪液排出受阻所致，最常见于泪道阻塞、慢性泪囊炎等。

2. 心理-社会评估 眼科疾病的发生在头面部，疾病本身及其治疗会引起功能改变，如视力下降，使患者出现情绪低落、烦躁等心理变化，应给予相应的心理疏导。

（三）眼科常用检查方法

1. 视功能检查

（1）视力检查

1）标准对数视力表：采用三划等长的正方形"E"视标，其每一笔划或空隙均为正方形边长的五分之一，各行视标的视角严格按1.2589254增率排列。采用5分记录法，其特点是视标大小按几何级数增减，而视力记录按算术级数增减。5分记录与视角的关系公式：$L=5-\lg a$（其中 a 为视角，以分为单位），即最小可辨认视角 a 为 $1'$，视力记录为 $L=5-\lg 1=5-0=5$，最小可辨认视角 a 为 $10'$，$L=5-\lg 10=5-1=4$。

2）远视力检查：是指5m或5m以外的视力。检查方法：①选用标准对数视力表。检查距离为5m，视力表的5.0行视标应与被检眼等高。视力表照明应均匀，无眩光。②先查右眼，后查左眼。如受检查者戴镜，应先查裸眼视力，再查戴镜视力。③辨认视标应自上而下，逐行辨认，能全部辨认出最小视标记录为该眼的远视力，正常视力标准为5.0。④如被检查者不能辨认视力表上最大视标，可移近视力表，直至看清第1行视标（4.0），记录视力为4m处3.9、3m处3.8、2.5m处3.7、2m处3.6、1.5m处3.5、1.2m处3.4、1.0m处3.3、0.8m处3.2、0.6m处3.1、0.5m处3.0。⑤如在0.5m处仍不能辨认最大视标，则检查指数（CF）。受检者与检查者相对而坐，检查者伸手指让被检者辨认手指数目，记录其能辨认指数的最远距离，如指数/30cm。如在眼前5cm处仍不能辨认指数，则在受检者眼前晃动手，记录能辨认手动（HM）的最远距离，如手动/30cm。⑥不能辨认指数或手动的受检者，应在暗室中进一步检查光感及光定位。检查光感时，将患者一眼完全遮盖，检查者一手持手电筒，放在受检者眼前5m处开始检查。若受检者看不见灯光，则将灯光向受检者移近，直至受检者能辨认为止。记录受检者能看见灯光的最远距离。检查光定位时将灯光置于患者前方1m处，嘱受检者向正前方注视，不要转动眼球和头部，分别将灯光置于受检眼上、下、左、右、中、左上、左下、右上、右下九个方向，同时询问受检者是否能看见灯光。如应答正确记录为"+"，应答错误记录为"−"。如患者全无光感，记录为"无光感"。

3）近视力检查：通常指阅读视力。检查方法：①两眼分别检查，先右后左；②充足照明，近视力表距眼睛30cm，自上向下逐行检查，依次辨认视标的开口方向，能正确辨认的最小一行视标的数字即代表被检查眼的视力；③患者可以自己拿视力表前后移动，直到能看出最小视标的合适距离，但需记录实际距离；④每个字符的允许辨认时间为2～3秒。⑤戴镜者先查裸眼视力，后查戴镜矫正视力。

考点： 视力的记录方法

（2）视野检查 视野是指眼固视正前方时，所能感知到的外部空间范围。反映的是黄斑中央凹以外的视力，距注视点30°以内的范围称为中心视野，30°以外的范围为周边视野。

1）正常视野：用3mm直径白色视标检查，正常人单眼动态视野的平均值是上方56°、下方74°、鼻侧65°，颞侧90°。生理盲点的中心在注视点颞侧15.5°，水平中线下1.5°处，其垂直径为7.5°，水平径为5.5°。

2）常用的视野检查方法：①面对面视野检查法，这是一种简单易行粗略估计视野的方法，但检查者视野必须正常才能进行。对卧床不起的患者或某种急需了解视野情况的患者可用此法。检查方法为受检者与医生相距1m对视而坐，先查右眼后查左眼。查右眼时盖左眼，并嘱患者注视医生左眼不动，遮盖医生右眼。医生将一视标或手指置于自己与受检者等距离处，从各方位由周边向中心移动，并嘱受检者看到视标或手指时立即告诉医生，医生将受检者与自己能看到的视标范围做比较，对其视野做出大致判断。②自动化静态定量视野计（图2-1），拥有针对青光眼、黄斑疾病、神经系统疾病的特殊检查程序，能自动监控被检者的固视情况，克服了检查者的主观人为因素，提高了检查结果的可重复性、可信性、可比性，可对多次随诊的视野进行分析，提示视野缺损是改善或恶化。③阿姆斯勒（Amsler）方格表，主要适用于中心注视区约10°范围内的视野检查。方格表为10cm见方的黑纸板，被白线条等分成400个小方格，每小格长宽均为5mm，线条均匀笔直、方格大小相等，板中央的白色小圆点为注视目标。该方法简单易行，结果迅速准确，主要用于测定中心暗点、旁中心暗点，特别是对黄斑疾病的检查具有重要意义。

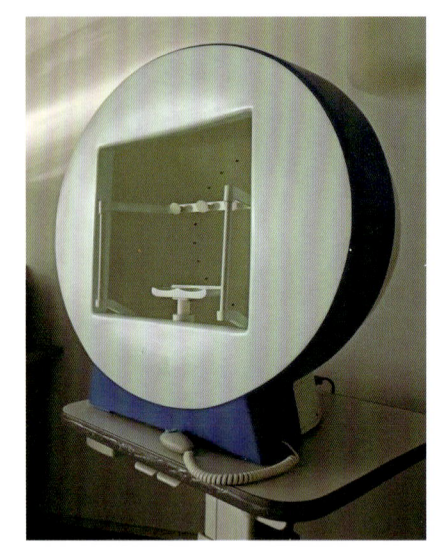

图2-1 自动化视野计

（3）色觉检查　是入学、服兵役及从事交通运输、美术等工作前体检的必需项目，亦用于一些获得性色觉障碍疾病的诊断。

色觉检查应该在明亮的自然光线下进行，常用检查方法：假同色图法（又称色盲本法）。在同一幅色彩图中既有相同亮度、不同颜色的斑点组成的图形或数字，也有不同亮度、相同颜色的斑点组成的图形或数字。正常人根据颜色来辨认，而色盲者仅能以明暗来判断。

2. 眼部检查　检查顺序一般是由外到内，由前到后，先健眼后患眼。

（1）眼附属器检查

1）眼睑：观察有无睑裂大小不等，睑裂闭合是否正常，有无眼睑痉挛或麻痹，有无眼睑红肿、水肿、淤血和肿物，有无眼睑位置异常和倒睫，睫毛根部有无充血、鳞屑或溃疡。

2）泪器：泪点有无位置异常；泪囊部有无红肿、压痛或瘘管，压迫泪囊部有无分泌物自泪点溢出，泪道冲洗是否通畅；泪腺是否触及，有无压痛；泪液功能是否正常。

3）结膜：检查上睑结膜及结膜上穹时，嘱被检者向下注视，检查者以一手的拇指与示指提起上睑缘皮肤，向下方牵拉，使眼睑稍离开眼球，示指尖稍向内下压迫睑板上缘，同时将上睑向上翻转，暴露上睑结膜，另一手示指再向后上推眼球，即可暴露结膜上穹；检查下睑结膜和结膜下穹时，可嘱被检者向上注视，将下睑向下牵引即可。应注意观察结膜的颜色、光滑度及血管清晰度，有无充血、乳头肥大、滤泡增生、瘢痕、结石、异物、睑球粘连等。检查球结膜时，检查者以一手拇指与示指轻轻分开上、下眼睑，被检者向上、下、左、右各方向转动眼球，即可暴露球结膜。检查时注意结膜有无充血、水肿、出血、异物等。

4）眼球位置及运动：观察两眼位置是否对称，有无眼球震颤及斜视，同时应注意眼球大小，有无突出或内陷。检查眼球运动时，嘱被检者向正中、左、右、上、下、右上、右下、左上、左下方注视，检查眼球运动是否正常。

5）眼眶：要注意双侧是否对称，眶缘触诊有无骨质缺损、肿物、压痛等。

（2）眼球前段检查　检查巩膜、角膜、前房、虹膜、瞳孔及晶状体。

1）巩膜：观察巩膜有无黄染、充血、结节及压痛等。

2）角膜：观察角膜大小、透明度、弯曲度和感觉；有无异物、新生血管、混浊及角膜后沉着物。

荧光素钠染色检查法：将1%～2%荧光素钠溶液滴入结膜囊内，过1～2分钟后观察，如角膜上皮有缺损、溃疡，病变区被染成黄绿色，正常角膜不着色。

角膜知觉检查：用消毒镊子从消毒棉签中抽出一束细棉丝，从眼外侧轻轻触及角膜表面，立即发生瞬目运动者为感觉正常，否则为感觉异常。

3）前房：观察房水有无混浊、积血、积脓及前房深浅度。将手电筒灯光从外眦处照向内眦，如鼻侧虹膜全部照亮，为深前房；如鼻侧虹膜仅被照亮1mm或更少，则为浅前房，有潜在发生闭角型青光眼的危险。

4）虹膜：观察虹膜颜色、纹理，注意有无新生血管、色素脱落、萎缩、粘连、根部断离、震颤等。

5）瞳孔：注意两侧瞳孔是否等大、等圆，位置是否居中，瞳孔边缘是否整齐。瞳孔反射检查：①瞳孔直接对光反射是被检者面向暗处，检查者用手电筒照射受检眼，其瞳孔迅速缩小；②瞳孔间接对光反射是被检者面向暗处，检查者用手电筒照射另侧眼，受检眼瞳孔迅速缩小；③近反射，又称调节反射，当眼注视10～15cm处的目标时，瞳孔缩小，双眼内聚。

6）晶状体：观察晶状体有无混浊和脱位。

7）裂隙灯显微镜使用：裂隙灯显微镜（图2-2）由供照明的光源投射系统和供观察的放大系统组成。检查在暗室内进行，通过调节焦点和光源宽窄，可将透明的眼组织切成一个光学切面，经显微镜放大后能详细观察结膜、角膜、前房、虹膜及晶状体等组织的细微变化。

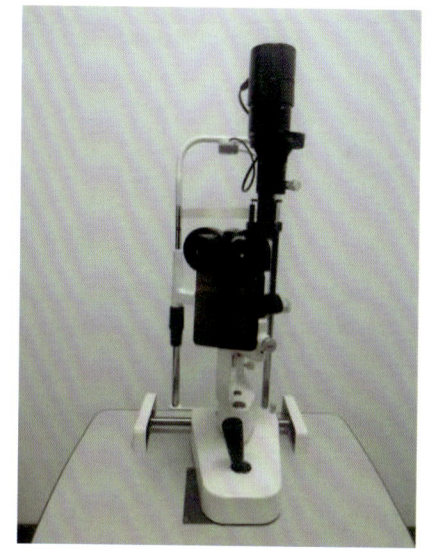

图2-2 裂隙灯显微镜

考点： 裂隙灯显微镜使用方法

（3）眼球后段检查 检查玻璃体、脉络膜、视网膜和视盘。

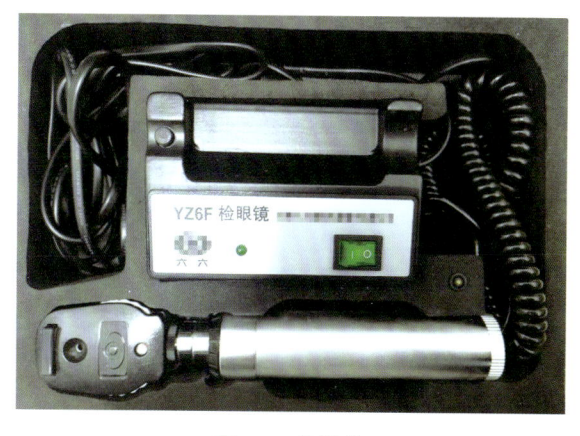

图2-3 检眼镜

用检眼镜（图2-3）通过瞳孔对眼后段，即玻璃体、脉络膜、视网膜、视盘及黄斑进行检查。检查方法：①侧照法检查眼屈光间质，由前向后逐次检查角膜、晶状体、玻璃体。②检查视神经乳头、视网膜和视网膜血管，黄斑区。③以眼底解剖结构为参照描述病变部位。④以视乳头和血管直径来描述病变范围的大小。⑤以屈光度描述病变隆起高度。

考点： 检眼镜的使用方法

（4）眼压测量 眼压测定对青光眼的诊治具有重要意义。

1）指测法：只需粗略地了解眼压时用此法，但不能获取精确眼压值。

检查方法：①嘱受检者眼球向下注视。②双手示指放于睑板上缘皮肤面，交替向眼球中心轻压眼球，估计眼球硬度，初学者可通过触压自己的前额、鼻尖及嘴唇软硬度与之对比，粗略判断眼压的高、中、低。③眼压正常时记录为Tn；以T+1、T+2和T+3表示不同程度的眼压升高，以T+3为最高；以T–1、T–2、T–3表示不同程度的眼压降低，以T–3为最低。

2）非接触眼压计（图2-4）

检查方法：①受检者坐于非接触眼压计之前，将其头部固定于眼压计头架上，向前注视，尽量睁开睑裂。②调节调焦手柄，将眼压计测压头对准待测眼角膜，此时眼压计监视屏上自动显示待测眼眼别。③在眼压计控制板上选择"auto"（自动）系统进行自动测压。嘱受检眼注视测压头内的绿色注视灯，调节焦点至适当时，监视屏上两个方框重叠，系统自动发出一阵气体压平角膜，监视屏上自动显示出眼压值和几次测量的平均值。如果受检者欠合作，或测量方法有误，所显示的数值会自动标上"*"号，或不显示数值。④也可在控制板上选择"man"（手动），此时对焦后需手按调焦手柄上的开关才能测量眼压。⑤测量完成后在控制板上按"print"（打印），可将测量结果打印出来。

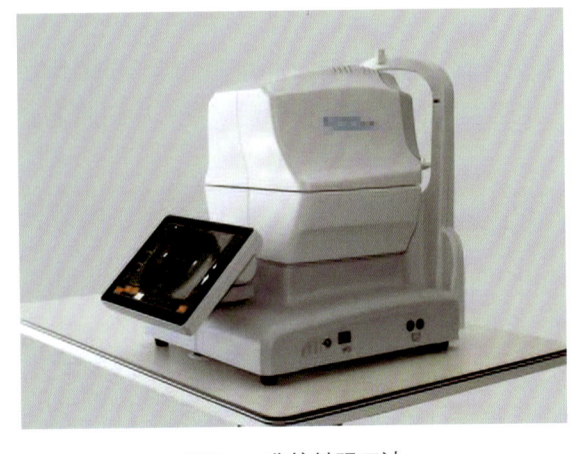

图2-4 非接触眼压计

三、眼科主要护理诊断/问题

1. 舒适度减弱：视力障碍、眼部疼痛 与眼部疾病如屈光间质混浊、视网膜病变、术后双眼遮盖、眼压升高、眼部炎症等有关。

2. 有感染的危险 与术前预防用药不当、术中污染等有关。

3. 社会交往障碍 与眼部疾病导致的失明有关。

4. 健康自我管理无效 与缺乏眼部疾病相关知识及合理的护理方法有关。

5. 焦虑 与眼部疾病长期不愈，给患者带来的情绪反应有关。

6. 恐惧 与担心眼部疾病造成生命丧失或完全失明有关。

7. 有干眼症的危险 与用药不当、长期电脑前工作、长期待在空调房有关。

8. 干眼症自我管理无效 与缺乏干眼相关知识及合理的护理方法有关。

9. 有角膜损伤的危险 与缺乏安全意识有关。

10. 有皮肤完整性受损的危险 与外伤损伤眼睑皮肤组织有关。

11. 有造影剂不良反应的危险 与做碘油造影检查、荧光素钠造影检查时机体对造影剂过敏有关。

四、眼科患者手术护理常规

（一）外眼手术的常规护理

外眼手术通常指眼睑、泪器、结膜、眼外肌、眼眶等部位的手术。

1. 术前护理

（1）术前用药 患者术前3天滴抗生素滴眼液，示范滴眼液的滴用方法，并说明注意事项。

（2）术前洗眼 手术当天按外眼手术常规洗眼，如发现患者有炎症，应及时报告医生。

（3）术前准备 嘱患者术前排空大、小便。

2. 术后护理

（1）观察有无出血或其他不适，一般30分钟后即可离院。

（2）睑板腺囊肿术后覆盖双层眼垫，嘱患者用手掌按压手术部位10分钟后观察有无出血。

（3）泪囊摘除术后单眼加压包扎止血。观察10～30分钟。

（二）内眼手术的常规护理

内眼手术一般指角膜、虹膜、晶状体、玻璃体、视网膜等部位的手术。

1. 术前护理

（1）生活护理　向患者介绍病区环境，使其熟悉陌生环境，可减少患者因手术包扎双眼无法视物而产生的不安、恐惧；说明手术的目的，术前、术中、术后的注意事项和预后等情况，提供所需要的帮助及正确信息，减轻患者不必要的思想顾虑和负担，使其在心理上和物质上有所准备，能够主动配合治疗和护理。教会患者使用传呼系统，并加强巡视，及时了解患者的需要，帮助其解决问题。

（2）术前准备　协助患者进行视功能、眼压及眼前段检查等诊疗检查；术前3天用抗生素滴眼液或眼药膏，每天3～6次；术前1天清洁结膜囊、冲洗泪道。

（3）术前训练　①训练患者眼球向上、下、左、右4个方向转动，以便术中、术后配合；②告诉患者用手指压迫人中穴、张口呼吸及使用舌尖抵上腭的方法来抑制咳嗽和打喷嚏，以免术中或术后突然咳嗽或打喷嚏，引起前房积血或切口裂开。

2. 术后护理

（1）安静休息　患者要安静卧床休息，按手术种类、医嘱采取相应体位，指导床上及下床活动；活动要适度，注意头部活动，避免低头及头部振动，控制咳嗽、打喷嚏、呕吐，不用力挤眼，不揉按术眼，不用力排便，避免大声说笑，严禁突然翻身和坐起等，以免引起眼压升高、眼内出血、切口裂开。

（2）饮食护理　手术当天，宜给半流食，其余时间可给软食或普食，食物不能过硬，应增加蛋白质、维生素等营养食物，以促进切口愈合；保持大便通畅，如3天无大便，应给予缓泻剂。

（3）生活护理　术后双眼包盖，患者生活自理能力明显下降，要给予良好的生活护理，协助完成饮食、大小便、洗漱、个人清洁卫生等。

（4）用药护理　遵医嘱局部或全身应用抗生素等药物，术眼换药每天1次，严格无菌技术操作，动作轻巧，切勿碰压眼球。

（5）对症护理　注意观察眼垫有无松动、移位和渗血，观察术眼分泌物性状、切口愈合情况、瞳孔大小、眼部刺激症状的轻重及全身反应、心理变化，疼痛时可酌情给镇静、镇痛剂，若眼痛或头痛突然加剧、出现发热等异常情况，可能是术眼切口出血、眼压升高、眼内感染等，应及时报告医师处理。

（6）出院指导　嘱出院患者按时复诊，指导正确用药、合理饮食、适宜活动，说明注意事项。

考点：内眼手术护理方法

五、眼科护理管理

（一）门诊护理管理

眼科门诊护理的主要任务是做好开诊前准备，安排患者就诊，协助医师进行检查，进行健康指导和护理指导等。

1. 诊室卫生　诊室要做到清洁、整齐、明亮、通风。每天清晨上班准备好免洗手消毒液。

2. 诊室用品　准备好诊察桌上的物品，包括笔式手电筒、近视力表、荧光素钠眼科检测试纸、奥布卡因滴眼液、抗生素滴眼液、散瞳及缩瞳滴眼液、消毒玻璃棒及消毒干棉球（棉签）、75%酒精棉球等，检查医疗电脑，使其处于工作状态。

3. 就诊秩序　按病情特点及挂号先后进行分诊。急症患者应随到随诊，如眼部化学伤患者，可立即到治疗室做初步处理。老、弱、幼、残患者可提前就诊。

4. 协助检查　事先做好患者的视力检查，根据医嘱给患者散瞳、查视野及测量眼压等。对双眼视力低下、行动障碍者应给予有效的护理照顾，检查时护士应在患者一侧引导前行，领入诊察位置，并协助上诊察椅或检查床，配合医师进行检查。

5. 健康指导　根据患者具体情况，给予生活、用药、预防及预约复诊等方面必要的护理指导；并利用手机、板报、电视等形式，宣传常见眼病的发病原因及防治知识。

（二）暗室护理管理

眼部许多常规检查需在暗室进行，暗室内有许多精密仪器，因此加强暗室护理管理非常重要。

1. 暗室环境　地面不反光、不打滑；墙壁为深灰色或墨绿色，窗户应设置滤光窗帘，以保证室内黑暗状态，便于使用眼科仪器进行细微检查；暗室保持清洁卫生、空气流通及相对干燥，以免损坏室内仪器。

2. 仪器管理　一是合理放置仪器。暗室常设仪器有裂隙灯显微镜、检眼镜、验光仪、镜片箱等，应合理安放，以利于检查操作和患者安全。二是制订仪器使用规程。暗室内精密仪器的使用、保养，要严格按规程操作，镜头、镜片等光学仪器配件，需用擦镜纸或95%乙醚轻拭污渍。

3. 患者管理　患者对暗室环境感觉陌生，应给予护理指导和帮助，以免发生意外。

4. 下班前管理　每天下班前，应把暗室内各种检查仪器电源切断，加盖防尘罩，并关好水龙头、门窗等。

（三）病房护理管理

眼科病房护理管理，除与一般病房护理管理相同的要求外，还应根据眼科患者的特点实施。

1. 病房环境　病房内禁止吸烟，保持良好通风；保持病房安静、舒适、整洁、安全；患者活动范围内无障碍物，保证通畅，以免碰撞。病室一般应宽敞明亮，挂素色窗帘。根据患者疾病特点，可通过病室灯光、窗帘开关及让患者戴有色眼镜等调节室内光线明暗。

2. 人文环境　对患者热情接待，耐心介绍病房及医院情况、管理制度，并根据病种病情安排病室病床；人文环境对患者心理影响较大，护士应该做表率，以亲切、耐心、乐观、充满感情的语言，创造一个积极的、利于患者康复的人文环境。

3. 协助诊疗　安置患者后，做初步护理评估，然后立即通知医师，并协助医师初步检查，处理首次医嘱，同时协助医师做好各项处置的准备工作，填写各种护理表格。

4. 实施护理程序　独立进行护理评估，确定护理诊断，按护理程序制订出具体的护理计划，经上级护士同意后实施，并对护理工作不断地进行评价，提高护理质量。

自 测 题

A1/A2型题

1. 国际标准视力表远视力检查的距离是（　　）
   A. 33cm　　B. 2.5m　　C. 3m
   D. 5m　　E. 6m

2. 眼球前段的检查主要是通过（　　）
   A. 裂隙灯显微镜　　B. 望诊
   C. 放大镜　　D. 检眼镜
   E. 眼部影像学检查

3. 眼科护理工作的基本特征不包括（　　）
   A. 重视眼部卫生　　B. 眼部特殊给药方法
   C. 以全身健康评估为主　　D. 精细的护理技术
   E. 注重眼部病情观察

A3/A4型题

（4、5题共用题干）

患者，女，35岁，主诉双眼干涩半年余，不能长时间用电脑，在空调房中干涩症状更加明显。

4. 下述哪种检查方法最有临床意义（　　）
   A. X线碘油造影　　B. 泪膜破裂时间测定
   C. 荧光素钠试验　　D. 超声检查
   E. 泪道冲洗

5. 点表面麻醉药后，Schirmer试验数值为多少提示泪液分泌减退（　　）
   A. 5分钟滤纸渗湿长度小于10mm
   B. 5分钟滤纸渗湿长度小于5mm
   C. 5秒钟滤纸渗湿长度小于10mm
   D. 5秒钟滤纸渗湿长度小于5mm
   E. 5分钟滤纸渗湿长度小于5cm

（朱跃弟）

第3章 眼睑、泪器疾病患者的护理

> **学习目标**
>
> 1. **素质目标** 运用本节所学的护理知识，精心地对患者眼部进行护理，在护理中感同身受，从而树立一切为患者着想的理念，培养学生的同理心。
> 2. **知识目标** 掌握眼睑疾病、慢性泪囊炎患者的护理评估和护理措施；熟悉眼睑疾病、慢性泪囊炎的病因、护理诊断；了解眼睑疾病、慢性泪囊炎患者的治疗方法。
> 3. **能力目标** 具备对眼睑疾病、慢性泪囊炎患者做出正确护理诊断和健康指导的能力，具备配合医生对眼睑疾病、慢性泪囊炎患者进行临床处理的能力。

眼附属器疾病主要包括眼睑疾病、泪器疾病、结膜疾病及眼肌病等，患病时会对患者造成一定的影响，本章主要介绍眼睑疾病和泪器疾病。

第1节 眼睑疾病患者的护理

一、睑缘炎患者的护理

（一）概述

睑缘炎（blepharitis）是指睑缘表面、睫毛毛囊及其腺体组织在致病因素作用下发生的亚急性或慢性炎症。可分为鳞屑性睑缘炎、溃疡性睑缘炎和眦部睑缘炎。屈光不正、视疲劳、营养不良和长期使用劣质化妆品等是睑缘炎常见的诱因。

1. 鳞屑性睑缘炎 是由睑缘的皮脂溢出造成的慢性炎症。与皮屑芽孢菌感染将脂类物质分解为有刺激性的脂肪酸有关。

2. 溃疡性睑缘炎 主要由金黄色葡萄球菌感染引起，也可由鳞屑性睑缘炎转化而来。

3. 眦部睑缘炎 多为莫-阿双杆菌感染引起，也可能与维生素B_2缺乏有关。

（二）护理评估

1. 健康史 了解患者有无屈光不正、视疲劳、营养不良病史，是否注意用眼卫生，是否长期使用劣质化妆品，近期有无文眼线等。

2. 身体状况 睑缘炎患者常自觉眼部有干痒、刺痛和烧灼感。

（1）鳞屑性睑缘炎 睑缘充血、潮红，睫毛和睑缘表面附着上皮鳞屑（图3-1），睑缘表面的睫毛根部有点状皮脂溢出，聚集而成黄色蜡样分泌物，干燥后结痂。去除鳞屑和痂皮后，暴露出充血的睑缘，但无溃疡或脓点。睫毛容易脱落，但可再生。如长期不愈，可使睑缘

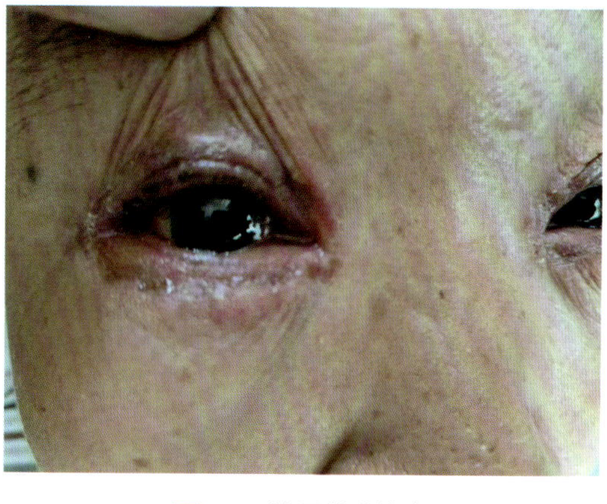

图3-1 鳞屑性睑缘炎

肥厚，后唇钝圆，使睑缘不能与眼球紧密接触，泪点肿胀外翻而导致溢泪。

（2）**溃疡性睑缘炎** 与鳞屑性睑缘炎相似，但更为严重。睫毛常被分泌物黏结成束，睫毛根部散在分布小脓疱和黄色痂皮，去除脓疱和痂皮后可见小溃疡，毛囊因感染被破坏，睫毛脱落，不能再生，形成秃睫。溃疡愈合后，睑缘瘢痕组织收缩形成倒睫、乱睫，病程较久亦可形成泪点肿胀外翻导致溢泪。

（3）**眦部睑缘炎** 多发于双眼外眦部，外眦部睑缘及皮肤充血、肿胀，浸渍糜烂，严重者内眦部也可受累。

3. 心理-社会状况 病情较轻者，不能引起重视，延误治疗；病情重者，因睑缘炎长期、反复发作而出现焦虑、恐惧心理。护士应评估疾病对患者工作、生活的影响，患者及家属对本病的认知程度。

4. 辅助检查 对伴有严重炎症的反复发作的患者，取睑缘分泌物进行细菌培养，脱落的睫毛进行显微镜检查可发现蠕形螨，明确病原体，为治疗提供依据。

（三）治疗要点

祛除诱因，避免刺激因素。

1. 鳞屑性睑缘炎 用生理盐水或3%硼酸溶液清洁睑缘，拭去鳞屑后涂抗生素眼膏，每天2～3次；痊愈后改为每天1次，至少坚持2周，以防复发。

2. 溃疡性睑缘炎 用生理盐水清洁睑缘，清除脓液、脓痂及松脱的睫毛，用涂抗生素眼膏的棉签按摩睑缘，每天4次。炎症完全消退后，应持续治疗2～3周，以防复发。

3. 眦部睑缘炎 用0.25%～0.5%硫酸锌滴眼液滴眼，每天3～4次；晚上涂抗生素眼膏，持续7～10天；适当服用维生素B_2或复合维生素B。

（四）主要护理诊断/问题

1. 舒适度减弱 与睑缘炎症有关。

2. 潜在并发症：泪点肿胀或阻塞、慢性结膜炎等。

3. 知识缺乏：患者及家属缺乏睑缘炎相关知识。

（五）护理措施

1. 一般护理 消除疾病诱因，嘱患者少食辛辣刺激性食物及甜食，避免精神过度紧张、过劳等，矫正屈光不正，眼睑及结膜慢性炎症者，应注意营养和加强锻炼，彻底治疗原发病。

2. 局部护理

（1）用生理盐水或3%硼酸溶液清洁睑缘分泌物，拭去鳞屑，清除脓液及脓痂。

（2）根据医嘱选择敏感抗生素眼药，教会患者及家属正确滴眼药及涂眼膏的方法。嘱患者炎症消退后，通常需继续用药2～3周，巩固疗效，以防复发。

3. 心理护理 耐心听取患者的主诉，解释疾病原因和特点，给予支持和鼓励，使其树立治愈的信心。

4. 健康教育 平素注意锻炼身体，增加机体抗病能力；注意个人卫生，不用脏手或脏手帕擦眼；不使用劣质化妆品；保持大便通畅，减少烟酒刺激；保持良好用眼习惯，避免视疲劳；告知长期用药的必要性，以防复发。

二、睑腺炎患者的护理

（一）概述

睑腺炎（hordeolum）是眼睑腺体因细菌感染引起的急性化脓性炎症，俗称麦粒肿，常见的病原体为金黄色葡萄球菌，多发生于儿童及青少年。根据感染的腺体不同，可分为内睑腺炎和外睑腺炎。前者为睑板腺的感染，后者为睫毛毛囊或其附属的皮脂腺、变态汗腺的感染。

（二）护理评估

1. 健康史 了解患者的卫生习惯、生活环境；有无挑食、偏食、嗜好辛辣刺激性食物及烟酒等不良习惯；有无营养不良、糖尿病、沙眼、屈光不正等全身及局部病变；询问患者眼睑肿痛的时间、程度，有无体温增高等情况。

2. 身体状况 眼睑局部出现红、肿、热、痛等急性炎症典型表现，常伴有同侧耳前淋巴结肿大。如并发眼睑蜂窝织炎，可出现发热、寒战、头痛等全身中毒症状。

（1）外睑腺炎 炎症反应主要集中在睫毛根部的睑缘处，红肿范围较弥散，触诊可有明显的压痛性硬结，炎症接近外眦角时，疼痛特别明显，还可引起反应性球结膜水肿。

（2）内睑腺炎 炎症局限于睑板内，肿胀局限、疼痛明显，可有硬结和压痛。

睑腺炎2~3天后，硬结软化，形成黄白色脓点，外睑腺炎脓点常破溃于皮肤面（图3-2），内睑腺炎脓点常破溃于睑结膜面（图3-3），炎症逐渐减退，一般1周左右痊愈，也可未排脓而自行吸收消退。

考点： 内、外睑腺炎的鉴别

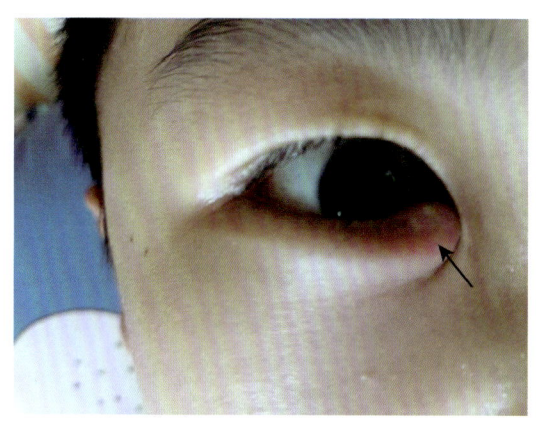

图3-2 外睑腺炎 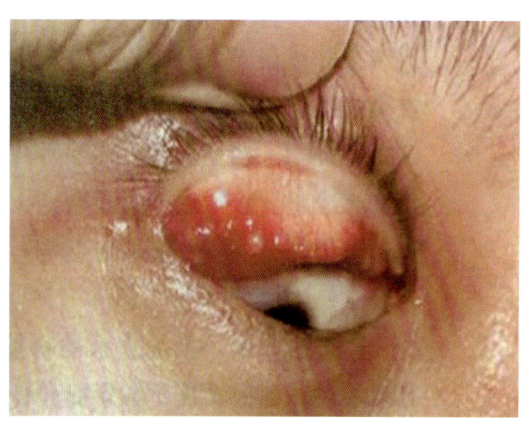　　　　　　图3-3 内睑腺炎

3. 心理-社会状况 睑腺炎患者因出现红、肿、热、痛等急性炎症表现，疼痛不适且影响外观，易引起患者焦虑心理。护士应注意评估患者心理状况。

4. 辅助检查 分泌物可做细菌培养及药物敏感试验，临床上一般不采用，必要时可做血常规检查。

（三）治疗要点

积极治疗原发病；早期局部热敷，应用抗生素滴眼液或眼药膏；重症或合并有全身中毒症状者，全身使用敏感抗生素；脓肿形成后切开引流。

（四）主要护理诊断/问题

1. 疼痛：眼痛 与眼睑局部炎症刺激有关。

2. 潜在并发症： 眼睑蜂窝织炎、海绵窦脓毒血症、败血症等。

3. 知识缺乏： 患者及家属缺乏睑腺炎相关治疗护理知识。

（五）护理措施

1. 一般护理 消除疾病诱因，嘱患者少食辛辣刺激性食物及甜食，避免精神过度紧张、过劳等，矫正屈光不正，眼睑及结膜慢性炎症者，应注意营养和加强锻炼，彻底治疗原发病。

2. 局部护理 指导患者局部热敷，热敷可促进血液循环，有利于炎症的消散和吸收，并减轻疼痛，还可促进脓肿形成。常用的热敷有气热敷、干热敷和湿热敷。热敷一般每天3次，每次15~20分钟。应注意防止烫伤，红、肿、热、痛明显时暂勿热敷。脓肿形成后应切开排脓，脓肿未形成时不宜切开，切忌挤压排脓，以免炎症扩散或引起海绵窦脓毒血栓。

3. 用药护理 指导患者正确使用抗生素滴眼液,每天4～6次,局部涂抗生素眼药膏,每天2次。重症或合并全身中毒症状者,选择敏感抗生素口服或肌内注射。

4. 心理护理 耐心听取患者的主诉,解释疾病原因和特点,介绍治疗方法,解除其焦虑心理。

5. 健康教育 养成良好的卫生习惯,不用脏手或不洁手帕揉眼;切忌挤压或针挑,避免引起全身及颅内感染等并发症。

三、睑板腺囊肿患者的护理

(一)概述

睑板腺囊肿(chalazion)又称霰粒肿,是睑板腺特发性无菌性慢性肉芽肿性炎症。慢性结膜炎或睑缘炎症、睑板腺导管内结石等疾病均可导致睑板腺排出口阻塞,分泌物潴留在睑板腺内,对周围组织产生慢性刺激而引起睑板腺囊肿。本病多见于青少年或中壮年,其病程缓慢、易复发,以上眼睑多见。

(二)护理评估

1. 健康史 了解患者的年龄,肿块发生的时间、部位、大小和活动度,是否反复发作等。

2. 身体状况 较小的囊肿可无明显自觉症状,仔细触摸才能发现;较大的囊肿可使眼睑局部皮肤隆起(图3-4),表现为皮下圆形肿块,大小不一,触之不痛,与皮肤不粘连,睑结膜面略呈紫红色隆起(图3-5);囊肿也可自结膜面自行破溃,排出胶样内容物,在结膜面形成肉芽肿或在皮下形成暗紫红色肉芽组织,加重摩擦感;如继发感染时,表现同内睑腺炎。

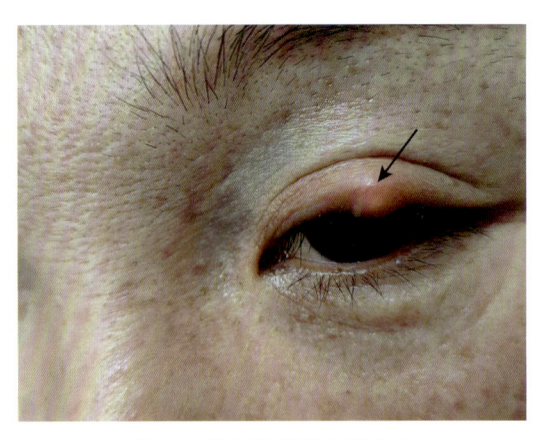

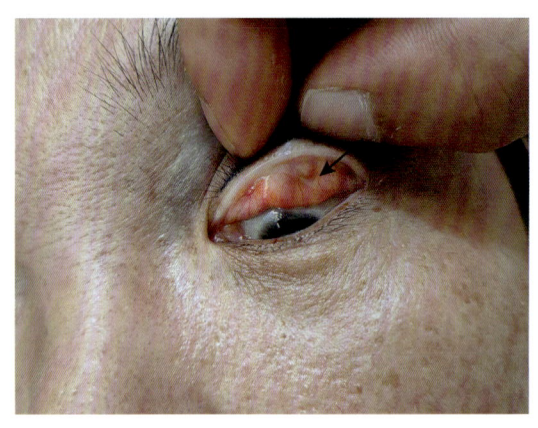

图3-4 睑板腺囊肿皮肤面观　　图3-5 睑板腺囊肿睑结膜面观

3. 心理-社会状况 较小的囊肿患者未重视,囊肿较大或反复发作患者,需要手术时往往又感到焦虑、害怕。护士应该评估患者及家属对疾病的认知状况及其情绪变化。

4. 辅助检查 对于反复发作或老年患者,睑板腺囊肿刮除术后应将切除标本送病检,以排除睑板腺癌的可能。

(三)治疗要点

小而无症状者无须治疗,待其自行吸收;较大的囊肿可行热敷,以促进消退;无效者可行手术切除,注意切口位于睑结膜面,与睑缘垂直,应刮净囊内容物,并将囊壁一并切除。

(四)主要护理诊断/问题

1. 潜在并发症:睑板腺感染。

2. 知识缺乏:患者及家属缺乏睑板腺囊肿的相关知识。

(五)护理措施

1. 一般护理 正确用眼,防止视疲劳,清淡饮食。

2. 局部护理　小而无症状的囊肿无须治疗，可通过热敷、按摩促进其吸收；较大的囊肿通过热敷、按摩持续不消退者，需在局部麻醉下行睑板腺囊肿刮除术。

3. 手术护理　术后局部用手掌根部压迫止血10～15分钟，观察无出血后，涂抗生素眼膏包扎，24小时后拆除敷料，滴抗生素滴眼液，每天4～6次。对反复发作的老年患者，留取标本及时做病理检查。

4. 心理护理　向患者解释疾病原因和特点，介绍治疗方法，解除其焦虑心理。

5. 健康指导　养成良好的卫生习惯，不用脏手或脏手帕揉眼；清淡饮食；遵医嘱用药，定期复诊。

四、睑内翻患者的护理

（一）概述

睑内翻（entropion）是指眼睑特别是睑缘向眼球方向卷曲，部分或全部睫毛倒向眼球的一种眼睑位置异常。当睑内翻达到一定程度时，睫毛也倒向眼球，刺激角膜和球结膜，称为倒睫。睑内翻常伴有倒睫。

根据不同发病原因，睑内翻可分为3类。

1. 痉挛性睑内翻　多发生于下睑，常见于老年人，又称老年性睑内翻。由老年人下睑缩肌无力，眶隔和下睑皮肤松弛，牵制眼轮匝肌的收缩作用减弱；以及眶脂肪减少，眼睑后面缺少足够的支撑所致。

2. 瘢痕性睑内翻　由睑结膜与睑板瘢痕收缩所致，常见于沙眼患者。

3. 先天性睑内翻　因内眦赘皮、眼轮匝肌过度发育或睑板发育不良所致。

（二）护理评估

1. 健康史　了解患者年龄，有无沙眼、眼化学伤及结膜炎等病史，婴幼儿出生时注意有无睑内翻等。

2. 身体状况　患者常有异物感、畏光、流泪、刺痛、摩擦感、眼睑痉挛等症状。检查可见睑缘向眼球方向卷曲，睫毛倒向眼球，长期摩擦角膜，可致角膜上皮细胞脱落，形成溃疡，甚至出现角膜新生血管及角膜瘢痕，造成不同程度的视力障碍（图3-6，图3-7）。

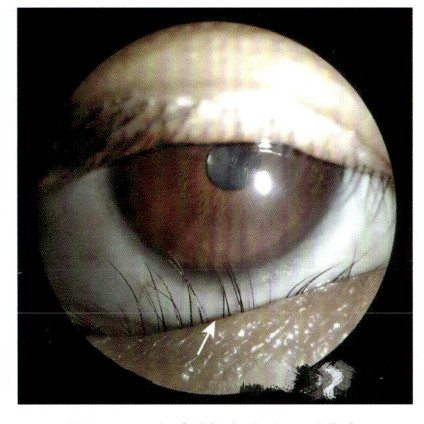

图3-6　痉挛性睑内翻、倒睫　　　图3-7　先天性睑内翻、倒睫

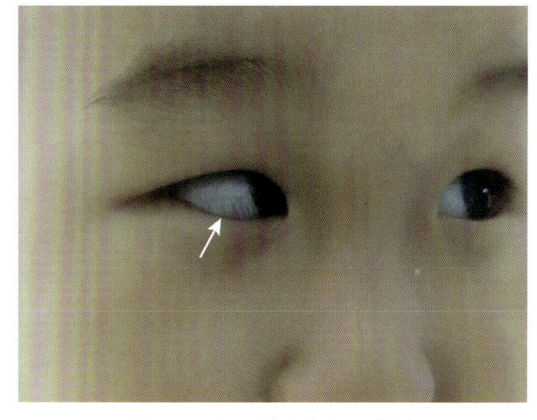

3. 心理-社会状况　了解疾病对患者工作、生活的影响程度。评估患者有无焦虑、恐惧等情绪；评估患者及家属对疾病的认知程度。

4. 辅助检查　行裂隙灯和荧光素钠角膜染色检查，可见角膜上皮脱落、角膜溃疡、角膜新生血管及角膜瘢痕等。

（三）治疗要点

老年性睑内翻症状轻微、倒睫少者，可用镊子拔除睫毛或电解破坏毛囊，症状重者行手术矫正；瘢痕性睑内翻必须手术治疗，包括睑板部分切除术、睑板切断术、缝线术等；先天性睑内翻随生长发育可自行消失，一般不需手术。

（四）主要护理诊断/问题

1. 舒适度减弱　与倒睫刺激角膜有关。

2. 潜在并发症：角膜炎、角膜瘢痕形成等。

3. 知识缺乏：缺乏睑内翻相关防治知识。

（五）护理措施

1. 一般护理　养成良好的卫生习惯，防止眼部交叉感染。

2. 局部护理

（1）及时去除疼痛原因，少量倒睫可用镊子拔除睫毛或电解破坏毛囊。

（2）睑内翻症状明显且不愿或不能手术者，可暂时用胶布法或缝线法在眼睑皮肤面牵引，使睑缘向外复位，以减轻症状。

（3）老年性睑内翻伴有严重倒睫者则需尽早手术。

（4）为防治角膜炎等并发症，可用抗生素滴眼液滴眼，每天4～6次。

3. 手术护理　遵医嘱做好手术矫正准备，术前3天滴抗生素滴眼液，冲洗结膜囊、泪道，防止交叉感染，术后按照外眼手术常规护理。

4. 心理护理　向患者解释疾病情况，介绍治疗方法，消除其焦虑、恐惧心理。

5. 健康指导

（1）向患者说明本病的危害，如果出现角膜混浊、溃疡，及时就医，积极彻底治疗，减少并发症的发生。

（2）注意眼部卫生，避免辛辣刺激性食物。

第 2 节　泪器疾病患者的护理

泪器包括泪液分泌系统和泪液排出系统，临床上泪液排出系统疾病较为多见，尤其以慢性泪囊炎最为常见。

> **案例 3-1**
>
> 患者，女，65岁。主诉因双眼内眦角溢黏脓性分泌物2年余就诊。平时间断滴氧氟沙星滴眼液，治疗效果不明显。检查：远视力检查示右眼0.8，左眼0.8。双眼内眦部有脓性分泌物，下睑缘下皮肤呈湿疹样改变，冲洗泪道时冲洗液从泪点反流。
>
> 问题：1. 目前患者的主要护理问题是什么？
> 　　　2. 针对相应的护理问题，应采取什么护理措施？

（一）概述

慢性泪囊炎（chronic dacryocystitis）是由于鼻泪管狭窄或阻塞，泪液滞留于泪囊内，致使细菌大量繁殖并刺激泪囊内壁黏膜导致的慢性炎症。致病菌多为肺炎链球菌、白念珠菌、葡萄球菌等。多见于中老年女性。新生儿泪囊炎是由于鼻泪管下端胚胎性残膜未退化，致使鼻泪管不通，泪液滞留，继发感染所致。

（二）护理评估

1. 健康史 了解患者的发病史、治疗经过及治疗效果，有无溢泪，泪囊区有无隆起、压痛，挤压泪点有无脓性分泌物溢出。了解患者有无沙眼、慢性鼻炎、鼻中隔偏曲、下鼻甲肥大、泪道外伤等病史。

2. 身体状况

（1）症状 溢泪，伴分泌物多或流脓，可同时伴有内眦皮肤潮红、糜烂。

（2）体征 鼻侧球结膜充血，泪囊区囊样隆起，下睑皮肤出现湿疹，挤压泪囊区有黏液或脓性分泌物自泪点溢出（图3-8）。

（3）泪道探查冲洗 鼻泪管不通或不畅，有冲洗液反流。

泪道探查冲洗是用冲洗针头从泪点注入生理盐水，根据冲洗液流向，判断有无阻塞及阻塞部位。有以下几种情况：①冲洗无阻力，液体顺利进入鼻腔或咽部为泪道通畅；②冲洗液原路返回者为泪小管阻塞；③冲洗液自下泪点注入，由上泪点反流为泪总管阻塞；④冲洗有阻力，部分自泪点返回，部分流入鼻腔为鼻泪管狭窄；⑤冲洗液自上下泪点反流，同时有黏液脓性分泌物流出为鼻泪管阻塞伴慢性泪囊炎。

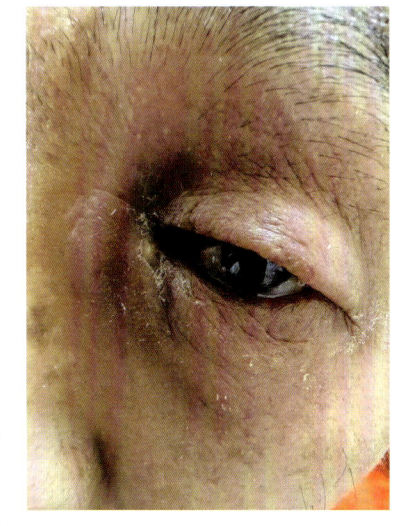

图3-8 泪囊区隆起

考点：泪道冲洗临床意义

慢性泪囊炎是眼部的一个感染病灶，使结膜囊长期处于带菌状态，如果发生眼外伤和实施内眼手术，极易引起化脓性感染，对眼球造成潜在的威胁。

新生儿泪囊炎指出生6周出现溢泪和眼分泌物增多，挤压泪囊区有明显黏液或黄白色脓性分泌物自泪点溢出，可伴有结膜充血。

3. 心理-社会状况 因对慢性泪囊炎危害认识不足，部分患者不够重视。溢泪、分泌物增多、眼部不适可引起患者产生焦虑、急躁的心理。

4. 辅助检查 泪道碘油X线造影检查可见泪囊显影、鼻泪管阻塞或重度狭窄。

（三）治疗要点

抗生素滴眼液滴眼、泪道冲洗，待炎症控制后选择泪囊鼻腔吻合术、鼻内镜下鼻腔泪囊造口术或泪囊摘除术等手术治疗；新生儿泪囊炎应先行泪囊局部按摩，无效者可行泪道冲洗或泪道探通。

（四）主要护理诊断/问题

1. 舒适度减弱 与鼻泪管阻塞引起溢泪有关。

2. 潜在并发症：角膜溃疡、眼内炎、眶蜂窝织炎等。

3. 知识缺乏：缺乏慢性泪囊炎相关知识。

（五）护理措施

1. 一般护理 保持眼部清洁卫生，不用脏手或脏手帕擦眼。

2. 局部护理

（1）指导患者正确滴眼药 每次滴药前，先用手指按压泪囊区挤出分泌物或泪道冲洗液，再滴抗生素滴眼液，利于眼药吸收，每天4～6次。

（2）冲洗泪道 遵医嘱用生理盐水或抗生素溶液冲洗泪道，每周1～2次。

（3）新生儿泪囊炎 指导患儿母亲局部按摩方法，置患儿立位或侧卧位，用一手拇指压迫患儿内眦部，另一手示指压迫患儿泪囊处，沿鼻泪管方向自上而下按摩，以使残膜破裂。按摩后再滴抗生素滴眼液，每天进行2次。若泪囊局部隆起消失，表示残膜已破。

3. 手术护理

（1）术前护理　向患者及家属解释手术目的、手术方式、术中与术后注意事项，消除患者及家属焦虑和紧张情绪；术前3天滴抗生素滴眼液，行泪道冲洗术；术前1天用1%麻黄碱滴鼻，收缩鼻腔黏膜，以利于术后引流。

（2）术后护理　术后取半卧位，有利于伤口引流，减少出血；注意鼻腔填塞物的正确位置，以达到压迫伤口止血的目的，一般术后3天取出；予以1%麻黄碱滴鼻，有利于引流；术后当天勿进食过热、刺激性食物；术后第3天开始进行泪道冲洗，保持泪道通畅。

4. 心理护理　向患者解释本病发展和预后，介绍治疗方法，解除其焦虑、恐惧心理。

5. 健康指导　做好有关预防知识宣教，及早治疗相关疾病，已发生慢性泪囊炎的患者，要积极彻底治疗，预防并发症。指导正确滴眼药方法，教会患儿家长正确的泪囊按摩方法。

自 测 题

A1/A2型题

1. 溃疡性睑缘炎的可能病因是（　　）
   A. 睑缘的皮脂溢出　　B. 金黄色葡萄球菌感染
   C. 莫-阿双杆菌感染　　D. 变态反应
   E. 结膜炎症的蔓延

2. 麦粒肿是指（　　）
   A. 慢性增生性炎症　　B. 急性增生性炎症
   C. 急性化脓性炎症　　D. 慢性化脓性炎症
   E. 急性渗出性炎症

3. 霰粒肿病变在（　　）
   A. 皮脂腺　　　　　　B. 毛囊腺
   C. 睑板腺　　　　　　D. 泪腺
   E. 副泪腺

4. 睑板腺囊肿从皮肤面手术时，其手术切口应（　　）
   A. 与睑板面垂直　　　B. 与睑缘垂直
   C. 与睑缘平行　　　　D. 与眶缘垂直
   E. 与皮肤面垂直

5. 瘢痕性睑内翻最常见的原因是（　　）
   A. 沙眼　　　　　　　B. 睑缘炎
   C. 睑腺炎　　　　　　D. 睑外伤
   E. 睑烧伤

6. 导致慢性泪囊炎的主要病因是（　　）
   A. 泪小管狭窄或阻塞　B. 泪总管狭窄或阻塞
   C. 鼻泪管阻塞　　　　D. 泪点阻塞
   E. 鼻泪管狭窄或阻塞

A3/A4型题

（7、8题共用题干）

患者，男，48岁，发现右眼上睑小硬结10余天就诊。眼部检查：右眼睑表皮不红，翻开眼睑见结膜面有息肉样物，未治疗。5天后右眼上睑突然红肿，有压痛，余无异常。左眼正常。

7. 患者目前最可能的诊断是（　　）
   A. 外睑腺炎　　　　　B. 睑板腺囊肿
   C. 内睑腺炎　　　　　D. 结膜炎
   E. 睑缘炎

8. 患者的原发疾病为（　　）
   A. 外睑腺炎　　　　　B. 睑板腺囊肿
   C. 内睑腺炎　　　　　D. 结膜炎
   E. 睑缘炎

（朱跃弟）

第4章 结膜疾病、干眼患者的护理

> **学习目标**
>
> 1. 素质目标　通过学习结膜疾病、干眼相关知识，提高传染病预防和宣传意识，同时培养学生对患者有爱心、有耐心的职业素养。
> 2. 知识目标　掌握细菌、病毒性结膜炎的护理评估、护理诊断和护理措施；熟悉免疫性结膜炎、沙眼的病因、护理诊断；了解翼状胬肉、干眼的护理评估、治疗方法和护理措施。
> 3. 能力目标　具有对结膜疾病患者的护理能力，具备配合医生对结膜疾病患者进行临床处理的能力。

结膜与外界相通，易受各种病原微生物、异物、灰尘、花粉、紫外线等侵袭引起结膜病变。正常情况下结膜组织具有一定的防御能力，当全身和局部的防御能力减弱时，则可导致结膜组织发生病变。

> **案例 4-1**
>
> 患者，男，10岁。因右眼烧灼感、畏光、流泪、分泌物多、晨起睁眼困难1天前来就诊。询问有游泳馆游泳史。检查：体温37℃，双眼矫正视力5.1，结膜充血、水肿，结膜囊内可见黄色黏脓样分泌物，上、下睫毛黏着呈束状。
>
> 问题：1. 患者目前主要护理问题有哪些？
> 　　　2. 针对护理问题，应制订哪些护理措施？

第1节　结膜疾病患者的护理

一、细菌性结膜炎患者的护理

（一）概述

细菌性结膜炎（bacterial conjunctivitis）是由细菌所致的结膜炎的总称，按病程快慢分为超急性（24小时内）、急性或亚急性（几小时至几天）、慢性（数天至数周）。急性细菌性结膜炎具有传染性及流行性，通常有自限性，自然病程2周左右，预后良好。

1. 超急性细菌性结膜炎　由奈瑟菌属细菌包括淋球菌和脑膜炎球菌引起。主要是通过生殖器-手-眼接触而感染，新生儿主要是分娩时经患有淋球菌性阴道炎的母体产道而感染，多双眼同时受累。脑膜炎球菌性结膜炎多为血源性感染，也可通过呼吸道分泌物传播。两种细菌均可引起全身扩散，导致败血症。

2. 急性或亚急性细菌性结膜炎　是以革兰氏阳性球菌感染为主的急性结膜炎，俗称红眼病，传染性强。最常见的致病菌是肺炎链球菌、Koch-Weeks杆菌、金黄色葡萄球菌和流感嗜血杆菌等。

3. 慢性细菌性结膜炎　是由多种原因引起的结膜慢性炎症。常见致病菌是金黄色葡萄球菌；另外不良环境刺激也可引起。

（二）护理评估

1. 健康史 了解患者有无传染性眼病接触史，生活、工作环境和卫生习惯是否良好，自身和患儿母亲有无淋球菌感染史。

2. 身体状况

（1）超急性细菌性结膜炎 具有潜伏期短（数小时至2～3天）、发病急、病程进展快、传染性极强的特点。

1）淋球菌性结膜炎：新生儿在出生后2～5天发病者多为产道感染，出生后7天发病者多为产后感染。双眼同时受累，有畏光、流泪、结膜高度水肿和充血等表现，严重者球结膜可突出睑裂外，并有假膜形成（图4-1），分泌物由初期的浆液性很快转化为脓性，量多且不断溢出，又称"脓漏眼"。常伴有耳前淋巴结肿大和压痛，严重者可引起角膜溃疡穿孔和眼内炎。成人较新生儿症状轻，角膜并发症出现得晚。

考点： 淋球菌性结膜炎的临床特点

2）脑膜炎球菌性结膜炎：多见于儿童，常为双眼发病，其症状与淋球菌性结膜炎相似，严重者可引起化脓性脑膜炎，危及生命。

（2）急性或亚急性细菌性结膜炎 又称为急性卡他性结膜炎，俗称红眼病（图4-2）。传染性极强，多发于春秋季节，可散发感染，也可流行于学校、工厂等集体生活场所。发病急，潜伏期1～3天，常累及双眼，主要表现为结膜充血、水肿，严重者可有球结膜下出血，眼部有较多的脓性分泌物，晨起时睁眼困难，上、下睫毛常被粘住。患者自觉有异物感、烧灼感、发痒、畏光、流泪等，严重者可伴有发热和全身中毒症状。

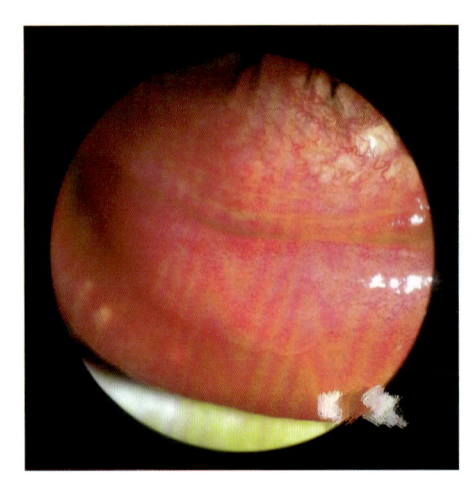

图4-1 睑结膜充血水肿及假膜形成 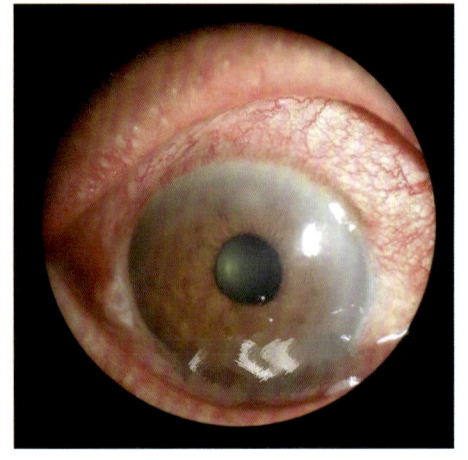　　图4-2 球结膜充血及结膜下出血

（3）慢性细菌性结膜炎 进展缓慢，持续时间长，症状多样化，主要表现为眼部痒、异物感、眼睑沉重感、视疲劳等。结膜轻度充血，可有睑结膜增厚、乳头增生及黏液性或白色泡沫样分泌物。

3. 心理-社会状况 急性细菌性结膜炎起病急，多数患者因结膜高度充血、水肿和分泌物多影响形象而导致焦虑。因隔离治疗易产生孤独、自卑心理，护士在评估时应了解患者的心理状况。

4. 辅助检查 分泌物涂片或结膜刮片检查，可见多形核细胞增多，必要时可做细菌培养、药物敏感试验，指导临床用药。

（三）治疗要点

祛除病因，抗感染治疗。

（四）主要护理诊断/问题

1. 有传播感染的风险 与泪液及分泌物具有传染性有关。

2. 潜在并发症：角膜炎、角膜溃疡穿孔、眼内炎等。
3. 舒适度减弱 与炎症致分泌物增多有关。
4. 知识缺乏：缺乏细菌性结膜炎相关防治知识。

（五）护理措施

1. 一般护理 勤洗手，多通风，不到人群聚集处，做好眼部防护。

2. 用药护理 遵医嘱选用敏感抗生素滴眼液，如0.5%妥布霉素滴眼液、0.3%左氧氟沙星滴眼液、0.3%～0.5%左氧氟沙星眼药膏，急性期用滴眼液，每1～2小时一次，夜间用眼药膏涂眼。分泌物多时，应去除分泌物后再给药。淋球菌感染则局部和全身同时用药。

3. 局部护理 用生理盐水或3%硼砂溶液冲洗结膜囊，淋球菌感染时选用1000～5000IU/ml青霉素溶液冲洗结膜囊。冲洗时取患侧卧位，以免冲洗液流入健眼，如双眼发病，先冲洗症状较轻侧，冲洗时动作宜轻柔，避免损伤角膜，如有假膜形成，先去除假膜再冲洗。用透明眼罩保护健眼，患眼禁止包盖，可佩戴太阳镜来减少光刺激。

4. 消毒隔离措施 ①患者单人单间，避免交叉感染；②接触过眼分泌物和患眼的仪器、用具要及时消毒隔离，用过的敷料要焚烧；③滴眼液施行一眼一瓶，避免交叉使用；④眼部检查时，先查健眼，后查患眼。

5. 心理护理 耐心向患者解释发病原因，给予支持与安慰，稳定患者情绪，促进疾病康复。

6. 健康教育

（1）向患者及家属讲解相关防治知识，提倡家中一人一盆一巾，严格消毒。

（2）告诉患者注意洗手和个人卫生，勿用手揉眼，勿进入公共场所和游泳池，以免交叉感染。

（3）急性淋菌性尿道炎患者，注意便后立即洗手。

（4）患有淋菌性尿道炎的孕妇需在产前治愈。未愈者，新生儿出生后，立即用1%硝酸银滴眼液滴眼，5%四环素或红霉素眼药膏涂眼，以防发生新生儿淋球菌性结膜炎。

（5）患病期间注意休息，饮食清淡，忌食辛辣刺激性食物，多饮水。

二、病毒性结膜炎患者的护理

（一）概述

病毒性结膜炎（viral conjunctivitis）是一种由病毒引起的急性传染性结膜炎，多为双眼发病，传染性极强，日常生活密切接触是主要的传播方式。夏秋季节好发，通常有自限性。临床上以流行性角膜结膜炎、流行性出血性结膜炎最为多见。

流行性角膜结膜炎，由腺病毒（儿童3、7型，成人8、11、19型）引起；流行性出血性结膜炎是由70型肠道病毒或A24型柯萨奇病毒引起。

（二）护理评估

1. 健康史 了解患者有无病毒性结膜炎接触史；在工作、生活环境中有无病毒性结膜炎流行史；有无不良生活、卫生习惯。

2. 身体状况

（1）潜伏期 流行性出血性结膜炎潜伏期18～48小时，病程5～7天。流行性角膜结膜炎潜伏期5～7天，起病急、症状重，双眼发病。

（2）症状 有异物感、眼痛、畏光、流泪，分泌物多且为水样，常双眼发病。

（3）体征 眼睑水肿、结膜充血水肿，睑结膜滤泡增生，常侵犯角膜，荧光素钠染色可见角膜上皮点状脱落。流行性出血性结膜炎患者球结膜上有点状、片状出血。

3. 心理-社会状况 评估疾病对患者工作、生活的影响，患者被隔离后心理状态及对疾病的认知状况。

4. 辅助检查 分泌物涂片镜检可见单核细胞增多，培养可分离出病毒。聚合酶链式反应（PCR）、血清学检查可协助病原学诊断。

（三）治疗要点

局部应用抗病毒药物及对症治疗。

（四）主要护理诊断/问题

1. 有传播感染的风险 与泪液及分泌物具有传染性有关。

2. 舒适度减弱： 与病毒感染引起眼睛畏光、流泪、分泌物增多有关。

3. 知识缺乏： 缺乏结膜炎相关防护知识。

（五）护理措施

1. 一般护理 勤洗手，多通风，发病季节做好眼部防护。

2. 用药护理 急性期使用抗病毒药物抑制病毒复制，如干扰素、0.15%更昔洛韦滴眼液等，每小时1次。合并细菌感染时加用抗生素滴眼液，角膜基质浸润者可酌情使用糖皮质激素，如0.02%氟米龙滴眼液。此外，可选择促进角膜上皮修复的药物，如小牛血蛋白提取物眼用凝胶等。

3. 局部护理 可用生理盐水冲洗结膜囊，局部冷敷、使用血管收缩剂减轻充血症状，切断传播途径，减少感染传播。

4. 隔离上报制度 一旦发现本病，须按照丙类传染病上报制度向当地疾病预防控制中心报告。做好患者消毒隔离措施，避免患者进入公共浴池、游泳池等公共场所，其他要求同细菌性结膜炎。

5. 心理护理 耐心向患者解释本病特点，稳定患者情绪，促进疾病康复。

6. 健康教育 急性期注意休息，以清淡饮食为主，避免辛辣刺激性食物，多饮水。

三、沙眼患者的护理

（一）概述

沙眼（trachoma）是由沙眼衣原体引起的一种慢性传染性结膜角膜炎，因患者睑结膜面粗糙不平，形似沙粒，故名沙眼。沙眼曾是我国致盲眼病之一，随着生活水平的提高、卫生常识的普及和医疗条件的改善，其发病率已大大下降。

沙眼衣原体寄生于细胞内，形成包涵体，或附于分泌物中，人通过直接接触眼分泌物或污染物传播，节肢昆虫也是传播媒介。生活居住环境恶劣，如酷热、沙尘气候，卫生条件差、营养不良等为易感因素。

> **医者仁心**
>
> **无私奉献、死而后已的医学前辈**
>
> 中华人民共和国成立初期，沙眼在我国广泛流行，北方边远农村沙眼患病率甚至高达90%，致盲率在眼病中居于首位。一双双近乎失明的眼睛深深撞击着张晓楼的心，他下决心向眼科新领域进军，与汤飞凡联合研究沙眼病原体，于1955年用鸡胚培养的方法在世界上首次分离出沙眼衣原体，为了证实沙眼衣原体对人眼的致病性，他们决心做自体实验，将病原体接种于他们的左眼结膜内，果真出现眼部症状，虽然眼睛又红又肿，疼痛难忍，但他们却很兴奋。沙眼衣原体的发现，翻开了世界眼科学历史新的一页。张晓楼教授倡导并成功建立眼库，他还是我国第一位角膜捐献者，使两名年轻人重获光明，其可贵品质值得每一位医学生学习。

（二）护理评估

1. 健康史 了解患者的生活环境及居住条件、有无沙眼接触史、个人卫生习惯、有无营养不良等。

2. 身体状况 急性沙眼多发生于学龄前及低学龄儿童，常双眼发病，潜伏期5～14天，经过1～2个月后进入慢性期。慢性沙眼可反复感染，病程迁延数年至数十年。

（1）症状 急性期有异物感、刺痒感、畏光、流泪、较多黏液或黏液性分泌物。慢性期症状不典型，可有眼干、涩、磨、痒及烧灼感，并发感染时，刺激症状加重，出现不同程度的视力障碍及角膜炎症表现。

（2）体征 ①结膜病变：结膜上穹和上睑结膜充血、水肿、血管模糊；乳头增生（图4-3），炎症刺激致结膜上皮增生；滤泡形成，结膜上皮下淋巴细胞浸润、聚集，形成大小不等的黄白色半透明隆起，内有胶样内容物。②角膜病变：角膜血管翳，是由于角膜缘血管扩张并进入角膜组织引起。结膜病变在慢性期逐渐被瘢痕组织所取代，形成瘢痕。角膜缘滤泡发生瘢痕化改变称Herbet小凹。晚期沙眼可发生睑内翻及倒睫、上睑下垂、睑球粘连、慢性泪囊炎、干眼等并发症。

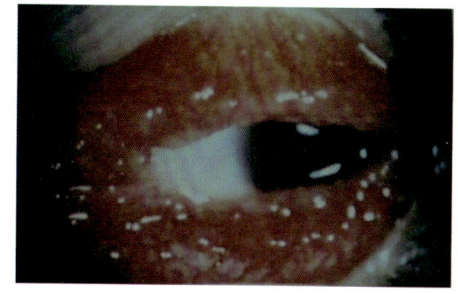

图4-3 沙眼乳头增生、滤泡形成

考点：沙眼的特征性病变

3. 心理-社会状况 患者早期往往无明显心理反应，症状明显时，有焦虑等心理状况；本病又容易复发，会使患者对治疗失去信心。

4. 辅助检查 结膜刮片可找到包涵体，细胞学检查可见淋巴细胞和浆细胞；应用荧光素标记抗体染色体法、酶联免疫法或PCR法测定沙眼衣原体具有高度敏感性和特异性。

（三）治疗要点

手术矫正沙眼性睑内翻，抗生素治疗活动性沙眼感染人群，通过改善水的供应、卫生和居住环境预防沙眼，清洁面部。

1. 局部治疗 白天用抗生素滴眼液，晚上涂抗生素眼药膏，坚持用药1～3个月，较重者坚持用药半年以上。

2. 全身用药 急性期或严重沙眼者，口服阿奇霉素、多西环素、红霉素和螺旋霉素等。

3. 并发症及后遗症治疗 如倒睫可选用电解术，睑内翻可选用矫正术，角膜血管翳可选用角膜移植术等。

（四）主要护理诊断/问题

1. 潜在并发症：倒睫、睑内翻、上睑下垂、睑球粘连、慢性泪囊炎等。

2. 有传播感染的危险 与沙眼的传染性有关。

3. 知识缺乏：缺乏沙眼的防护知识。

（五）护理措施

1. 一般护理 多食富含维生素的清淡饮食，加强营养，勿食辛辣刺激性食物。

2. 用药护理 局部用0.1%利福平滴眼液、0.25%氯霉素滴眼液、0.3%氧氟沙星滴眼液，每天4～6次，晚上涂红霉素、四环素眼药膏，坚持用药1～3个月，较重者坚持用药半年以上。全身用药时，注意胃肠道反应。

3. 心理护理 耐心向患者解释本病特点，使其树立坚持长期治疗能治愈疾病的信心。

4. 健康指导

（1）指导患者及家属做好消毒隔离措施，急性期避免到公共场所活动，接触患者分泌物或物品后应用75%乙醇消毒，患者用过的毛巾、手帕、接触过的物品应煮沸消毒。养成良好的个人卫生习惯，不与他人共用毛巾、脸盆，不用手揉眼，提倡流水洗漱，毛巾挂在通风处或晒干。

（2）防治沙眼应做到早发现、早诊断、早治疗，最好在疾病早期治愈，坚持用药并积极治疗并发症。

四、免疫性结膜炎患者的护理

（一）概述

免疫性结膜炎（immunologic conjunctivitis）是结膜对外界变应原的一种超敏性免疫反应，又称变态反应性结膜炎。临床上常见春季角膜结膜炎和泡性角膜结膜炎两种。

春季角膜结膜炎，又名春季卡他性结膜炎、季节性结膜炎，是一种季节性、反复发作的超敏性角膜结膜病，多在春夏天暖季节发病，秋冬天冷时缓解，可持续5～10年，有自限性，好发于儿童、青少年。变应原可能是花粉、微生物等。

泡性角膜结膜炎是由微生物蛋白质引起的以角膜缘处结膜上皮下反复出现结节样细胞浸润，结节周围呈现局限性充血为特征的迟发型超敏反应。可能是对结核杆菌、葡萄球菌、白念珠菌、沙眼衣原体等微生物蛋白质的变态反应。本病可自愈但易复发，多发生于女性、儿童及青少年，特别是营养不良和过敏体质者。

（二）护理评估

1. 健康史　了解疾病反复发作和季节性特点，特别是花粉、烟尘等变应原的接触史，在户外活动后症状加重等特点。

2. 身体状况

（1）春季角膜结膜炎　主要表现为眼部奇痒，尤其在夜间加重，伴有畏光、疼痛、流泪、异物感，可有大量黏液性分泌物。分为3型：①睑结膜型。上睑结膜呈典型的粉红色，巨大乳头呈铺路石样排列，乳头形状不一，扁平外观，包含有毛细血管丛（图4-4）。②角膜结膜缘型。上下睑结膜均出现小乳头，角膜缘有黄褐色或污红色增厚的胶状物，以上方角膜明显。③混合型。上述两种表现同时存在。

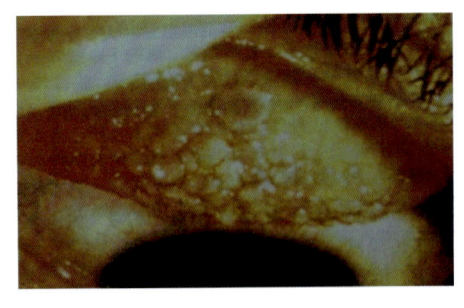

图4-4　春季角膜结膜炎

（2）泡性角膜结膜炎　有轻微异物感。如角膜受侵犯，有明显角膜刺激征：刺痛、畏光、流泪及眼睑痉挛。分为3型：①泡性结膜炎。睑裂部球结膜上可出现灰红色微小结节隆起，周围结膜局限性充血，结节顶部易破溃形成浅表溃疡，愈合后不留瘢痕。②泡性角膜炎。角膜上有灰白色点状浸润，角膜基质层受累，愈合后可遗留角膜薄翳。③泡性角膜结膜炎。在角膜缘及附近球结膜可见单个或多个灰白色小结节，周围结膜充血。如有溃疡形成，愈合后可遗留浅淡瘢痕。

3. 心理-社会状况　每年发作且病程较长，发作时眼部奇痒，给患者造成焦虑情绪。了解疾病反复发作对患者工作、学习的影响状况，以评估患者的心理状态。

4. 辅助检查

（1）泪膜稳定性和破裂时间检查　使用荧光素钠染色评估泪膜稳定性和破裂时间，检查角膜是否存在异常。

（2）结膜刮除或泪液细胞学检查　有助于提示结膜中白细胞增加，尤其是嗜酸性粒细胞水平。

（3）角膜共聚焦显微镜检查　观察结膜和角膜树突状细胞的密度、形态和分布等动态变化。

（三）治疗要点

1. 春季角膜结膜炎　避免接触变应原，应用抗过敏药物及对症治疗。局部应用抗组胺药（盐酸氮草斯汀）、肥大细胞稳定剂（色甘酸钠）、糖皮质激素类滴眼液；上述药物效果不佳的可应用2%环孢素A滴眼液或0.05%他克莫司滴眼液；顽固性春季角膜结膜炎可选短效或长效激素在睑板上方注射，提高疗效。缓解期和间歇期以预防为主，联合应用肥大细胞稳定剂和眼表润滑剂。

2. 泡性角膜结膜炎 积极消除诱发因素，局部应用抗生素滴眼液，交替用糖皮质激素滴眼液，补充各种维生素，注意营养，增强体质，多晒太阳。

（四）主要护理诊断/问题

1. 舒适度减弱：痒、异物感 与变态反应有关。

2. 潜在并发症：角膜炎等。

3. 知识缺乏：缺乏免疫性结膜炎相关知识。

（五）护理措施

1. 一般护理 发病季节做好眼部防护，尽量远离变应原。

2. 病情观察

（1）长期应用糖皮质激素的患者严密监测眼压及视力变化，警惕青光眼和白内障的发生。

（2）密切观察畏光、眼痛、流泪、异物感等症状改善情况，注意眼部分泌物的量及性状，并告诉患者按时门诊随访。

3. 用药护理

（1）遵医嘱正确使用滴眼液 ①抗组胺药与肥大细胞稳定剂联合使用效果较好，发作季每天使用，如盐酸奥洛他定滴眼液，每天4次；②激素间歇疗法，如0.1%地塞米松滴眼液，局部频滴，每2小时1次，应用5～7天后迅速减量，一般24小时可缓解症状，48小时症状消失，不可自行盲目用药；③非甾体抗炎药对缓解症状有一定效果，如普拉洛芬滴眼液，每天4次；④经一系列药物治疗畏光仍较严重甚至无法正常生活者，或依赖糖皮质激素者，遵医嘱局部应用2%环孢素或0.05%他克莫司。

（2）预防性用药 根据春季角膜结膜炎发病的季节性和规律性，在发病前1个月提早应用抗组胺药和肥大细胞稳定剂如色甘酸钠、奈多罗米，可以预防疾病发作或减轻症状。

（3）使用不含防腐剂的人工泪液 可以稀释炎症介质，改善因角膜上皮点状缺损引起的异物感。

> **考点：**免疫性结膜炎患者的用药方法

4. 心理护理 鼓励患者在医生指导下规范治疗，帮助患者树立治愈疾病的信心。

5. 健康指导

（1）避免接触变应原 讲解疾病发作的诱因，如药物、食物、花粉、灰尘等，减少光线刺激，外出戴有色眼镜，保持空气流通。

（2）饮食指导 选择清淡、易消化饮食，多补充维生素，加强营养，改善体质。不宜食用鱼、虾、蟹等易过敏食物以及辛辣刺激性食物。

五、翼状胬肉患者的护理

（一）概述

翼状胬肉（pterygium）是一种慢性炎症性病变，睑裂区肥厚的球结膜及其下的纤维血管样组织呈三角形向角膜侵入，形似翼状而得名。常双眼发病，多发生于内眦部。翼状胬肉不仅会影响外观，还会引起角膜散光，若遮盖瞳孔区，会严重影响视力。

翼状胬肉病因不是很明确，流行病学显示，其发生与所居住的地理环境，以及暴露于阳光、粉尘、风沙下的时间有关。本病具有遗传易感性，家族成员中有翼状胬肉病史的人更易患病。

（二）护理评估

1. 健康史 了解患者所居住的环境，是否长期从事户外工作，有无长期恶劣环境，如紫外线、风沙、粉尘等暴露史，了解家族中有无成员罹患本病。

2. 身体状况 患者无自觉症状或仅有轻微异物感。病变接近瞳孔区时，引起角膜散光或直接遮挡瞳孔区而引起视力下降。典型翼状胬肉分头、颈、体3部分（图4-5）。朝向角膜的尖端为头部，角膜缘处为颈部，球结膜处为体部。在静止期胬肉薄而不充血，进行期胬肉充血、肥厚，头部前端角膜呈灰色浸润。

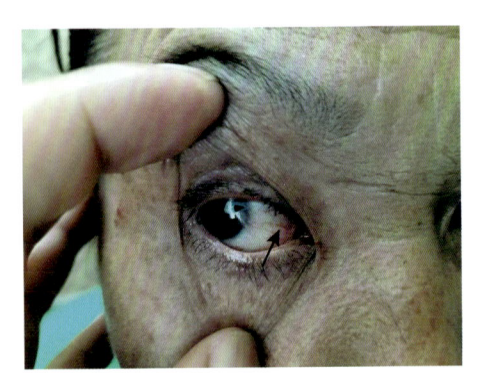

图4-5 翼状胬肉

3. 心理-社会状况 翼状胬肉会影响容貌，使患者产生焦虑情绪，还会导致视力下降，影响患者的工作、学习和生活，护士在工作时应注意评估。

（三）治疗要点

小而静止的翼状胬肉无须治疗；如进行性发展，侵及瞳孔区影响视力，则需手术治疗。

（四）主要护理诊断/问题

1. 感知改变 与病变遮挡瞳孔区影响视力有关。

2. 知识缺乏：缺乏翼状胬肉相关防护知识。

（五）护理措施

1. 一般护理 避免接触刺激性因素，户外活动时佩戴防风沙及防紫外线眼镜；避免风沙、阳光等刺激，积极防治慢性结膜炎。

2. 手术护理

（1）术前护理 参照外眼手术的常规护理，术前3天用抗生素滴眼液滴眼，介绍手术方法及配合要点。目前常用的手术方式是翼状胬肉切除联合角膜缘干细胞移植术或羊膜移植术，局部使用丝裂霉素，可减少翼状胬肉复发率。

（2）术后护理 注意眼部卫生，保持敷料清洁，一般7~10天拆线。定期复查，观察有无翼状胬肉复发。

3. 心理护理 向患者解释手术方式，消除患者紧张、焦虑情绪。

4. 健康指导

（1）小而无症状翼状胬肉无须治疗，应做好解释，定期门诊复查。

（2）饮食宜清淡，忌食辛辣刺激性食物。

（3）户外活动注意防护，避免风沙、紫外线等刺激，积极治疗慢性结膜炎。

第2节 干眼患者的护理

（一）概述

干眼是多因素引起的慢性眼表疾病，是由泪液的质、量及动力学异常导致的泪膜不稳定或眼表微环境失衡，可伴有眼表炎性反应、组织损伤及神经异常，造成眼部多种不适症状和（或）视功能障碍。

> **链 接　中国干眼专家共识：干眼的分类（2020年）**
>
> 按发病原因和危险因素分类：全身因素性、眼局部因素性、环境因素性、生活方式相关因素性、手术相关因素性、药物相关因素性和其他因素性。
>
> 按照泪液主要成分或功能异常分类：水液缺乏型干眼、脂质异常型干眼、黏蛋白异常型干眼、泪液动力学异常型干眼和混合型干眼。
>
> 按干眼程度分类：轻度、中度和重度。

（二）护理评估

1. 健康史　了解患者的年龄、工作生活环境、用药情况、眼部及全身相关疾病，以及是否佩戴角膜接触镜等。

2. 身体状况　症状包括眼干涩、视疲劳、视物模糊、眼痒、眼痛、畏光流泪、异物感、灼热感等；检查可见结膜充血、球结膜增厚、水肿、皱褶、泪河变窄或中断、结膜囊可见黄色黏性分泌物，睑裂区角膜上皮有不同程度点状缺损，严重者会影响视力。

3. 心理-社会状况　患者因干眼产生视疲劳，影响工作、生活及学习，迁延不愈，使患者产生焦虑、抑郁、睡眠障碍等。护士应注意评估患者的年龄、职业、用眼习惯等，以及有无焦虑、抑郁等心理。

4. 辅助检查

（1）泪膜稳定性检测　泪膜稳定性失衡主要表现为泪膜破裂时间缩短和泪膜形态改变。荧光素染色检测泪膜破裂时间（BUT）是目前临床最常用的检测方法。

（2）泪液分泌质量检测　泪液分泌质量反映了泪腺和副泪腺等眼组织的分泌功能，以及泪液的产生和清除的动态平衡。

检测方法有：①泪河高度测量，裂隙灯显微镜下观察泪液与睑缘交界处形成的内凹形弧面，通过测量泪液潴留高度，间接评估泪液分泌量，高度≤0.35mm考虑为泪液分泌减少。②泪液分泌试验，使用Schirmer试纸（5mm×35mm），头端内折置入下睑外中1/3交界处结膜囊，测量5分钟内泪液浸湿试纸的长度。

考点：干眼患者泪液分泌质量检测的方法

（三）治疗要点

积极查找病因、对症处理，常用人工泪液、泪点封闭等治疗。

（四）主要护理诊断/问题

舒适度减弱：干涩、异物感等　与泪液的质和量改变有关。

（五）护理措施

1. 一般护理　室内空气保持湿润，不长期待在空调房，使用电子产品时间不能过长。

2. 用药护理

（1）尽量选用不含防腐剂的人工泪液，如玻璃酸钠滴眼液（海露）、卡波姆等。指导正确滴眼方法及使用注意事项。

（2）短期局部使用糖皮质激素，如氟米龙滴眼液等。

（3）必要时可选用0.05%环孢素A滴眼液或0.05%他克莫司（FK506）滴眼液，注意观察药物不良反应。

（4）睑缘炎患者若由细菌感染引起可口服多西环素50mg，每天2次，坚持数周或数月，注意观察不良反应，8岁以下儿童、孕妇、哺乳期妇女慎用。

3. 局部护理

（1）睑缘清洁　包括热敷、按摩和擦洗3步。首先用热毛巾热敷眼睑5～10分钟以软化睑板腺分泌物；然后将手指放于眼睑近睑缘皮肤处，边旋转边向睑缘方向按摩推压，以排出分泌物；接着用棉签蘸少许无刺激性的香波或专用药液如硼酸水溶液擦洗局部睑缘和睫毛。

（2）保留泪液　可以选择戴硅胶眼罩、湿房镜、泪点封闭等治疗。

4. 心理护理　对患者适当地进行心理干预，认识长期治疗的重要性，帮助患者树立坚持治疗的信心。

5. 健康指导

（1）注意合理饮食，多吃豆类制品、鱼、牛奶、核桃及水果等，补充必需脂肪酸、乳铁蛋白等。长期使用电脑、在空调环境中时间过长、夜间驾车等瞬目次数减少，泪液蒸发过多，易导致干眼，要积极改善生活和工作环境。

（2）屈光不正患者，要佩戴度数合适和质量好的镜片，佩戴角膜接触镜者避免使用质量低劣的镜片和护理液。

自 测 题

A1/ A2 型题

1. 急性卡他性结膜炎的病原体是（　　）
 A. 病毒　　　　　　B. 细菌
 C. 真菌　　　　　　D. 衣原体
 E. 寄生虫

2. 急性出血性结膜炎的病原体是（　　）
 A. 肠道病毒　　　　B. 腺病毒
 C. 葡萄球菌　　　　D. 衣原体
 E. 立克次体

3. 出现奇痒难忍症状的是（　　）
 A. 红眼病　　　　　B. 春季卡他性结膜炎
 C. 病毒性结膜炎　　D. 沙眼
 E. 脓漏眼

4. 以下选项中对于翼状胬肉描述错误的是（　　）
 A. 通常单眼发病　　B. 呈三角形
 C. 多见于鼻侧　　　D. 与紫外线照射有关
 E. 与风沙、粉尘和刺激有关

A3/A4 型题

（5～7题共用题干）

患者，女，45岁，感双眼轻度眼痒、异物感、较多黏性分泌物1个月。检查：双眼睑结膜肥厚，乳头和滤泡增生并以上穹隆部和睑板上缘显著，睑结膜轻度瘢痕化，上方角膜有垂帘状血管翳。

5. 此患者最可能的诊断为（　　）
 A. 慢性结膜炎　　　B. 滤泡性结膜炎
 C. 过敏性结膜炎　　D. 病毒性结膜炎
 E. 沙眼

6. 此病的病原体为（　　）
 A. 衣原体　　B. 细菌　　C. 病毒
 D. 真菌　　　E. 寄生虫

7. 如病变进展到晚期可能出现的常见并发症中除外下列哪项（　　）
 A. 睑内翻及倒睫　　B. 睑外翻　　C. 上睑下垂
 D. 慢性泪囊炎　　　E. 睑球粘连

（朱跃弟）

第 5 章 角膜疾病患者的护理

> **学习目标**
> 1. 素质目标　树立人文关怀意识，具有敏锐的观察能力及良好的护理职业素养。
> 2. 知识目标　掌握角膜疾病、葡萄膜疾病、视网膜疾病患者的护理评估和护理措施；熟悉角膜疾病、葡萄膜疾病、视网膜疾病患者的治疗要点和健康指导；了解角膜疾病、葡萄膜疾病、视网膜疾病的发病机制。
> 3. 能力目标　具有对角膜疾病、葡萄膜疾病、视网膜疾病患者的护理能力，具备配合医生对角膜疾病、葡萄膜疾病、视网膜疾病患者的并发症防治能力。

案例 5-1

患者，男，58岁，主诉因自行取出右眼角膜木屑后眼痛、流泪、畏光、视物模糊2天入院。查体：右眼视力0.5，左眼视力1.0，右眼结膜混合性充血，结膜囊可见黄绿色脓液，角膜中央可见一直径约4mm的圆形溃疡灶，溃疡表面附着有脓性分泌物，前房可见约2mm积脓；左眼未见异常。初步诊断：右眼细菌性角膜溃疡。目前患者焦躁不安，多次询问是否会失明，担心影响工作及生活。

问题：1. 该患者存在哪些护理问题/医护合作性问题？
　　　2. 作为护士，你可以为该患者提供哪些护理措施？

角膜疾病是我国主要的致盲性眼病之一，主要有炎症、外伤、先天性异常、变性、营养不良和肿瘤等。其中感染性角膜炎最为常见，其致病病原体包括细菌、病毒、真菌、衣原体等。角膜炎病理变化过程可分为以下4期（表5-1）。

表5-1　角膜炎病理变化过程

病程	特点
浸润期	病原体侵袭角膜，引起角膜缘血管充血，随即炎性渗出液及炎症细胞进入，导致病变角膜出现水肿和局限性灰白色浸润灶，如炎症及时被控制，则角膜恢复透明
溃疡形成期	炎症向周围和深层扩张，可致角膜上皮和基质坏死、脱落形成角膜溃疡，甚至角膜穿孔，房水从角膜破孔处涌出。导致虹膜脱出、角膜瘘、眼内感染、眼球萎缩等严重并发症
溃疡消退期	经积极治疗，角膜炎症逐渐消退，溃疡边缘浸润减轻，基质坏死、脱落停止
愈合期	溃疡区上皮再生，由成纤维细胞产生的瘢痕组织修复，留有角膜薄翳、角膜斑翳、角膜白斑，可引起继发性青光眼

第 1 节　细菌性角膜炎患者的护理

（一）概述

细菌性角膜炎（bacterial keratitis）又称细菌性角膜溃疡，是由细菌感染引起的角膜上皮缺损及缺损区下角膜基质坏死的化脓性炎症。常见致病菌有金黄色葡萄球菌、肺炎链球菌、铜绿假单胞菌等，多是角膜外伤或剔除角膜异物后感染所致。此外，倒睫、慢性泪囊炎、佩戴角膜接触镜等可造成角膜对细菌易感性增加；糖尿病、免疫缺陷、营养不良、酗酒等，可降低机体抵抗力而导致发病。

（二）护理评估

1. 健康史 了解患者有无角膜外伤史、角膜异物剔除史、长期佩戴角膜接触镜史；有无倒睫、慢性泪囊炎、糖尿病等病史；有无长期使用免疫抑制剂等药物及用药情况。

2. 身体状况 起病急，有明显的眼痛、异物感、畏光、流泪、眼睑痉挛、视力下降等症状，伴有较多的脓性分泌物。常见体征为眼睑肿胀，睫状充血或混合充血，球结膜水肿。角膜上有黄白色浸润灶，周围组织水肿，很快形成溃疡。毒素渗入前房导致虹膜睫状体炎时，表现为角膜后沉着物、瞳孔缩小、虹膜后粘连及前房积脓。不同致病菌引起的角膜炎具有不同特征。

（1）革兰氏阳性球菌角膜炎 圆形或椭圆形局灶性脓肿，边界清楚。金黄色葡萄球菌、肺炎球菌所致的匐行性角膜溃疡是典型的细菌性角膜溃疡，常伴前房积脓。

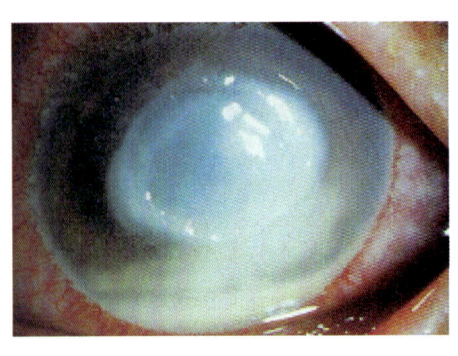

（2）革兰氏阴性球菌角膜炎 以铜绿假单胞菌感染为典型代表。发病急，眼痛剧烈，角膜溃疡浸润灶及分泌物呈黄绿色，前房积脓严重（图5-1）。感染如未控制，可致全眼球炎、角膜坏死穿孔。

3. 心理-社会状况 角膜炎起病急、进展快，严重影响视力，患者对预后不了解等易造成焦虑、恐慌心理，护士应着重评估患者的心理状况及对疾病的认知程度。

4. 辅助检查 角膜溃疡刮片镜检、微生物培养及药物敏感试验有助于进一步诊断和指导临床用药。

图5-1 铜绿假单胞菌性角膜溃疡前房积脓

（三）治疗要点

1. 药物治疗 局部使用抗生素是治疗急性细菌性角膜炎最有效的途径。用药前先行角膜溃疡刮片、细菌培养、药物敏感试验明确敏感抗生素。常选用0.3%氧氟沙星、0.3%妥布霉素滴眼液等治疗；并发虹膜睫状体炎者，可用1%阿托品滴眼液散瞳。

2. 手术治疗 药物治疗无效，即将或已经出现角膜溃疡穿孔，眼球内容物脱出者，可考虑行角膜移植术。

3. 支持疗法 局部使用胶原酶抑制剂如半胱氨酸等抑制溃疡发展。选用维生素C、维生素B_2、维生素A、维生素D等药物促进溃疡愈合。

（四）主要护理诊断/问题

1. 疼痛：眼痛 与角膜炎症刺激有关。

2. 潜在并发症：角膜溃疡、穿孔、眼内炎等。

3. 感知改变：视力障碍 与角膜病变程度及范围有关。

4. 有感染的危险 与角膜炎症扩散有关。

5. 焦虑 与角膜炎病情重，担心预后有关。

6. 知识缺乏：缺乏角膜炎的防治知识。

（五）护理措施

1. 一般护理

（1）嘱患者注意休息，减少眼球活动，必要时遵医嘱使用镇痛药。

（2）可戴有色眼镜或遮盖眼垫，避免光线刺激，保护溃疡面。

（3）做好安全教育及风险防范；患者活动空间避免放置障碍物，嘱患者活动宜缓慢，患者外出或检查时需有人陪同，防止跌倒。

（4）指导患者做好手部卫生及床旁隔离措施；检查、换药、滴眼药时应严格遵循消毒隔离措施，避免交叉感染。接触患者的器械、药物要专人专用。

2. 病情观察　严密监测患者的视力，角膜刺激症状、分泌物及溃疡病灶的变化，并注意观察是否发生角膜穿孔。

3. 用药护理　遵医嘱积极抗感染治疗，急性期每15～30分钟使用敏感抗生素滴眼液滴眼1次，病情控制后，逐渐减少滴眼次数。白天用滴眼液，睡前涂眼药膏；严重者可球结膜下注射抗生素。

4. 对症护理　为预防角膜穿孔，应注意以下几点。

（1）滴药动作轻柔，禁翻转眼睑，勿压迫眼球。

（2）饮食清淡易消化，保持大便通畅，勿用力咳嗽或打喷嚏等，避免腹压升高。

（3）不用手或不洁手帕揉眼。患眼戴眼罩，避免外物撞击。

（4）球结膜下注射时，尽量避开溃疡面，避免同一部位反复穿刺。

（5）角膜后弹力层膨出者，可加压包扎，配合局部及全身应用降眼压药。

（6）遵医嘱使用散瞳剂。

5. 心理护理　及时安慰患者，让患者树立战胜疾病的信心。

6. 健康指导

（1）教会患者正确使用滴眼液和眼药膏的方法。

（2）积极治疗原发疾病，注意保护眼睛，避免角膜外伤，外出戴防护眼镜。

（3）长期佩戴角膜接触镜者，严格按照要求佩戴，如出现眼痛等症状，应及时就医。

*考点：*细菌性角膜炎的护理措施

第2节　真菌性角膜炎患者的护理

（一）概述

真菌性角膜炎（fungal keratitis）是由真菌感染引起的角膜病变。常见致病菌为镰孢菌、弯孢菌、曲霉菌和念珠菌属真菌。真菌性角膜炎常发生于植物性眼外伤，尤其是农作物。随着广谱抗生素和糖皮质激素的广泛应用，其发病率不断升高，致盲率极高。

（二）护理评估

1. 健康史　了解患者有无植物划伤角膜史（如稻麦或树枝划伤角膜等）；有无长期应用广谱抗生素和糖皮质激素药物史。

2. 身体状况

（1）症状　轻度畏光、流泪、视力下降，病程进展相对缓慢，自觉症状较轻。

（2）体征　体征较重，眼部充血明显，角膜病灶呈白色或灰白色，表面微隆起，外观干燥而欠光滑，似牙膏样或苔垢样（图5-2）。有时在角膜病灶旁可见"伪足""卫星灶""免疫环"浸润病灶，角膜后有斑块状沉着物。前房积脓为灰白色的黏稠脓液。由于真菌穿透力强，易发生眼内炎。

3. 心理-社会状况　真菌性角膜炎病程长，患者易产生焦虑、悲观心理，护士应评估患者的心理状况，了解其对本病的认知程度。

4. 辅助检查　角膜溃疡刮片、培养检查找到真菌菌丝可确

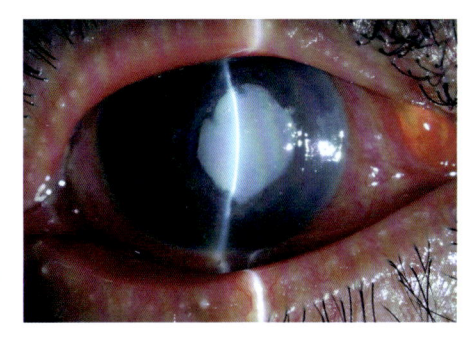

图5-2　真菌性角膜溃疡

诊。角膜共聚焦显微镜检查，可直接发现病灶内的真菌病原体。

（三）治疗要点

1. 药物治疗　以抗真菌药物治疗为主。常用局部抗真菌滴眼液有0.25%两性霉素B、0.5%咪康唑、5%那他霉素滴眼液。病情严重者，可口服伊曲康唑或静脉滴注0.2%咪康唑100mg。并发虹膜睫状体炎者，可用1%阿托品滴眼液散瞳。禁用糖皮质激素。临床治愈后仍要坚持用药一段时间，以防复发。

2. 手术治疗　药物治疗无效，对于濒临或已经出现角膜溃疡穿孔者，可行角膜移植术。

（四）主要护理诊断/问题

参考细菌性角膜炎的主要护理诊断/问题。详见本章第1节有关内容。

（五）护理措施

参考细菌性角膜炎的护理措施。详见本章第1节有关内容。

第3节　单纯疱疹病毒性角膜炎患者的护理

（一）概述

单纯疱疹病毒性角膜炎（herpes simplex keratitis，HSK）是由单纯疱疹病毒（HSV）所致的、严重的感染性角膜病，居角膜病致盲首位。

大多数HSK由HSV-1型引起，少数由HSV-2型引起。当机体抵抗力下降时，潜伏的病毒激活，可沿三叉神经至角膜组织，引起单纯疱疹病毒性角膜炎。

（二）护理评估

1. 健康史　了解患者发病前有无上呼吸道感染或其他病史或特定诱因。

2. 身体状况

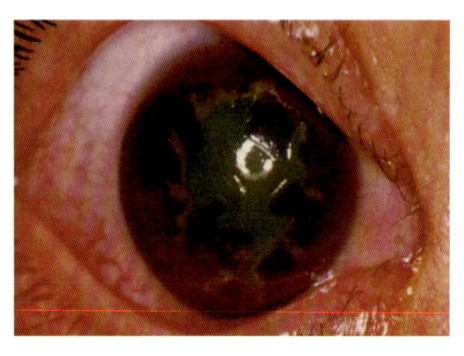

图5-3　荧光素钠染色（+）地图状角膜溃疡

（1）原发感染　常见于幼儿，可有全身发热、耳前淋巴结肿大、唇部或皮肤疱疹的全身表现；眼部可出现急性滤泡性结膜炎或假膜性结膜炎、眼睑皮肤疱疹，角膜病变呈树枝状或地图状（图5-3）。病程具有自限性。

（2）复发感染　机体免疫力下降如熬夜、过度疲劳、饮酒、发热、月经期等，可使单纯疱疹病毒感染复发，多为单眼，也有4%～6%为双眼发病。常表现为眼痛、畏光、流泪、眼睑痉挛、视力下降。病变区角膜知觉减退，早期患者自觉症状轻，易耽误就诊时机。

3. 心理-社会状况　HSK易复发且病程持续时间长，患者易焦虑。护士应评估患者的心理状况，了解该病对患者的影响及患者对疾病的认知程度。

4. 辅助检查　角膜上皮刮片可见多核巨细胞或细胞核内包涵体、角膜病灶分离到单纯疱疹病毒；血清学病毒抗体滴度测定等有助于病原学诊断。

（三）治疗要点

1. 清除病灶　树枝状角膜炎可刮除病灶区上皮，减少病毒蔓延。

2. 药物治疗　局部用抗病毒滴眼液和眼药膏，常用的有0.15%更昔洛韦滴眼液或眼膏、0.1%阿昔洛韦滴眼液、3%阿昔洛韦眼膏等。病情严重、多次反复者，全身使用抗病毒药，用药时注意监测肝、肾功能。并发虹膜睫状体炎时，使用阿托品滴眼液或眼膏散瞳。

3. 手术治疗 已有角膜穿孔者，可在病变静止期行治疗性角膜移植术。

4. 减少复发 控制诱发因素，稳定期持续口服阿昔洛韦1~2年以减少复发。

（四）主要护理诊断/问题

参考细菌性角膜炎的主要护理诊断/问题。详见本章第1节有关内容。

（五）护理措施

参考细菌性角膜炎的护理措施。详见本章第1节有关内容。

三种类型角膜炎的鉴别，见表5-2。

表5-2 三种类型角膜炎的鉴别

比较项	细菌性角膜炎	真菌性角膜炎	单纯疱疹病毒性角膜炎
起病	急	缓慢	慢，反复发作，致盲率第一
诱因	角膜外伤、异物伤	植物性外伤史	抵抗力低下
分泌物性状	多，脓性	少，泡沫样、糨糊样	少，水样
溃疡形态	呈圆形，表面不光滑	不规则、干燥、欠光滑、牙膏样或苔垢样，可见"免疫环""伪足"或"卫星灶"等	树枝状或地图状病灶、表面干净
治疗要点	抗生素治疗	抗真菌治疗	抗病毒治疗

考点：三种类型角膜炎的鉴别要点

自 测 题

A1/A2型题

1. 治疗真菌性角膜炎的最主要药物是（   ）
   A. 氧氟沙星滴眼液　　　　B. 两性霉素滴眼液
   C. 庆大霉素滴眼液　　　　D. 更昔洛韦滴眼液
   E. 氯霉素滴眼液

2. 下列疾病中致盲率占首位的是（   ）
   A. 单纯疱疹病毒性角膜炎　B. 细菌性结膜炎
   C. 细菌性角膜炎　　　　　D. 淋菌性角膜炎
   E. 真菌性角膜炎

（毛孟婷）

第6章
葡萄膜炎、玻璃体疾病、视网膜疾病患者的护理

> **学习目标**
> 1. 素质目标　树立人文关怀意识，具有敏锐的观察能力和良好的护理职业素养。
> 2. 知识目标　掌握葡萄膜炎、玻璃体疾病和视网膜疾病患者的护理评估和护理措施；熟悉葡萄膜炎、玻璃体疾病和视网膜疾病患者的治疗要点和健康指导；了解葡萄膜炎、玻璃体疾病和视网膜疾病的发病机制。
> 3. 能力目标　具有对葡萄膜炎、玻璃体疾病和视网膜疾病患者的护理能力，具备配合医生对葡萄膜炎、玻璃体疾病和视网膜疾病患者并发症进行防治的能力。

第1节　葡萄膜炎患者的护理

（一）概述

葡萄膜炎（uveitis）是一种由多种原因引起的发生在葡萄膜、视网膜、视网膜血管和玻璃体的炎症，为眼科常见疾病，多发生于青壮年，常反复发作，是一类常见且重要的致盲性眼病。葡萄膜炎按其发病部位分为前葡萄膜炎（包括虹膜炎、虹膜睫状体炎和前部睫状体炎）、中间葡萄膜炎、后葡萄膜炎和全葡萄膜炎。本节重点阐述急性虹膜睫状体炎。

1. 感染因素　葡萄膜炎是细菌、病毒、真菌、寄生虫、立克次体等感染所致。

2. 自身免疫性因素　当机体免疫紊乱时，正常眼组织中的抗原被免疫系统所识别，引起免疫反应，导致葡萄膜炎。

3. 创伤及理化因素　主要通过激活花生四烯酸代谢产物而引起葡萄膜炎。

4. 免疫遗传机制　已发现多种类型的葡萄膜炎与特定的人类白细胞抗原（HLA）相关。

（二）护理评估

1. 健康史　了解患者的发病时间，有无反复发作和全身相关性疾病，如风湿性疾病、结核病、强直性脊柱炎、溃疡性结肠炎等。

2. 身体状况

（1）症状　眼痛、畏光、流泪和视力下降。

（2）体征　①睫状充血或混合性充血，为急性虹膜睫状体炎重要体征。②角膜后沉着物（KP）：指炎症细胞或色素沉积于角膜后表面。③前房闪辉，由于血-房水屏障功能被破坏，蛋白质进入房水所致，裂隙灯检查时表现为前房内白色光束。④虹膜水肿，纹理不清，并有虹膜粘连、虹膜膨隆等改变。⑤瞳孔缩小，光反射迟钝或消失，散瞳后，虹膜后粘连不能完全拉开，出现多种形状的瞳孔外观。⑥晶状体前表面可遗留环形色素。⑦玻璃体及眼后段偶尔出现反应性囊样黄斑水肿或视盘水肿。

考点：葡萄膜炎的临床症状及体征

3. 心理-社会状况　葡萄膜炎反复发作，患者易产生焦虑情绪，护士应评估患者的心理状况及对本病的认知程度。

4. 辅助检查 可行血常规、红细胞沉降率（血沉）、HLA-B27抗原（人类白细胞抗原）分型等检查。对怀疑病原体感染者，进行相应病原学检查。

（三）治疗要点

1. 散瞳 是治疗急性虹膜睫状体炎的首要措施。目的是防止和拉开虹膜后粘连，解除睫状肌、瞳孔括约肌的痉挛，缓解患者的痛苦，促进炎症消退，避免并发症。

2. 糖皮质激素 具有抗炎、抗过敏的作用，同时还能抑制炎症介质的释放。常用0.1%醋酸地塞米松、醋酸泼尼松龙滴眼液等，病情严重者可口服或静脉使用糖皮质激素。应注意观察其副作用并及时处理。

3. 非甾体抗炎药 能抑制花生四烯酸代谢产物引起的炎症反应，常用吲哚美辛和双氯芬酸钠等。

4. 免疫抑制剂 常用环孢素、环磷酰胺等治疗由免疫因素引起的炎症。

（四）主要护理诊断/问题

1. 疼痛：眼痛 与睫状神经受到刺激有关。

2. 感知改变：视力障碍 与角膜后沉着物、视网膜渗出及并发性白内障、继发性青光眼等有关。

3. 焦虑 与疾病反复发作、双眼视功能障碍有关。

4. 潜在并发症：白内障、继发性青光眼、低眼压和眼球萎缩等。

5. 知识缺乏：缺乏本病相关防治知识。

（五）护理措施

1. 一般护理 观察患者疼痛反应，给予支持与安慰，指导患者放松技巧。指导患者热敷，3次/天，每次10～15分钟，促进血液循环，镇痛并减轻炎症反应。

2. 用药护理

（1）滴散瞳药后，压迫内眦2～3分钟，以减少药物经鼻腔黏膜吸收而引起中毒反应。注意用药浓度，如出现口干、烦躁不安、胡言乱语等中毒表现，应告知医生并立即停药。嘱患者多喝水，卧床休息，注意保暖，静脉补液。

（2）使用糖皮质激素时应注意观察其副作用并及时处理。

（3）注意免疫抑制剂的不良反应，定期监测血常规、尿常规、生化检查。

3. 心理护理 关心体贴患者，多给予鼓励，鼓励患者积极配合治疗。

4. 健康指导

（1）本病易复发，嘱患者适当锻炼身体，增强体质，戒烟，注意保暖，预防感冒，避免劳累，饮食清淡。

（2）指导患者按时、按量规律用药，定期复查。

（3）散瞳期间外出佩戴墨镜，避免强光刺激。

第2节 玻璃体疾病患者的护理

（一）概述

玻璃体是一种透明的胶质体，主要成分约99%是水，由胶原纤维支架和交织在其中的透明质酸组成。玻璃体本身无血管，其基本病理改变是玻璃体中的透明质酸分解、胶原纤维支架塌陷、水分析出，凝胶状态的玻璃体凝缩液化引起的一系列病变。

1. 玻璃体液化（liquefaction of vitreous） 是指呈凝胶状态的玻璃体逐渐脱水、收缩，发生凝缩变性而成为溶胶状态。玻璃体液化除常见于高度近视的老年人，也可发生于眼外伤、长期眼内炎症、玻璃体积血、无晶状体眼等情况。

2. 玻璃体后脱离（posterior vitreous detachment） 是指玻璃体后极部与视网膜的分离，通常在玻璃体液化的基础上发生。常发于老年人、近视眼或眼外伤，因玻璃体退缩而形成。

由玻璃体中央部分液化形成小的含水腔隙，液化范围逐渐扩大融合成较大的空隙。因囊腔外周的玻璃体皮质逐渐向中心塌陷，或因囊腔外周皮质变性穿孔，液化的玻璃体进入玻璃体下腔，从而使玻璃体与视网膜发生分离。

3. 玻璃体积血（vitreous hemorrhage） 是指由视网膜、葡萄膜血管破裂出血进入玻璃体腔内。其发病原因如下。

（1）全身病变引起 如糖尿病性视网膜病变是最常见原因，还包括高血压性视网膜病变、血液病及蛛网膜下腔出血等。

（2）眼病引起 如视网膜裂孔和视网膜脱离、视网膜静脉周围炎、渗出性视网膜病变、黄斑部视网膜下出血、视网膜中央静脉阻塞、眼内肿瘤、早产儿玻璃体视网膜病变等。

（3）眼外伤或眼部手术。

考点：玻璃体积血最常见原因

（二）护理评估

1. 健康史 询问患者有无高度近视、视网膜血管性疾病，以及糖尿病和高血压等全身疾病病史。

2. 身体状况

（1）玻璃体液化 眼前有点状、线状、膜状等漂浮物称为飞蚊症，严重者出现黑影飘动，明显的玻璃体混浊可影响视力。如玻璃体对视网膜构成牵拉，患者眼前可有随眼球转动的闪光现象。裂隙灯或检眼镜检查可见玻璃体后界面呈破碎漂浮的云絮状混浊。

考点：玻璃体液化的临床表现

（2）玻璃体后脱离 由于玻璃体与视乳头边缘紧密粘连，分离后在视网膜前出现一个如视乳头大小的环形混浊物（Weiss环）。严重者可造成视网膜裂孔和（或）视网膜脱离，造成视力下降、视野缺损。

（3）玻璃体积血 轻者眼部出现飞蚊症状或不同程度视力障碍，严重者视力仅存手动或光感。裂隙灯下玻璃体内可见红色血凝块或棕色尘状混浊。积血形成的机化物条索可导致牵拉性视网膜脱离或青光眼等。

3. 心理-社会状况 轻度的玻璃体病变对患者视力影响不大，心理问题不突出。如果病情较重，玻璃体大量积血或视网膜脱离，视力障碍影响明显时患者会产生紧张或焦虑的心理。

4. 辅助检查 检眼镜检查，眼部B超检查。了解玻璃体病变程度，排除眼内肿瘤。

（三）治疗要点

查找病因，积极治疗原发眼病。玻璃体液化及玻璃体后脱离定期复查，如出现视网膜裂孔或脱离应尽早手术治疗。单纯玻璃体积血经3～6个月治疗仍未吸收，或合并视网膜脱离者应尽早行玻璃体切割术。

（四）主要护理诊断/问题

1. 感知改变：视野缺损 与玻璃体积血有关。

2. 知识缺乏： 缺乏玻璃体病变的防治知识。

3. 潜在并发症： 视网膜裂孔、视网膜脱离。

（五）护理措施

1. 一般护理 完善相关检查。玻璃体积血者，取半卧位，闭眼休息，尽量限制眼球运动，以减少继续出血，卧床期间协助患者做好生活护理。

2. 心理护理 告知患者视野缺损的原因，视野缺损可逐渐适应，缓解患者紧张心理。讲述玻璃体疾病的相关知识和预后，帮助患者树立战胜疾病的信心。

3. 健康指导

（1）进食易消化、富含维生素饮食，多吃蔬菜和水果，避免便秘。

（2）避免剧烈运动、重体力劳动，减少活动，特别是减少头部大幅度、快速的运动，以免过度牵拉视网膜导致视网膜裂孔及脱离。

（3）观察视力情况，定期门诊随访。

> 考点：玻璃体疾病的健康指导

第3节 视网膜疾病患者的护理

一、视网膜动脉阻塞患者的护理

（一）概述

视网膜动脉阻塞（retinal artery obstruction，RAO）是指视网膜动脉受阻，导致视网膜缺血、缺氧，视力严重减退和（或）视野扇形缺损，视网膜组织呈灰白色水肿，动脉血管变细的严重眼病。

视网膜动脉阻塞是由血管壁受损、动脉硬化、血管痉挛、栓子栓塞、血管外部的压迫所致。多发生于高血压、糖尿病、心脏病、动脉粥样硬化等人群。

（二）护理评估

1. 健康史 了解患者的年龄，有无高血压、心脏病、糖尿病、颈动脉粥样硬化等病史；了解其发病诱因、发病时间、起病急缓及治疗经过等。

2. 身体状况

（1）视网膜中央动脉阻塞 表现为突发一眼无痛性视力下降；部分患者发病前有阵发性黑矇。瞳孔散大，直接对光反射消失或极度迟缓，而间接对光反射存在。眼底典型表现为后极部视网膜灰白色水肿，黄斑区可透见脉络膜红色背景，呈樱桃红斑（图6-1）。

> 考点：视网膜中央动脉阻塞的临床特点

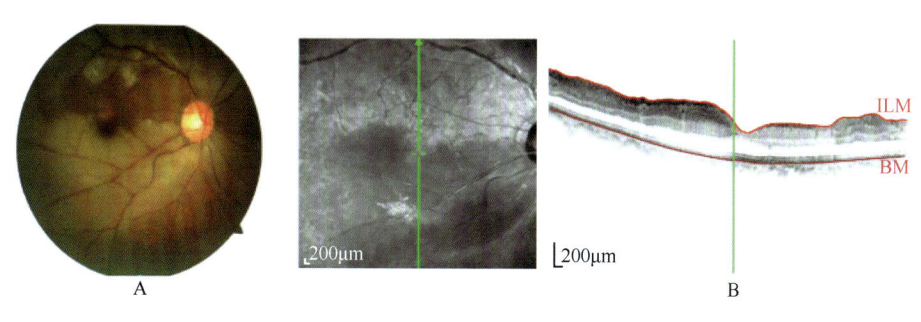

图6-1 视网膜中央动脉阻塞
A. 眼底照相；B. 黄斑OCT
ILM. 内界膜；BM. 布鲁赫膜

（2）视网膜分支动脉阻塞 表现为视野某一区域突然出现遮挡，视力下降。受累动脉供血区视网膜呈灰白色水肿，阻塞动脉变细，有时可见栓塞部位。

3. 心理-社会状况 患者视力突然丧失或视野缺损，尤其短时间内视力恢复不明显者，会出现严重的恐惧心理。应评估患者的性格特征、情绪变化、文化程度和对疾病的认知状况。

4. 辅助检查 眼底荧光素血管造影可显示视网膜阻塞分支动脉充盈时间明显延长，视网膜循环时间延长，动、静脉血流变细。视野检查提示病变范围及程度。

（三）治疗要点

迅速扩张血管，降低眼压，改善微循环，溶解栓子，同时积极治疗原发病。

（四）主要护理诊断/问题

1. 恐惧 与视力突然丧失有关。

2. 感知改变：视力障碍 与视网膜动脉阻塞有关。

3. 有受伤的危险 与视力突然下降有关。

4. 知识缺乏：缺乏本病相关防护知识。

（五）护理措施

1. 用药护理

（1）血管扩张剂 立即吸入亚硝酸异戊酯或舌下含服硝酸甘油片，勿吞服，3分钟内不饮水、进食。用药期间注意观察血压及药物副作用。

（2）溶栓剂 对疑有血栓形成或纤维蛋白原增高的患者应用溶栓剂，如静脉滴注尿激酶。

（3）全身应用抗凝剂 如口服阿司匹林等。

（4）改善微循环药物 静脉滴注低分子右旋糖酐、丹参等。

2. 对症护理

（1）立即吸氧，以增加脉络膜毛细血管血氧含量。

（2）进行前房穿刺、眼球按摩等降低眼压。

3. 心理护理 做好心理疏导，讲解本病相关知识，消除患者恐惧心理，使其积极配合治疗。

4. 健康指导

（1）讲解本病特点，教会患者预防和自救知识。

（2）指导患者积极治疗高血压等原发病，避免精神压力过大、劳累等。

（3）定期监测血压，做好防跌倒措施。

二、视网膜静脉阻塞患者的护理

（一）概述

视网膜静脉阻塞（retinal vein obstruction，RVO）是指视网膜血管异常、血液成分改变或血流动力学异常因素引起的静脉扩张迂曲，沿静脉分布区域的视网膜出血、水肿和渗出为主要表现的眼底血管病。临床上根据阻塞部位不同，分为视网膜中央静脉阻塞和视网膜分支静脉阻塞。多为单眼发病，左右眼发病无差别。

病因较复杂，与血管壁内皮受损、血液黏稠度和血流动力学异常有密切关系。

（二）护理评估

1. 健康史 了解患者有无高血压、动脉粥样硬化等病史；有无劳累、情绪激动、嗜酒等发病诱因。

2. 身体状况

（1）视网膜中央静脉阻塞 可分为轻型（非缺血型）和重型（缺血型）两种类型。主要表现为突然出现不同程度的视力减退。视力损害的程度依据黄斑区出血及囊样水肿的程度而不同，一般视力损害较严重。眼底表现为视网膜静脉迂曲，并有火焰状出血（图6-2）。视网膜静脉管壁的渗漏引起视网膜水肿，病程久者可见一些黄白色硬性脂质渗出及囊样黄斑水肿。

考点：视网膜中央静脉阻塞的临床特点

（2）视网膜分支静脉阻塞 主要表现为视力不同程度下降。阻塞点远端视网膜静脉扩张、迂曲，出现视网膜水肿，有时可见棉絮斑；黄斑区常发生管壁渗漏，引起阻塞侧的囊样黄斑水肿。反复出血易进入玻璃体，造成牵拉性视网膜脱离。

3. 心理-社会状况 本病病程长，视力下降明显，患者易产生焦虑心理，应注意评估患者的情绪及对本病的认知程度。

4. 辅助检查 荧光素眼底血管造影显示静脉充盈时间延长，管壁渗漏，毛细血管迂曲扩张，部分可出现大量毛细血管无灌注区。视网膜电图检查可提示预后情况。血液检查可协助分析病因。视野检查提示病变范围和程度。

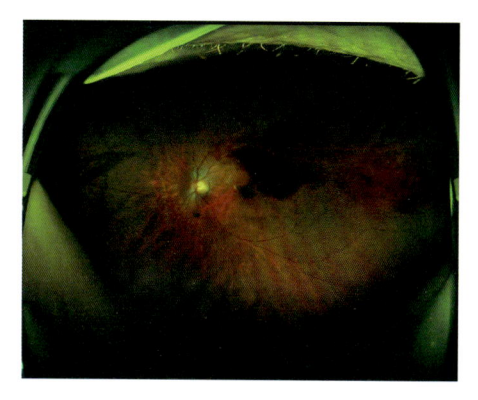

图6-2 视网膜中央静脉阻塞火焰状出血

（三）治疗要点

采用综合治疗，如病因治疗、抗血栓治疗及对症治疗等。眼部治疗主要在于预防和治疗并发症。黄斑水肿者，可玻璃体内注射抗血管内皮生长因子；还可通过激光光凝术，防止新生血管性青光眼。玻璃体积血者可行玻璃体切割术。

（四）主要护理诊断/问题

1. 感知改变：视力障碍 与视网膜出血、渗出等有关。
2. 焦虑 与视力下降、预后不良有关。
3. 知识缺乏： 缺乏本病相关防护知识。

（五）护理措施

1. 一般护理 注意低盐、低脂肪、低胆固醇、清淡、易消化饮食。
2. 用药护理 遵医嘱用药，注意溶栓抗凝治疗的副作用，监测血纤维蛋白原和凝血酶原的时间。
3. 心理护理 做好心理疏导，增强患者战胜疾病的信心。
4. 健康指导
（1）嘱患者定期检查血压、眼底及视力等，以便及早发现问题、及时治疗。
（2）保持情绪稳定，避免劳累，睡眠充足。

三、视网膜脱离患者的护理

（一）概述

视网膜脱离（retinal detachment，RD）是指视网膜神经上皮层与色素上皮层之间发生分离，可分为孔源性（原发性）、牵拉性和渗出性（继发性）。多见于高度近视眼、眼外伤、老年人、无晶状体眼者及脉络膜视网膜炎患者。

孔源性视网膜脱离发生在视网膜裂孔形成的基础上，液化的玻璃体经此裂孔进入视网膜神经上皮层与色素上皮层之间，从而导致视网膜脱离。牵拉性视网膜脱离是因眼底其他病变导致视网膜出血，形成机化膜牵拉视网膜而脱离。渗出性视网膜脱离是由脉络膜渗出所致的视网膜脱离。

（二）护理评估

1. 健康史 评估患者的年龄，有无高度近视、有无晶状体眼和眼部外伤史；有无全身疾病，如恶性高血压、肾炎、妊娠期高血压疾病、糖尿病等；了解患者有无葡萄膜炎、玻璃体积血等。

2. 身体状况
（1）症状 初发时有飞蚊症、闪光感及黑影飘动，若黄斑受累则视力明显减退，出现视野缺损。
（2）体征 眼底可见脱离部分的视网膜失去正常红色反光而呈灰白色隆起，大范围的视网膜脱离区呈波浪状起伏不平，孔源性视网膜脱离在脱离区可见马蹄形或圆形裂孔（图6-3）。

3. 心理-社会状况 因视网膜脱离症状重、预后不确定，患者易焦虑、悲观。应注意评估患者年龄、心理状况、受教育程度、经济状况及对疾病认知程度。

4. 辅助检查 超广角眼底检查和眼科B超有助于协助诊断；散瞳后间接检眼镜或三面镜检查，常可发现裂孔。

（三）治疗要点

封闭裂孔，缓解或消除玻璃体牵拉。孔源性视网膜脱离应尽早手术。牵拉性视网膜脱离累及黄斑需行玻璃体切割手术。

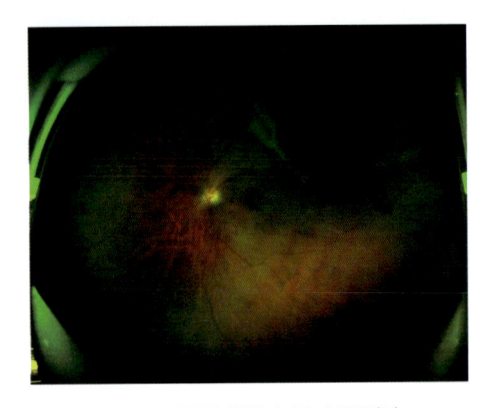

图6-3 视网膜脱离马蹄形裂孔

渗出性视网膜脱离需积极治疗原发病。

（四）主要护理诊断/问题

1. 感知改变：视力障碍 与视网膜脱离有关。

2. 舒适度减弱 与卧床体位、双眼包盖等因素有关。

3. 知识缺乏：缺乏疾病的防治及围手术期护理相关知识。

4. 焦虑 与视力下降担心治疗效果有关。

（五）护理措施

1. 对症护理

（1）术后至少继续散瞳1个月。如出现眼痛、恶心、呕吐，可能为眼压升高所致，应报告医生并查明原因，对症处理。

（2）指导俯卧位的患者正确变换体位的方法。给予肢体、颈、背部按摩，以减轻不适感。

2. 手术护理

（1）术前护理 术眼充分散瞳，详查脱离区及裂孔大小、范围；做好术前常规护理；患者安静卧床休息，根据视网膜脱离区或裂孔位置采取不同体位，如裂孔位于鼻侧，取健眼侧侧卧，如裂孔位于颞侧，则向患眼侧侧卧，使裂孔位于最低位；加强心理护理，使患者消除紧张、焦虑情绪。

（2）术后护理 包盖双眼，安静卧床休息1周；协助患者取正确卧位，玻璃体腔内注气或填充硅油者，应保持裂孔位于最高位。嘱患者勿高声谈笑，勿过度晃动头部。监测患眼视力、眼压，观察患眼敷料是否干燥，有无渗液。

考点：视网膜脱离手术术前和术后体位的要求

3. 心理护理 鼓励患者配合治疗，帮助患者树立战胜疾病的信心。

4. 健康指导

（1）指导患者正确卧位，并告知正确卧位的重要性。

（2）恢复期内避免用力咳嗽、排便、剧烈活动或重体力劳动等，预防视网膜再脱离。

（3）玻璃体腔内注气者，在气体未完全吸收前禁止坐飞机，术后不得到高海拔地区，以免眼压升高。

（4）嘱患者定期复查，如有异常，随时就诊。

四、糖尿病性视网膜病变患者的护理

（一）概述

糖尿病性视网膜病变（diabetic retinopathy，DR）是指由糖尿病引起的以视网膜微血管损害为特征的慢性进行性视力损害的眼病。

糖尿病主要损害视网膜微血管，使视网膜毛细血管内皮细胞受损发生渗漏，导致视网膜水肿及视网膜小点状出血；进一步损害可形成微动脉瘤。视网膜长期水肿，易致囊样黄斑水肿。

（二）护理评估

1. 健康史 评估患者糖尿病的发病时间、用药情况、血糖控制情况，是否合并糖尿病其他并发症。

2. 身体状况 多数患者除有多饮、多食、多尿和体重下降外，还表现为不同程度的视力障碍、视物变形、眼前黑影飘动及视野缺损，最终导致失明。视网膜病变表现为微血管瘤、视网膜出血、新生血管、增生性玻璃体视网膜病变及牵拉性视网膜脱离等。

按照糖尿病性视网膜病变的发展阶段和严重程度，临床分为非增生型和增生型。糖尿病性视网膜病变临床分期，见表6-1。

表6-1 糖尿病性视网膜病变临床分期

类型	分期	眼底表现
非增生型糖尿病性视网膜病变	Ⅰ期（轻度非增生期）	仅有毛细血管瘤样膨出改变
	Ⅱ期（中度非增生期）	介于轻度到重度之间的视网膜病变，可合并视网膜出血、硬性渗出/棉絮斑
	Ⅲ期（重度非增生期）	每象限视网膜内出血≥20个出血点，或者至少2个象限已有明确的静脉串珠样改变，或者至少1个象限视网膜内微血管异常，无明显特征的增生型DR
增生型糖尿病性视网膜病变	Ⅳ期（增生早期）	出现视网膜新生血管或者视盘新生血管，当视盘新生血管>1/4~1/3视盘直径或视网膜新生血管>1/2视盘直径，或伴视网膜前出血或玻璃体积血时称"高危增生型"
	Ⅴ期（纤维增生期）	出现纤维膜，可伴视网膜前出血或玻璃体积血
	Ⅵ期（增生晚期）	牵拉性视网膜脱离，合并纤维膜，可合并或不合并玻璃体积血，也包括虹膜和房角的新生血管

3. 心理-社会状况 糖尿病性视网膜病变晚期严重影响视力，甚至导致失明，患者易产生严重焦虑心理，应着重评估其情绪状态、生活习惯、经济状况及对疾病认知程度等。

4. 辅助检查 荧光素眼底血管造影有助于诊断和判断眼底病变的严重程度。

（三）治疗要点

1. 积极治疗原发病，严格控制血糖，定期检查眼底。
2. 应用药物治疗改善微循环。
3. 严重者行全视网膜光凝术、玻璃体内注射药物及玻璃体切割术。

（四）主要护理诊断/问题

1. 有跌倒的危险 与视力下降甚至失明有关。

2. 焦虑 与视力下降担心治疗效果有关。

3. 知识缺乏：缺乏本病相关防护知识。

（五）护理措施

1. 一般护理 房间光线充足，保持地面干燥，物品放置妥当，患者裤腿不宜过长等。患者坚持糖尿病饮食，禁烟酒，勿食辛辣刺激性食物。

2. 用药护理 遵医嘱按时用药。

3. 心理护理 关心鼓励患者，增强患者对疾病治愈的信心。

4. 健康指导

（1）指导患者控制好血糖，遵医嘱用药，定期复查，检查眼底变化。

（2）如出现眼痛、头痛、虹视、视力突然下降，可能发生新生血管性青光眼，应及时就诊。

（3）勿剧烈运动，保持充足睡眠，保持情绪稳定。

自 测 题

A1/A2型题

1. 治疗急性虹膜睫状体炎的关键是（　　）
   A. 热敷　　　　　　B. 抗生素
   C. 散瞳　　　　　　D. 病因治疗
   E. 糖皮质激素

2. 视网膜中央动脉阻塞的表现是（　　）
   A. 视野某一区域视力丧失
   B. 无痛性渐进性视力下降
   C. 渐进性视力下降伴眼痛
   D. 突然发生一眼完全性失明伴眼痛
   E. 突然发生一眼无痛性视力下降

3. 玻璃体积血最常见的病因为（　　）
   A. 高度近视　　　　B. 眼外伤
   C. 高血压性视网膜病变　D. 眼肿瘤
   E. 糖尿病性视网膜病变

4. 下列关于虹膜睫状体炎说法错误的是（　　）
   A. 出现睫状充血或混合性充血
   B. 角膜后沉着物
   C. 虹膜水肿，纹理不清
   D. 瞳孔散大，对光反射迟钝或消失
   E. 有眼痛、畏光、流泪的症状

A3/A4型题

（5、6题共用题干）

李先生，56岁，因高度近视突发视网膜脱离，眼底检查在右眼颞侧锯齿缘发现一圆形裂孔，拟行玻璃体腔内注气手术。

5. 该患者术前应采取的体位为（　　）
   A. 仰卧位　　　　　B. 俯卧位
   C. 半卧位　　　　　D. 左侧卧位
   E. 右侧卧位

6. 行玻璃体腔内注气手术后，应采取的体位是（　　）
   A. 半卧位　　　　　B. 仰卧位
   C. 自由体位　　　　D. 左侧卧位
   E. 头低足高位

（黄沁园　毛孟婷）

第7章

青光眼、白内障患者的护理

> **学习目标**
> 1. 素质目标　树立"以人的健康为中心"的现代护理理念。
> 2. 知识目标　掌握青光眼、白内障患者的护理评估和护理措施；熟悉青光眼、白内障的病因；了解青光眼、白内障患者的治疗方法。
> 3. 能力目标　具有对青光眼、白内障患者的护理能力，具备配合医生对青光眼、白内障患者并发症的防治能力。

眼球内容物包括房水、晶状体和玻璃体，包括由房水循环障碍、晶状体及玻璃体病变造成眼部疼痛不适、视力障碍甚至失明等一系列疾病，其中以各类型青光眼、白内障最常见。

第1节　青光眼患者的护理

青光眼（glaucoma）是因眼压异常升高，引起视功能减退和眼组织损害，表现为视乳头凹陷性萎缩、视野缺损为特征的眼病。青光眼是不可逆的致盲性眼病，早发现、早诊断、早治疗可防止视力进一步损害。

眼压是眼球内容物对眼球壁的侧压力，亦称眼内压（intraocular pressure）。正常人眼压平均值为16mmHg（1mmHg = 0.133kPa），标准差为3mmHg，统计学上以10～21mmHg作为正常眼压范围。正常眼压具有双眼对称、昼夜压力相对稳定等特点，即正常双眼眼压差不应＞5mmHg，24小时眼压波动范围不应＞8mmHg。眼压升高及不稳定是引起视神经及视野损害的重要因素。眼压对视神经的影响有较大的个体差异：临床上，部分患者的眼压已超过统计学的正常范围，但长期随访观察未发现视神经损害和视野缺损，称为高眼压症；部分患者眼压在正常范围内，但已出现青光眼典型的视神经萎缩和视野缺损，称为正常眼压性青光眼。因此，仅有眼压增高不能诊断青光眼，眼压正常也不能排除青光眼可能。

考点： 正常眼压及范围

正常眼压对维持正常视功能起着重要作用。眼压的稳定性主要通过房水的产生与排出之间的动态平衡来维持。若房水的产生量正常，循环受阻，可引起眼压升高；若房水产生量异常增多，循环正常，亦可引起眼压升高。青光眼的治疗和护理需遵循眼压动态平衡的规律，以达到降低眼压、保护视功能的目的。

根据前房角形态、病因及发病年龄3个主要因素，可将青光眼分为原发性青光眼和先天性青光眼两大类。原发性青光眼根据眼压升高时前房角的关闭或开放状态，又分为闭角型青光眼和开角型青光眼；原发性闭角型青光眼又可分为急性和慢性闭角型青光眼两个类型。先天性青光眼又分为婴幼儿型青光眼、青少年型青光眼和伴有其他先天异常的青光眼。

一、原发性青光眼患者的护理

案例 7-1

患者，女，62岁。因"右眼胀痛伴同侧头痛、恶心呕吐1天"入院。昨天下午4点因家庭矛盾情绪激动而出现一过性眼胀、头痛，稍后自行缓解。夜间烦躁不安难以入睡，11点左右右眼突发剧烈胀痛，伴同侧头痛，呕吐胃内容物1次，强忍疼痛未就诊。次日起床后发现上述症状加重，视物模糊，遂急诊入院。专科检查：右眼视力光感，角膜水肿，前房变浅，瞳孔直径6mm，眼压50mmHg，初诊：右眼急性闭角型青光眼急性发作期。

问题：1. 急性闭角型青光眼发作的常见诱因有哪些？
2. 青光眼的治疗原则是什么？
3. 针对首要护理问题的护理要点是什么？
4. 怎么对急性闭角型青光眼患者进行健康指导？

（一）急性闭角型青光眼

1. 概述 急性闭角型青光眼是一种以眼压急剧升高并伴有视神经损伤、视功能改变等症状和体征，以眼前段组织改变为特征的眼病。为眼科急症，多见于50岁以上女性，男女发病比例约为1：2，双眼同时或先后发病。

病因尚未充分阐明，主要为瞳孔阻滞、眼前段组织改变造成，如眼轴短、前房浅、房角窄、睫状体前顶、晶状体膨隆和（或）前移等（图7-1），或周边部虹膜机械性堵塞前房角，阻断房水的排出而致眼压急剧升高（图7-2）。小梁网和Schlemm管等房水排出系统功能多无异常。常见诱因有情绪激动、暗室停留时间过长、局部或全身应用抗胆碱类药物、长时间阅读、疲劳和疼痛等，导致瞳孔散大、周边虹膜松弛堵塞房角，从而诱发急性闭角型青光眼。

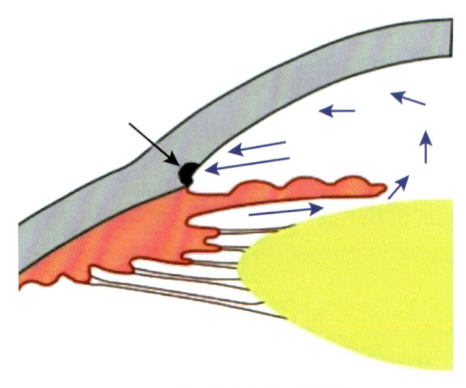

图7-1 房水排出机制模式图
（蓝色箭头所指为房水回流途径、黑色箭头所指为前房角）

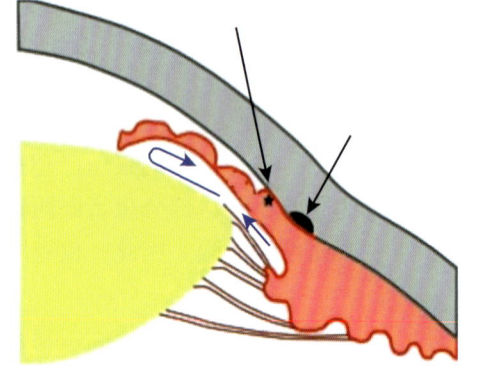

图7-2 前房角变窄示意图
（蓝色箭头所指为房水回流受阻、黑色箭头所指为前房角机械性堵塞）

2. 护理评估

（1）健康史 有遗传史及家族史；发病前多有诱发因素。

（2）身体状况

1）临床前期：急性闭角型青光眼常为双侧发病，当一眼确诊急性闭角型青光眼后，另一眼即使无任何症状也可以诊断为临床前期。另外，有些急性闭角型青光眼在急性发作前无自觉症状，但具有前房浅、房角狭窄、虹膜膨隆的体征，在诱发因素作用下，如暗室试验后眼压明显升高，也可以诊断为本病的临床前期。

2）先兆期：一过性或多次反复的小发作。发作时，突感雾视、虹视，患侧眼眶、额部或同侧鼻根部疼痛或酸胀感。眼压升高，常在40mmHg以上。休息后上述症状可以自行缓解，多不留下永久损害。

3）急性发作期：表现为眼痛、虹视、雾视；视力急剧下降，常降至眼前指数或手动；可伴有同侧剧烈的头痛、恶心、呕吐等全身症状。此外，常出现眼睑水肿，球结膜混合性充血水肿；角膜呈雾状或毛玻璃状水肿；瞳孔中等散大，呈竖椭圆形，对光反射消失，有时可见局限性后粘连；前房极浅，周边前房几乎完全消失，房角突然完全关闭（图7-3）；眼压升高，常高达50mmHg以上，指测眼压坚硬如石；高眼压缓解后，典型症状减轻或消失，眼前段常留下永久性组织损伤，如角膜后色素沉着、虹膜节段性萎缩、青光眼斑（晶状体前囊下点片状灰白色混浊）（图7-4），称为青光眼三联征。急性期过后，瞳孔形态及大小异常，房角遗留广泛性粘连和局限性后粘连等。

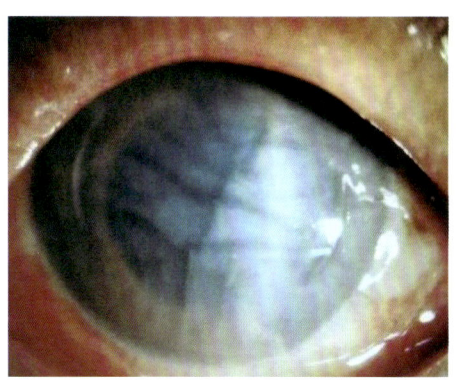

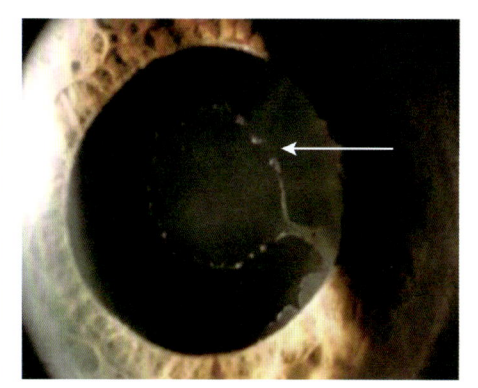

图7-3 急性闭角型青光眼急性发作期　　图7-4 青光眼斑

4）间歇期：小发作缓解后，房角重新开放，症状和体征减轻或消失，不用药或仅用少量药物就能将眼压维持在正常范围内。但瞳孔阻滞的病理基础尚未解除，随时有再发作的可能。

5）慢性期：急性大发作或多次反复小发作后，房角广泛粘连（通常＞180°），小梁网功能严重受损，眼压中度增高，视力进行性下降，眼底可见青光眼视盘凹陷，并有相应的视野缺损。

6）绝对期：持续性高眼压造成眼组织、视神经严重破坏。视力仅剩光感或无光感，可有顽固性眼痛、头痛，瞳孔极度散大且强直，角膜上皮水肿、知觉减退。

考点：急性闭角型青光眼分期及各期主要身体状况

（3）心理-社会状况　急性闭角型青光眼发病急骤，患者视力下降明显，并且反复发作后视力难以恢复，患者心理负担较重，情绪变化较大，表现为紧张、焦虑、暴躁、害怕等。注意患者的年龄、工作性质、文化层次等，以及对疾病的认知程度。

（4）辅助检查　单次眼压增高患者可进行24小时眼压测量，还可进行前房角镜检查、眼底照相、光学相干断层扫描（optical coherence tomography，OCT）、标准自动视野检测等。

3. 治疗要点　迅速降低眼压，减少组织损害，积极挽救视力。急性闭角型青光眼急性发作期可行前房穿刺术降低眼压，待眼压降至30mmHg以下，可考虑周边虹膜切开术或滤过性抗青光眼手术治疗。

考点：急性闭角型青光眼的治疗要点

4. 主要护理诊断/问题

（1）疼痛：眼痛伴偏头痛　与眼压升高有关。

（2）感知改变：视力障碍　与眼压升高致角膜水肿、视神经损害有关。

（3）自理能力缺陷　与视力障碍有关。

（4）知识缺乏：缺乏急性闭角型青光眼的防治及护理知识。

（5）焦虑　与担心青光眼的治疗及预后，缺乏信心有关。

（6）有外伤的危险　与绝对期青光眼视力完全丧失有关。

5. 护理措施

（1）一般护理　病房内光线充足、环境安静，物品按患者需求放置，通道避免放置障碍物；术前垫高枕头，避免长时间低头导致头部充血、眼压增高；手术后用眼罩或眼垫保护患眼，避免揉搓患眼，减少头部活动；少量多次饮水（单次饮水量<300ml），选择清淡易消化食物。

（2）病情观察　注意观察患者的生命体征、眼压及视力变化，药物的副作用；手术后的患者除观察上述指标外，还要注意询问患者有无眼痛，观察术眼视力、眼压、前房深度、切口、滤过泡情况等（图7-5）。

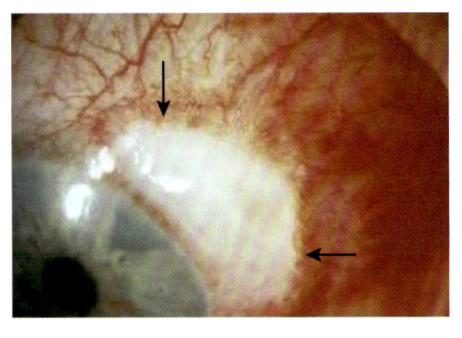

图7-5　青光眼滤过泡

（3）用药护理　给予降眼压药物和缩瞳剂，指导正确用药的方法。

1）缩瞳剂：通过兴奋虹膜括约肌缩小瞳孔，解除瞳孔阻滞，开放房角以降低眼压。常用1%～2%毛果芸香碱滴眼液，间隔5～10分钟滴眼，缩小瞳孔，降低眼压后，改为1～2小时滴眼1次。每次滴眼后压迫泪囊区3～5分钟，以免药液自泪道流入鼻腔吸收而引起中毒。

2）碳酸酐酶抑制剂：抑制碳酸酐酶活性，减少房水生成，降低眼压。常用乙酰唑胺口服。长期服用此药，可引起尿路结石、肾绞痛、血尿及排尿困难等副作用，如出现口周及手脚麻木等副作用应停药，并多次少量饮水；对磺胺类药物过敏者禁用。局部常用布林佐胺滴眼液。

3）β肾上腺素受体阻滞剂：常用0.25%～0.5%马来酸噻吗洛尔滴眼液，每天滴眼2次。副作用主要为影响心血管系统和呼吸系统，用药后注意观察心率及呼吸。禁用于心功能不全、房室传导阻滞、窦性心动过缓、支气管哮喘患者。

4）高渗剂：常用20%甘露醇注射液250ml快速静脉滴注。因颅内压降低，部分患者可出现头痛、恶心等症状，用药后宜平卧休息。年老体弱或有心血管疾病者，应注意呼吸及脉搏变化，以防发生意外。

5）对症用药：症状重者，可给予止吐药、镇静催眠药。眼部充血明显者可用糖皮质激素滴眼，减轻充血及炎症反应。钙拮抗剂、谷氨酸受体拮抗剂、神经营养因子、维生素C、维生素E可起到一定的视神经保护作用。术前予抗生素滴眼液滴眼预防感染。

考点：急性闭角型青光眼正确用药的方法

（4）手术护理

1）手术目的：①解除瞳孔阻滞，沟通前后房，平衡前后房眼压；②建立房水向眼球外引流的新通道。

2）术前完善相关检查如血常规、X线胸片、心电图、前房角镜等。

3）术前护理：按内眼手术护理常规护理，术前1日及手术当天清洗面部，冲洗结膜囊；术前眼压不稳定的患者，术前30分钟使用甘露醇静脉滴注，必要时可做前房穿刺。可予0.1g苯巴比妥肌内注射镇静。

4）常用的手术方法：①滤过性抗青光眼手术，如小梁切除术，对于难治性青光眼可采用房水引流装置植入术。②房水内引流手术，适用于瞳孔阻滞或闭锁所致青光眼，如周边虹膜切除术、房角切开术。③降低睫状体分泌房水手术，睫状体光凝术或冷凝术等。

5）术后对于前房形成迟缓合并低眼压者应加压包扎；遵医嘱使用散瞳剂预防炎症反应。

（5）心理护理　热情接待患者，介绍急性闭角型青光眼的相关知识，告知检查、用药及手术的目的、配合方法及注意事项，指导患者保持良好心态，消除焦虑心理，尽量控制情绪。

（6）健康指导　讲解本病的相关知识，避免发病诱因：①避免黑暗环境中停留时间过长；②保证充足的睡眠，避免情绪激动；③避免短时间内大量饮水；④忌食辛辣刺激性食物，保持大便通畅；⑤中老年人需散瞳检查时，须遵医嘱慎重使用散瞳剂，并注意药物反应；⑥说明坚持用药和定期复查的重要性；⑦指导高危人群（40岁以上有青光眼家族史者）定期做好眼部检查，一般每3~6个月复查一次；介绍眼压升高的表现，争取早发现、早诊断和早治疗，以减少失明的发生。

考点：急性闭角型青光眼健康指导

（二）开角型青光眼

1. 概述 开角型青光眼（open-angle glaucoma，OAG）是一种慢性、进行性、伴有特征性视盘损伤和视网膜神经纤维层形态学改变的眼病，且不伴有其他疾病导致的视神经病变。开角型青光眼可分为高眼压型和正常眼压型两种类型。小梁网、Schlemm管等超微结构异常致房水排出通道障碍，但前房角呈开放状态。病理性眼压升高，可见青光眼特征性视盘损伤和视野缺损。

2. 护理评估

（1）健康史 询问患者起病缓急及起病时间，发作次数、有无规律，有无青光眼相关诱因，发病时有无伴随症状，有无青光眼家族史。

（2）身体状况

1）发病隐匿，多数患者无明显自觉症状，少数患者可因眼压升高出现虹视、雾视、眼胀等症状。单眼发病者，多发展到晚期视功能严重损害时才发现。

2）24小时眼压＞21mmHg或正常，早期眼压波动大，24小时眼压波动值＞8mmHg。较少出现急性发作性高眼压。

3）视盘损害：视盘凹陷进行性扩大和加深（图7-6），C/D值（杯盘比，即视神经凹陷与视盘直径的比值）＞0.4或双眼C/D差值＞0.2，盘沿变窄或有切迹，视盘周可见线状出血和视网膜神经纤维层缺损等。

4）视野改变：特征性的视野缺损，可见旁中心暗点和鼻侧阶梯。随病情进展形成弓形或环形暗点，视野呈向心性缩小，晚期仅存颞侧视岛和管状视野（图7-7）。

考点：开角型青光眼患者身体状况

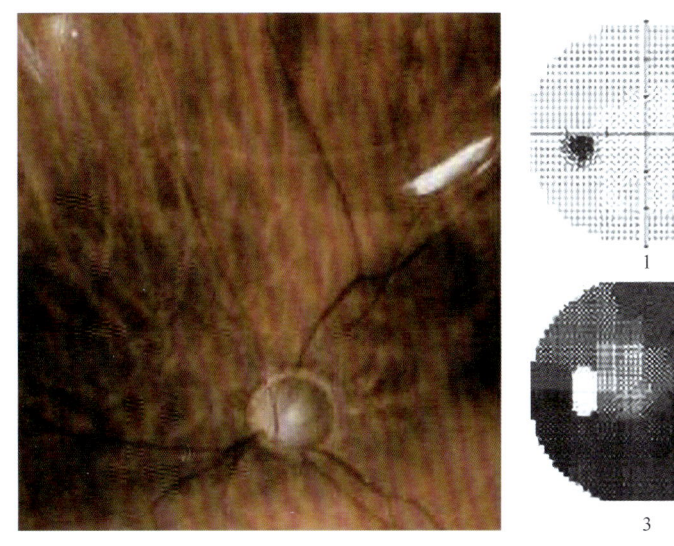

图7-6 青光眼视盘凹陷

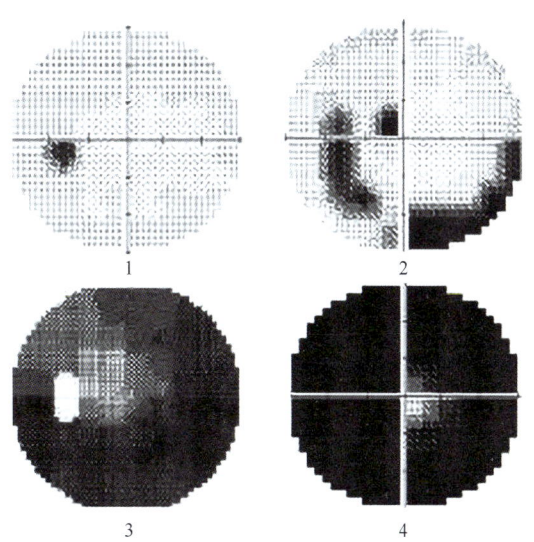

图7-7 青光眼视野改变
1. 正常视野；2. 旁中心暗点；3. 弓形暗点；4. 管状视野

（3）心理-社会状况 发病隐蔽，早期难以发现。晚期视功能受损严重，且不可逆。患者的工作和生活受到严重影响，常表现出焦虑、悲观心理。

（4）辅助检查 视力、前房角镜、标准自动视野计、24小时眼压测定、眼底照相、光学相干断层扫描、超声生物显微镜等。

3. 治疗要点 控制眼压，减少视神经损伤，延缓视功能损害。以药物治疗为主，无效时行激光小梁成形术或房水引流装置植入术。

4. 主要护理诊断/问题

（1）感知紊乱：视野损害 与视神经损伤有关。

（2）焦虑 与担心视神经损伤导致失明有关。

（3）知识缺乏：缺乏防治开角型青光眼的相关知识。

5. 护理措施

（1）一般护理、用药护理、心理护理及手术前后的护理 参考急性闭角型青光眼。

（2）健康指导

1）有开角型青光眼家族史者定期检查，做到早发现、早诊断、早治疗，以减少青光眼视功能损害的发生。

2）经治疗后即使眼压控制良好，患者仍需每3~6个月复查视力、视野、眼压和眼底等。

二、先天性青光眼患者的护理

（一）概述

先天性青光眼（congenital glaucoma）是胎儿发育过程中，前房角发育异常，小梁网及Schlemm管系统不能有效引流房水而致眼压升高的一类青光眼。根据发病年龄分为婴幼儿型青光眼和青少年型青光眼。

病因尚不明确，与房角发育不全或未发育有关。先天性青光眼属常染色体显性、隐性或多因素遗传病，常伴其他先天异常疾病如虹膜缺损、白内障及心脏病等。一般都是双眼发病。

（二）护理评估

1. 健康史 询问患者发病时间，有无其他先天性疾病，母亲妊娠情况，有无青光眼家族史。

2. 身体状况

（1）原发性先天性青光眼 ≤18岁发病。50%的患儿出生时即发病，80%在1岁内确诊。常有畏光、流泪、眼睑痉挛等症状。至少满足以下两项：①眼压增高，一般>21mmHg。②眼球增大，前房加深；角膜增大，新生儿角膜直径≥11mm、年龄<1岁婴儿角膜直径>12mm、任何年龄儿童角膜直径>13mm；上皮水肿混浊，有时可见后弹力层破裂所致的条纹状混浊（图7-3）。③进展性近视或眼轴超过正常生长速度。④眼底可见视杯扩大或凹陷（盘沿变窄），视盘凹陷扩大，出现早且进展快。⑤可重复检测到的视野缺损，并排除其他引起视野缺损的病变。

（2）青少年型开角型青光眼 >18岁发病。房角结构基本正常，不伴有其他先天性异常或综合征，无眼球扩大。其余临床表现与开角型青光眼类似。

（3）继发性儿童青光眼 根据发病机制分类，包括合并非获得性眼部异常、合并非获得性全身疾病或综合征、合并获得性疾病及白内障摘除手术后继发性青光眼。

3. 心理-社会状况 年龄较小的患儿评估其父母对疾病的认知和焦虑程度。年龄较大患儿可出现恐惧、有孤立的危险。

4. 辅助检查 在全麻或局麻下可进行眼压测量、前房角镜检查等。视野检测可评估青光眼相关眼部结构和功能损伤进展的情况。

（三）治疗要点

以手术为主，确诊后应及早手术挽救视功能。

（四）主要护理诊断/问题

1. 感知紊乱：视功能障碍 与眼压升高、视神经受损等有关。

2. 知识缺乏：与患者或家属缺乏对该病的防治知识有关。

3. 家庭应对无效　与患者家属的认知能力有限和家庭状况有关。

4. 潜在并发症：视网膜脱离、角膜溃疡、眼球破裂等。

（五）护理措施

1. 一般护理　向患儿及家长介绍病房环境，讲解安全防护措施，避免揉搓患眼，尽量避免哭闹，注意营养及休息。正确测量眼压，婴幼儿熟睡后再表面麻醉测量。

2. 病情观察　观察视力、眼压、眼部情况，密切观察药物疗效及副作用。

3. 用药护理　遵医嘱使用降眼压药物，并指导患儿家长正确滴眼液、涂眼膏的方法。

4. 手术护理　参照闭角型青光眼手术护理。注意手术后眼球制动，避免患儿哭闹。

5. 心理护理　对于年龄较大的患儿要正确引导配合治疗，消除患儿自卑情绪，缓解患儿社交孤立问题。

6. 健康指导　倡导优生优育。向患儿家长介绍本病的有关防治知识，婴幼儿如出现畏光、流泪及不肯睁眼应及时到医院检查；若发现患儿眼球明显增大，要特别注意保护患儿眼球，以免眼球破裂；确诊后应及早手术治疗。遵医嘱用药，定期复查，不适随诊。

考点：先天性青光眼的健康指导

链　接　**制订青光眼目标眼压的相关因素**

每例患者的每只眼应单独进行目标眼压评估，制订目标眼压时应考虑以下因素。①治疗前的眼压：治疗前的眼压越低，设定的目标眼压越低。②青光眼的严重程度及分期。③随访中青光眼的进展速度。④现有年龄和预期寿命：年龄越小，制订的目标眼压越低。⑤是否存在其他危险因素，如青光眼家族史、中央角膜厚度异常、剥脱综合征、糖尿病、视盘出血、眼部血流和（或）眼部灌注压异常等治疗的不良反应和风险。

第2节　白内障患者的护理

白内障（cataract）是指晶状体混浊，因晶状体透明度降低或颜色改变导致屈光力下降，是主要的致盲性眼病。白内障按病因可分为年龄相关性白内障、外伤性白内障、并发性白内障、代谢性白内障、先天性白内障、辐射性白内障等。按混浊形成部位，分为皮质性白内障、核性白内障（图7-8）和后囊膜下性白内障3种类型。本节重点介绍年龄相关性白内障和先天性白内障。

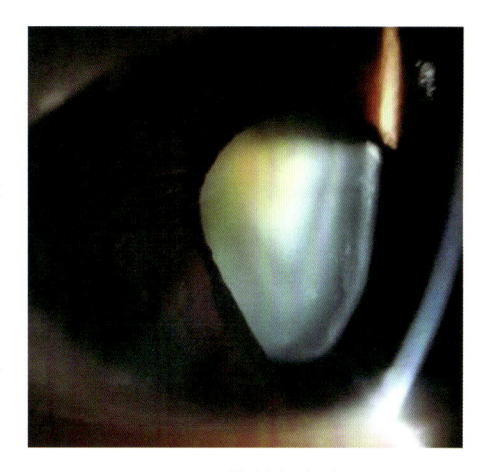

图 7-8　核性白内障

一、年龄相关性白内障患者的护理

案例 7-2

患者，女，63岁。因双眼视力渐进性、无痛性视力减退10余年入院。眼科检查：右眼视力手动，左眼视力0.5。右眼晶状体呈白色均匀混浊，虹膜投影（−），眼底窥不进。左眼晶状体呈不均匀的灰白色混浊，斜照法可见新月形阴影。

问题：1. 请问患者得了什么病？分别是疾病哪一期？

　　　2. 首要护理问题是什么？请说出理由。

(一)概述

年龄相关性白内障(age-related cataract)又称老年性白内障,是最常见的白内障类型,与中老年人晶状体的退行性变有关。发病机制较复杂,多认为由氧化损伤引起,可能是年龄、紫外线、全身性疾病如糖尿病、高血压、动脉硬化、外伤、遗传等多种因素综合作用的结果。

(二)护理评估

1. 健康史 评估患者年龄、生活环境、发病时间、起病的缓急、疾病发展速度和诊疗经过等。了解有无糖尿病、高血压、动脉硬化等全身疾病史和家族史等。

2. 身体状况 渐进性无痛性视力下降,严重者只剩光感,可见眼前固定黑影,亦可出现单眼复视或多视、屈光改变等。年龄相关性白内障以皮质性白内障最常见,皮质性白内障按发展过程分为4期。

(1)初发期(图7-9) 晶状体皮质出现空泡、水裂和典型的周边部楔形混浊;视力正常或可有屈光改变。

(2)膨胀期 又称未成熟期,晶状体呈不均匀的灰白色混浊,楔形混浊自周边逐渐向中央区发展,晶状体皮质吸收水分而膨胀,推挤虹膜前移使前房变浅,易诱发急性闭角型青光眼。用斜照法检查,投照侧虹膜投向深层混浊皮质上形成新月形阴影,称虹膜投影(图7-10);视力明显减退。

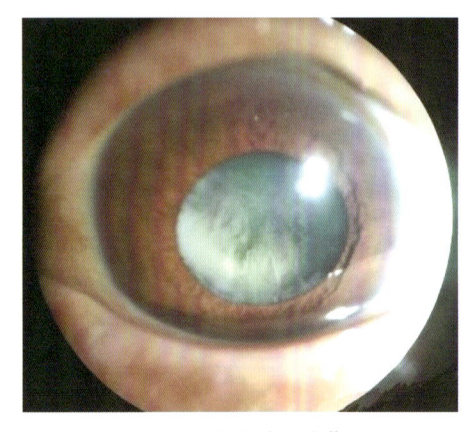

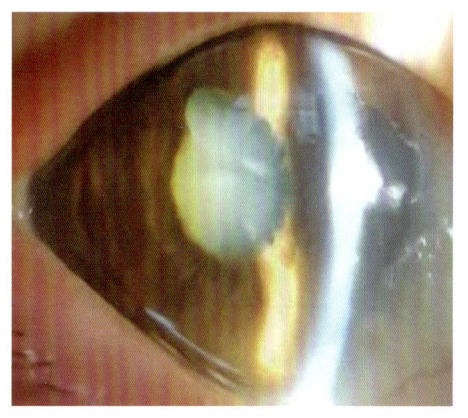

图 7-9 白内障初发期   图 7-10 白内障膨胀期

(3)成熟期 晶状体呈均匀乳白色混浊,皮质水肿消退,体积和前房深度恢复正常,虹膜投影消失(图7-11);眼底无法窥清,视力降至手动或光感,光定位一般正常。

(4)过熟期 晶状体水分持续性丢失,体积变小、囊膜皱缩、前房变深。皮质分解液化,虹膜失去支撑出现虹膜震颤,晶状体核可随体位移动,甚至发生晶状体脱位(图7-12)。液化的晶状体皮质渗漏到囊膜外,可引起晶状体过敏性葡萄膜炎和晶状体溶解性青光眼。因晶状体核下沉避开瞳孔区,视力可有所提高。

考点: 年龄相关性白内障分期及各期身体状况

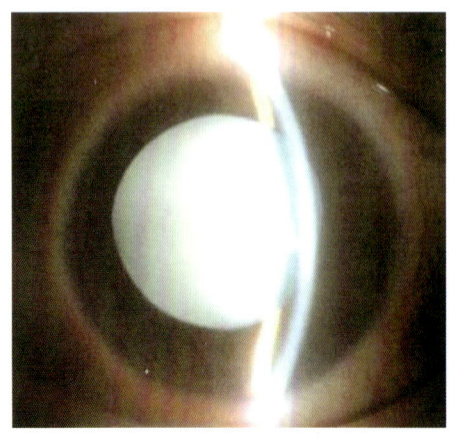

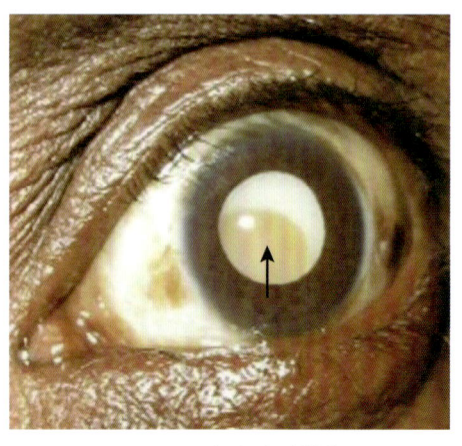

图 7-11 白内障成熟期   图 7-12 白内障过熟期
(箭头所指为下沉的晶状体核)

3. 心理-社会状况 初发期对视力影响不大，容易被患者忽视；当患者视力障碍明显时，行动不便、生活自理能力下降，易引发焦虑，由于社交障碍，患者易产生孤独感。

4. 辅助检查

（1）眼底检查 可以观察视网膜、玻璃体等眼部结构是否正常，从而间接判断是否存在白内障。如果发现晶状体混浊或有其他异常，则可能是白内障的早期迹象。但此检查无法直接诊断白内障，需结合其他检查确诊。

（2）裂隙灯检查 通过放大镜观察眼睛内部，能够清晰地看到晶状体的变化，有助于确定是否有白内障。若发现晶状体混浊或不透明度增加，可作为白内障的初步证据。但单次检查结果不能确诊，需要多次复查。

（3）眼科超声检查 利用高频声波成像技术，能评估晶状体的形态和位置，帮助识别白内障。如果显示晶状体密度增高或形状改变，提示可能存在白内障。然而，超声检查对早期白内障的敏感性较低。

（三）治疗要点

目前无疗效肯定的药物，以手术治疗为主。目前最常用的手术方式是白内障超声乳化吸除，联合人工晶状体植入术。

> **考点**：年龄相关性白内障最主要的治疗方式

（四）主要护理诊断/问题

1. 感知改变：视力下降 与晶状体混浊有关。

2. 自理缺陷 与视力下降及手术有关。

3. 焦虑 与自理缺陷、社会障碍及担心手术有关。

4. 潜在并发症：继发性闭角型青光眼、晶状体过敏性青光眼、晶状体溶解性青光眼、术后感染等。

（五）护理措施

1. 一般护理 对视力障碍的患者做好安全教育并给予必要的协助，床头挂"防跌倒"标识牌；地面干燥防滑，通道无障碍物；预防感冒，防止便秘；术后当日宜取平卧位。

2. 病情观察 注意观察视力、眼压；手术后注意眼部情况，老年人需监测生命体征。

3. 用药护理

（1）白内障早期遵医嘱用药，眼部可滴谷胱甘肽、吡诺克辛钠等滴眼液，口服维生素B、维生素C、维生素E等延缓白内障的进展。

（2）慎用散瞳剂如阿托品，可诱发急性闭角型青光眼、术后可致人工晶状体脱位。

4. 手术护理

（1）术前护理

1）心理护理：向患者讲明手术目的、方式，如植入人工晶状体对复明的意义，解释术中、术后的注意事项，可能出现的问题和应对措施，减轻患者的思想顾虑，使其积极配合治疗。

2）完善术前检查：包括血压、血糖、心电图、X线胸片、血常规、尿常规、凝血功能等。

3）术前眼部准备：术前冲洗结膜囊及泪道，检查视功能、眼压、角膜曲率半径和眼轴长度，计算人工晶状体度数，散瞳。

注意事项：预防上呼吸道感染；指导术中转动眼球的方法。

（2）术后护理：注意观察视力、眼压、眼部情况等，如有异常及时报告医生。注意眼部卫生，眼部用药时严格执行无菌操作、动作轻柔，勿按压眼球。

5. 心理护理 向患者及家属讲解疾病相关知识、术前和术后的诊疗配合方法，评估患者心理状态，适时做好心理疏导。

6. 健康指导

（1）宣教白内障防治知识，初发期、未成熟期或白内障手术后外出时注意遮阳，戴防护眼镜，多吃富含维生素B、维生素C、维生素E的食物。

（2）未手术前应定期门诊随访，如出现虹视、眼胀痛、头痛、恶心、呕吐等，提示可能发生急性闭角型青光眼，应及时到医院就诊。

（3）术中因故未植入人工晶状体，患者眼部呈高度远视状态，应佩戴框架眼镜矫正视力。

（4）伴有全身性疾病，如糖尿病、高血压、动脉硬化等需及时治疗。

考点：年龄相关性白内障的健康指导

二、先天性白内障患者的护理

（一）概述

先天性白内障（congenital cataract）是出生时或出生后第一年内发生的多种形态和部位的晶状体混浊，多为双侧发病。是胎儿发育过程中，晶状体发育障碍造成的，多为常染色体显性遗传，或因妊娠3个月内母体受病毒感染，药物、放射线、营养缺乏及全身病变等因素影响引起。根据晶状体混浊的部位和形态不同分为绕核性白内障（图7-13）、前极性白内障、后极性白内障、花冠状白内障、核性白内障和全白内障等。

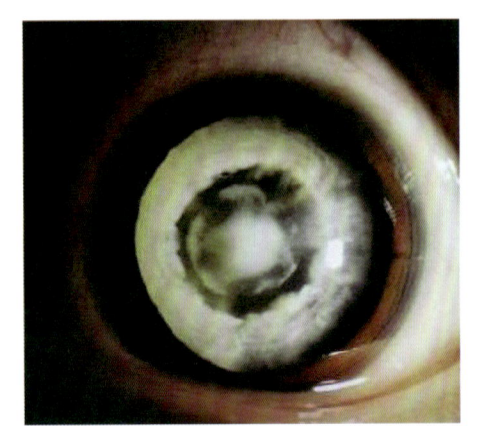

图7-13 绕核性白内障

（二）护理评估

1. 健康史 询问患者或家属起病时间、起病的缓急，疾病发作次数、有无规律，发病时有无伴随症状，有无家族史。

2. 身体状况 多为出生时即存在，呈双侧性、静止性，少数出生后继续发展。患儿可有不同程度视力障碍，轻者视力正常，重者仅余光感。晶状体可出现不同形态、部位的混浊，常合并斜视、弱视、眼球震颤、先天性小眼球等其他眼病。

3. 心理-社会状况 患儿家长缺乏疾病相关防治知识，对疾病及手术有紧张、焦虑心理。

4. 辅助检查 通过实验室检查如染色体、血糖、尿糖和酮体检查等，了解病因。

（三）治疗要点

对视力受明显影响者应及早选择晶状体摘除或晶状体吸出术，最佳手术年龄为3～6个月，最迟不超过2岁，以免发生形觉剥夺性弱视。年龄过小或因其他原因无法植入人工晶状体者需进行屈光矫正和视功能训练。

考点：先天性白内障最佳手术年龄

（四）主要护理诊断/问题

1. 感知紊乱：视觉障碍 与先天性晶状体混浊有关。

2. 知识缺乏 与患儿父母缺乏本病相关防治知识有关。

3. 潜在并发症 形觉剥夺性弱视、斜视及眼球震颤。

（五）护理措施

1. 一般护理 保证充足睡眠，合理饮食，避免辛辣刺激性食物，预防感冒，注意眼部卫生。

2. 手术护理 视觉障碍明显需要手术治疗者，按内眼手术和全麻手术常规护理；术后注意保护术眼，避免婴幼儿抓挠造成眼部损伤。

3. 健康指导

（1）对暂时不影响视力者不需手术，但需定期随访。

（2）本病具有家族遗传性，应加强社区卫生宣教，注意优生优育。做好孕早期尤其是妊娠前3个月的孕妇保健护理。

（3）对于视力极差或术后弱视或无晶状体眼者，应定期到眼科进行专业治疗及弱视训练，如遮盖疗法、精细动作训练等。

自测题

A1/A2型题

1. 青光眼绝对期的指征是（　　）
   A. 管状视野　　　　B. 眼底呈青光眼杯改变
   C. 眼压升高　　　　D. 房角粘连、关闭
   E. 光感消失

2. 急性闭角型青光眼，解剖变异是（　　）
   A. 眼球大　　　　　B. 角膜大
   C. 前房浅，房角窄　D. 晶状体小
   E. 瞳孔小

3. 统计学上，我国国人正常人眼压范围是（　　）
   A. ≤10mmHg　　　B. 10～21mmHg
   C. 8～18mmHg　　D. 12～23mmHg
   E. ＞24mmHg

4. 下列哪项是青光眼急性发作期的特征性临床表现（　　）
   A. 眼球胀痛　　　　B. 视力急剧下降
   C. 角膜溃疡　　　　D. 瞳孔竖椭圆形散大
   E. 瞳孔缩小

5. 急性闭角型青光眼的常见损害部位是（　　）
   A. 眼前段　　　　　B. 前房角
   C. 晶状体　　　　　D. 脉络膜
   E. 玻璃体

6. 对青光眼术后出院的患者进行健康指导时，下列不恰当的是（　　）
   A. 避免黑暗中久留　B. 高强度锻炼身体
   C. 保证睡眠充足　　D. 避免情绪激动
   E. 定期检查

7. 患有双眼先天性白内障摘除晶状体未植入人工晶状体眼，如术后不做视功能训练，有可能造成（　　）
   A. 高度近视　　　　B. 轻度远视
   C. 高度远视　　　　D. 斜视
   E. 弱视

A3/A4型题

（8～10题共用题干）

患者，女，65岁，与邻居吵架后突感左眼胀痛、虹视，视力骤降，伴恶心呕吐，眼部混合性充血，角膜水肿，瞳孔散大，眼压：右眼 12mmHg，左眼 50mmHg，诊断为右眼急性闭角型青光眼急诊入院。

8. 该患者发生青光眼的诱因最可能是（　　）
   A. 疲劳
   B. 情绪激动
   C. 暗处停留时间太长
   D. 一次性大量饮水
   E. 服用抗胆碱药物

9. 对青光眼患者进行生活指导时，错误的是（　　）
   A. 保持愉快心情
   B. 术后定期复查
   C. 尽量多休息
   D. 尽量少看书
   E. 术后经常按摩眼球

10. 在使用降眼压药物时，护理人员应重点观察（　　）
    A. 用药后反应　　　B. 角膜水肿是否减轻
    C. 瞳孔是否缩小　　D. 结膜充血情况
    E. 前房深浅

（黄沁园）

第8章
斜视、弱视、屈光不正及老视患者的护理

> **学习目标**
>
> 1. 素质目标　通过对斜视、弱视、屈光不正及老视患者的护理学习，培养学生热爱专业、科学严谨、求真务实、具有仁爱之心的职业精神。
> 2. 知识目标　掌握斜视、弱视、屈光不正及老视患者的护理评估和护理措施；熟悉斜视、弱视、屈光不正及老视的病因、发病机制、主要护理诊断；了解斜视、弱视、屈光不正及老视患者的矫治方法。
> 3. 能力目标　具有对斜视、弱视、屈光不正及老视患者做出正确护理诊断，并采取对应的护理措施的能力；具备对斜视、弱视、屈光不正及老视的健康指导能力。

眼睛是视觉的生物感觉器官，从光学角度可将眼看作一个复合光学系统，眼球屈光系统从前往后为：角膜、房水、晶状体和玻璃体。当外界光线通过眼的屈光系统折射后在视网膜上形成倒像，这种生理功能称为眼的屈光作用，即屈光力，单位是屈光度，简写为D，1D等于100度。

当眼调节静止时，平行光线经眼的屈光系统折射后，恰好在视网膜黄斑中央凹聚焦，这种屈光状态称为正视。正视的临床诊断标准为-0.25D～+0.50D；若不能在视网膜黄斑中央凹聚焦，则不能产生清晰的物像，称为屈光不正，包括近视、远视和散光。屈光系统其他相关疾病还有老视和斜视，如因先天或后天因素造成视觉系统发育不良还可能造成弱视等疾病。

第1节　斜视患者的护理

正常人的眼球运动系统处于完全平衡状态，双眼能维持正常位置关系，不发生偏斜为正位眼。当一眼注视某一目标时，另一眼偏离该目标，即为斜视。斜视为常见的眼科疾病，发病率约为3%。其中最常见的为共同性斜视，儿童青少年多见；其次为非共同性斜视，以麻痹性斜视最常见，多发于成人。

一、共同性斜视患者的护理

（一）概述

共同性斜视是指双眼视轴分离，在各个方向注视时，偏斜角均相同的一类斜视。眼外肌本身及其支配神经均无器质性病变，眼球运动无障碍，无复视及代偿头位。

引起斜视的病因复杂，可能与眼外肌的发育及解剖异常、屈光不正、神经支配异常、屈光参差、融合功能不全、家族遗传等因素有关。

（二）护理评估

1. 健康史　了解斜视发生的时间，有无屈光不正，是否早产儿或低体重儿，有无家族遗传史等。

2. 身体状况　双眼眼轴不平行，一眼眼位偏斜，眼球运动正常，无复视及代偿头位（图8-1）。向各方向注视时斜视角相

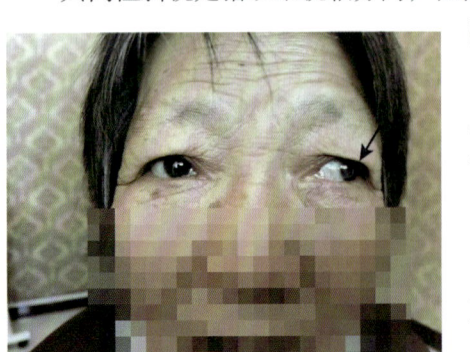

图8-1　左眼外斜

等，即第一斜视角（健眼固视时，斜视眼的偏斜角度）与第二斜视角（斜视眼固视时，健眼的偏斜角度）相等。屈光检查时，常发现有屈光不正或伴有弱视。

3. 心理-社会状况 部分患者因眼位偏斜影响容貌而有焦虑、自卑等心理问题。

4. 辅助检查 斜视专科检查包括眼球运动功能检查和双眼视功能检查。眼球运动功能检查有眼位检查（遮盖试验、角膜映光法、三棱镜法）、斜视度检查、眼外肌功能检查、眼球运动牵拉试验；双眼视功能检查有Worth四点灯试验、Bagolini线状镜检查、立体视觉检查。

（三）治疗要点

目标是恢复双眼视功能，改善外观。儿童确诊后要立即开始治疗，治疗越早，效果越好。重点是矫正屈光不正、治疗弱视，进行正位视训练。达到手术适应证者行手术矫正眼位。

（四）主要护理诊断/问题

1. 自我形象紊乱 与眼位偏斜影响容貌有关。
2. 知识缺乏：缺乏共同性斜视的治疗及康复知识。

（五）护理措施

1. 一般护理 定期检查视力，训练双眼视功能，消除影响视功能的各种不良因素。

2. 手术护理

（1）术前护理 外眼手术常规护理。术前要耐心细致地给患者解释手术方法及注意事项、术后效果。术中因手术缝线牵拉，患者可有恶心、呕吐现象，指导其用舌尖抵着硬腭，以缓解恶心感。

（2）术后护理 术后双眼包盖，使术眼充分休息，防止肌肉缝线因眼球运动而撕脱，嘱患者及家属不要自行去除敷料或自行观察矫正情况。密切观察病情变化，如出现分泌物增多，遵医嘱去除敷料，戴针孔镜，并嘱患者不可自行转动眼球，避免缝线撕脱。术后根据医嘱继续进行弱视及正位视训练，以巩固和提高视功能。

考点：斜视患者的手术护理

3. 心理护理

（1）介绍视功能训练的目的和方法，鼓励患者及家属配合训练，尽早恢复双眼视功能。
（2）介绍手术的目的、方法及预后，增强其治疗的信心，解除其焦虑、自卑的心理。

4. 健康指导

（1）向患者家属介绍斜视知识，斜视的治疗效果和治疗年龄直接相关，手术时机应不晚于7岁。
（2）指导患者配合训练，争取早日恢复双眼视功能。
（3）做好散瞳解释和护理。如使用阿托品散瞳，患者用药后会有畏光、视近物模糊，3周左右恢复。

二、麻痹性斜视患者的护理

（一）概述

麻痹性斜视是由于病变累及眼外肌运动神经核、神经或肌肉等结构导致的眼位偏斜，属于非共同性斜视。

先天性眼外肌发育异常、支配眼外肌的神经因炎症、外伤、肿瘤压迫而引起麻痹、重症肌无力或眼外肌受损、糖尿病、动脉硬化、多发性硬化等代谢性、血管性因素是引起麻痹性斜视的常见原因。

（二）护理评估

1. 健康史 了解斜视发生的时间，有无复视和代偿头位，有无感染、外伤、肿瘤病史，家人有无发病，以及诊疗经过等。

2. 身体状况

（1）复视　病程短者常出现复视，可伴有头晕、恶心、呕吐等症状，遮盖一眼后症状可消失。

（2）眼球运动受限　眼球向麻痹肌方向运动明显受限，眼位偏向麻痹肌作用相反的方向。第二斜视角大于第一斜视角。

（3）代偿头位（眼性斜颈）　减轻复视的干扰，尽量不使用麻痹肌，头向麻痹肌作用方向偏斜，使之直视时在尽可能大的视野范围内不发生复视。遮盖一眼则代偿头位消失。

3. 心理-社会状况　评估患者的年龄、受教育水平，患者及家属的心理状态，对相关知识的认知，对工作、生活的影响等。

4. 辅助检查　红玻片试验和Parks三步法（第一步：观察第一眼位时何眼上斜；第二步：检查左右转眼时，何侧上斜加大；第三步：歪头试验，阳性为斜肌麻痹，阴性为直肌麻痹）检查，有助于确定麻痹的眼外肌。

（三）治疗要点

先天性麻痹性斜视如有代偿头位和斜视角较大者考虑手术治疗；后天性麻痹性斜视主要是病因治疗和对症处理，病因消除后药物治疗半年以上无效者，可考虑手术治疗。

（四）主要护理诊断/问题

1. 感知改变　与眼外肌麻痹引起的复视、眩晕有关。

2. 知识缺乏：患者及家属缺乏斜视相关治疗护理知识。

（五）护理措施

1. 一般护理　监测血糖等做好原发疾病的护理，防止眼外伤。

2. 用药护理　遵医嘱肌内注射维生素B_1、维生素B_{12}和能量合剂（每支内含辅酶A 50 IU、三磷酸腺苷20mg及胰岛素4 IU），结合针灸及理疗，以促进麻痹肌的恢复。类固醇激素和抗生素用于神经炎和肌炎引起的麻痹性斜视。

3. 局部护理　说服患者遮盖一眼（最好为健眼）以消除复视带来的不适，预防拮抗肌痉挛。

4. 手术护理　同共同性斜视的护理。

5. 心理护理　向患者及家属解释疾病相关知识、治疗方法和预后情况，增强其治疗信心；告知术后可能出现的问题，对手术有正确客观的认识。

6. 健康指导

（1）积极治疗糖尿病、原发性高血压、肿瘤等疾病，预防外伤，消除诱因。

（2）保持身心愉快，鼓励患者正确对待，积极配合治疗，术后定期复查。

第2节　弱视患者的护理

（一）概述

弱视（amblyopia）是指在视觉发育期间，由于各种原因引起的视细胞有效刺激不足，单眼或双眼最佳矫正视力低于其年龄段正常值，而眼部无器质性病变的一种视觉状态。两眼最佳矫正视力相差两行或更多，矫正视力较差的一眼为弱视。弱视的诊断应考虑儿童正常视力下限：3岁儿童正常视力参考值为0.5，4～5岁为0.6，6～7岁为0.7，7岁以上为0.8。弱视通常单侧发病，也可见于双侧。早发现，早治疗，则预后越好。

弱视可分为斜视性弱视、屈光参差性弱视、屈光不正性弱视、形觉剥夺性弱视。

（二）护理评估

1. 健康史 了解患儿出生时的情况，有无眼部疾病，有无遮挡眼部，有无复视、斜视，有无家族史，以及治疗经过等。

2. 身体状况

（1）视力下降 最佳矫正视力低于0.8，或达不到相应年龄段的最佳视力。弱视按程度分为：①轻度弱视，矫正视力0.6～0.8；②中度弱视，矫正视力0.2～0.5；③重度弱视，矫正视力＜0.1。

（2）拥挤现象 分辨排列成行视标的能力较分辨单个视标的能力差。

（3）异常固视 部分程度较重的弱视由于视力下降显著，导致中央凹失去注视能力，形成旁中心注视。

（4）双眼单视功能障碍，立体视觉差。

> 考点：弱视的临床表现特点

3. 心理-社会状况 评估患儿的年龄、家长受教育程度、生活环境；患儿及家长的心理状态，对弱视长期治疗的支持程度。

4. 辅助检查

（1）视力、眼位、注视性质检查。

（2）屈光检查 在睫状肌麻痹下进行视网膜检影验光。

（3）裂隙灯及眼底检查 排除器质性的眼病。

（4）电生理检查 弱视表现为图像视觉诱发电位P100波潜伏期延长、振幅下降。

（三）治疗要点

弱视的治疗效果与年龄及固视性质有关，年龄越小，治疗效果越好。弱视治疗要消除抑制、矫正眼位，训练黄斑固视和融合功能，以提高视力及双眼立体视觉。

（四）主要护理诊断/问题

1. 感知改变：视力下降 与弱视、无立体视觉有关。

2. 知识缺乏：缺乏对弱视的防护知识。

（五）护理措施

1. 对症护理

（1）遮盖法 是治疗弱视主要和最有效的方法。常规遮盖治疗即遮盖优势眼、强迫使用弱视眼。每天遮盖时间占非睡眠时间的70%～80%，每天10～14小时为全天遮盖；每天遮盖时间＜70%非睡眠时间，但＞2小时为部分遮盖；遮盖的时间与治疗年龄有关，一般一周复诊一次，复诊时要检查双眼视力，避免遮盖性弱视；遮盖期间鼓励患儿用弱视眼做描画、写字、编织、串珠子等精细目力训练。

（2）后像疗法 平时遮盖弱视眼，治疗时遮盖健眼，用强光炫耀弱视眼（黄斑中央凹3°～5°用黑影遮盖保护），再在闪烁的灯光下，注视某一视标，此时被保护区可见视标，而被炫耀部分则看不到视标。每天2～3次，每次15～20分钟。

（3）其他 红色滤光片法、海丁格刷训练、视刺激疗法等。

2. 健康指导

（1）向患儿及家长解释弱视的危害性、可逆性、治疗方法及注意事项。一般6岁内治疗效果佳，12岁后治疗效果差。

（2）强调长期、规范治疗的重要性，督促定期复查，以3年为宜。

第 3 节　屈光不正患者的护理

案例 8-1

患者，男，16 岁，因用眼过度视力逐渐下降而就诊，远视力检查：左眼 0.3（裸眼视力），1.0（矫正视力）；右眼 0.2（裸眼视力），1.0（矫正视力），诊断为双眼近视。

问题：1. 请为该患者制订治疗计划？
　　　2. 请为该患者做健康指导。

一、近视患者的护理

（一）概述

近视（myopia）指眼在调节静止时，平行光线经眼的屈光系统折射，聚焦在视网膜前的一种屈光状态（图 8-2），因光线不能聚焦所以视远模糊。近视眼的远点是指近视眼能看清的最远距离，近视度数越高，远点越近。近视按屈光度数分为：低于 –3.00D 为轻度近视；–3.25D～–6.00D 为中度近视；–6.00 D 以上为高度近视。

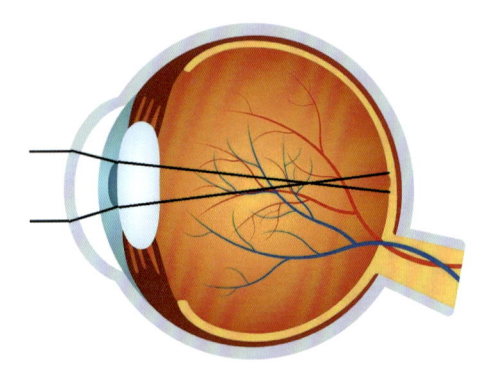

图 8-2　近视的屈光状态

考点：近视的定义及分度

1. 病因　近视的病因比较复杂，目前认为主要与以下因素有关。

（1）遗传因素　近视有一定的遗传性，病理性近视可能为常染色体隐性遗传，单纯性近视可能为多因素遗传。

（2）发育因素　婴幼儿常为生理性远视，随着年龄增长，眼轴逐渐加长而趋向正视，如眼轴过长则形成近视。

（3）环境因素　近视的发生发展与近距离用眼有密切关系，尤其是照明不足、长时间近距离阅读、字体不清或字体过小或阅读姿势不良等均可导致近视。

2. 分类　近视按屈光状态可分为轴性近视、屈光性近视。

（1）轴性近视　指眼的屈光力正常，眼轴较正常人长。婴幼儿眼球小，眼轴短，呈生理性远视状态，随着年龄增长，眼轴逐渐延长，学龄前基本达到正视。如果发育受到影响，眼轴超过正常，即成为轴性近视。

（2）屈光性近视　指眼球前后径正常，由眼的屈光力较强所致。

（二）护理评估

1. 健康史　注意询问有无近距离用眼习惯、视疲劳及近视眼家族史等。

2. 身体状况

（1）视力下降　远视力下降，轻中度近视者近视力正常，高度近视者远、近视力均下降。

（2）视疲劳　易出现眼酸胀、头痛、眼干、异物感等表现。

（3）眼位偏斜　高度近视易发生调节与集合功能平衡失调，从而导致外隐斜视或外斜视。

（4）眼球突出　眼轴过长，部分患者眼球突出于眼眶，多见于高度近视。

（5）眼底改变　低、中度近视眼底一般无异常。高度近视可发生眼底退行性变，如豹纹状眼底、脉络膜萎缩；黄斑部病变如色素紊乱、变性、萎缩、出血；后巩膜葡萄肿；周边视网膜可出现格子样变性，产生视网膜裂孔，甚至视网膜脱离，出现飞蚊症、闪光感等表现。

考点：近视的身体状况

3. 心理-社会状况 注意了解近视对患者的年龄、学习、生活、人际沟通和工作环境的影响，评估患者对近视的认知程度、患者家庭经济状况等。

4. 辅助检查 综合验光，包括客观验光法和主观验光法，12岁以下儿童需散瞳验光。检眼镜检查或眼底照相明确眼底情况。眼部超声检查眼轴长度等。

（三）治疗要点

近视使用凹透镜矫正（图8-3），可选用框架眼镜或角膜接触镜，度数选择能看清1.0行的最低度数。成年近视度数稳定后可选择屈光手术。

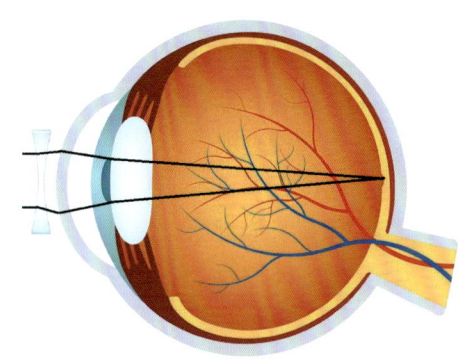

图8-3 近视凹透镜矫正

考点：近视的矫正镜片

（四）主要护理诊断/问题

1. 感知改变：远视力下降 与近视患者远点前移有关。
2. 舒适度减弱：眼胀、异物感、头痛 与近视引起的视疲劳有关。
3. 知识缺乏 缺乏近视预防和治疗、护理的相关知识。
4. 潜在并发症：玻璃体液化、视网膜脱离、青光眼、白内障等。

（五）护理措施

1. 一般护理 饮食营养均衡，生活规律，锻炼身体，增强体质，合理用眼。
2. 病情观察 观察视力和屈光度的改变，戴镜后适应情况，有无视疲劳等。
3. 用药护理 对因睫状肌痉挛造成假性近视的患者可滴睫状肌麻痹剂散瞳检查，常用1%阿托品滴眼液和0.5%托吡卡胺滴眼液，滴药后压迫泪囊区3～5分钟。
4. 对症护理 真性近视患者应在综合验光后佩戴合适的凹透镜进行矫正。
框架眼镜：安全方便，配镜的原则是能获得最佳矫正视力的最低度数。
角膜接触镜：可以增加视野，减少两眼像差，而且不影响眼的外观，但需严格规范佩戴。
5. 手术护理 屈光手术包括角膜屈光手术、晶状体屈光手术和巩膜屈光手术3种，目前主要采用角膜屈光手术，有准分子激光原位角膜磨镶术（laser in situ keratomileusis，LASIK）和近年来精确性更高的全飞秒激光近视矫正术。
（1）术前护理 ①佩戴角膜接触镜的患者，术前需停戴软性角膜接触镜1～2周，停戴硬性透氧性角膜接触镜（rigid gas permeable，RGP）4～6周，术前不能化妆；②全面检查眼部，包括眼附属器、视力、眼压、瞳孔、角膜地形图、角膜厚度、眼底和眼轴长度测量等，有感染灶的需治愈后方可手术；③冲洗结膜囊和泪道，遵医嘱滴抗生素滴眼液。
（2）术后护理 ①指导患者正确使用滴眼液，长期使用激素类滴眼液的患者应定期测量眼压；②术后3天内避免洗头，1周内禁止眼部化妆，1个月内严禁揉眼睛，避免剧烈活动及碰撞眼部，外出时戴防护眼镜，尽量避免疲劳用眼；③多食清淡、易消化、富含维生素的食物，营养角膜，促进角膜伤口愈合；④定期复查，一旦发现眼睛红肿、畏光、流泪、分泌物增多，或眼前出现闪光或有黑影飘动等，立即到医院就诊。
6. 心理护理 讲解近视的发病原因、戴镜治疗的意义、屈光手术相关的知识，使患者情绪稳定、配合戴镜或手术。

7. 健康指导

（1）指导患者养成良好的用眼卫生习惯　①读书写字坐姿端正，阅读距离保持30cm左右，不在乘车、走路、阳光直射或暗处看书；②保持视觉环境光线充足，无闪烁或眩光，桌椅高度合适；③避免长时间近距离阅读，每40分钟应休息5～10分钟，做眼保健操或向远处眺望，以松弛调节。

（2）12岁以下的学龄期儿童配镜前要充分散瞳，指导患者正确滴用散瞳剂。

（3）定期检查视力，青少年应每半年检查一次，如有异常及时矫正。

（4）高度近视患者定期检查视力和眼底，避免剧烈运动导致视网膜脱离。

（5）保持身心健康，注意合理饮食，多食富含蛋白质、维生素的食物，保证充足的睡眠时间，锻炼身体，增强体质。

> **考点：** 近视的健康指导

二、远视患者的护理

（一）概述

远视（hyperopia）指眼在调节静止时，平行光线经眼的屈光系统屈折后，聚焦于视网膜之后的一种屈光状态（图8-4）。远视按屈光度数分为：低于+3.00D为轻度远视；+3.25D～+6.00D为中度远视；+6.00 D以上为高度远视。

远视按屈光状态可分为轴性远视、屈光性远视，轴性远视屈光力正常，为眼球前后径过短导致；屈光性远视则因眼屈光系统的屈光力不足造成，如扁平角膜、晶状体全脱位或无晶状体眼等。

> **考点：** 远视的定义及分度

（二）护理评估

1. 健康史　询问患者视觉症状、有无家族遗传病史。

2. 身体状况

（1）视力下降　轻度远视的青少年患者，通过调节，视力可达正常；中度远视者，远视力正常，近视力下降；高度远视者，远近视力均下降，常伴有弱视。

（2）视疲劳　此症状多见，表现为眼眶眉弓部及眼球胀痛，甚至出现恶心、呕吐，休息后症状缓解或消失。

（3）眼位偏斜　常易发生调节性内斜视，多因幼儿中高度远视者过度使用调节，伴随过度的集合导致。

（4）眼底改变　高度远视患者眼球小，前房浅，视乳头较小而色红，边界稍模糊且隆起，但矫正视力正常、视野无缺损，长期观察眼底情况保持稳定，称为假性视乳头炎。

> **考点：** 远视的身体状况

3. 心理-社会状况　评估患者心理，以及年龄、学习、生活和工作环境，对远视的认知程度等。

4. 辅助检查　进行散瞳验光、角膜曲率等检查以确诊远视及度数。

（三）治疗要点

远视眼用凸透镜矫正（图8-5），高度远视伴内斜视者应在睫状肌充分麻痹后配镜；必要时手术治疗。

> **考点：** 远视的矫正镜片

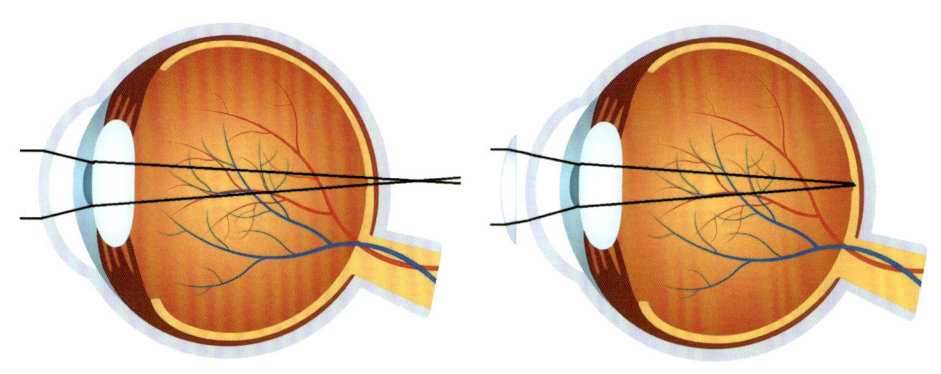

图8-4 远视的屈光状态　　图8-5 远视凸透镜矫正

（四）主要护理诊断/问题

1. 感知改变：视力下降　与远视眼有关。

2. 舒适度减弱：眼酸胀、头痛等　与远视引起的视疲劳有关。

3. 知识缺乏：缺乏远视的相关防治知识。

（五）护理措施

1. 一般护理　合理用眼，饮食营养，锻炼身体，增强体质。

2. 病情观察　注意观察患者视力和屈光度的改变，观察有无眼位偏斜等。如发现视力下降和屈光度改变，应及时调整眼镜度数。

3. 心理护理　指导远视的相关防护知识，患者能主动配合远视治疗，正确佩戴合适的凸透镜。

4. 健康指导　轻度远视无症状不需矫正，如有视疲劳和斜视，即使远视度数低也应戴镜；中度远视或高度远视者应戴镜矫正视力，消除疲劳及避免发生内斜视；远视患者如伴有弱视，在治疗远视的同时还应进行弱视的治疗。

三、散光患者的护理

（一）概述

散光（astigmatism）是由于眼球两个径线的屈光力不等，因此不能同时在视网膜上成像的屈光状态（图8-6）。

散光最常见的原因是角膜各子午线的曲率半径大小不一致，通常以水平及垂直两个主径线的曲率半径差别最大。晶状体虽也可产生散光，但不是主要原因。临床上常将散光分为规则散光和不规则散光两类。

规则散光系最大屈光力和最小屈光力主子午线相互垂直。按各径线屈光力又可分为单纯近视散光、单纯远视散光、复性近视散光、复性远视散光及混合散光。

不规则性散光时角膜、晶状体的屈光面不光滑，各径线和（或）同一径线各部分的屈光力不同，常见于圆锥角膜、角膜云翳或晶状体疾病等导致角膜或晶状体屈光面凹凸不平所致。

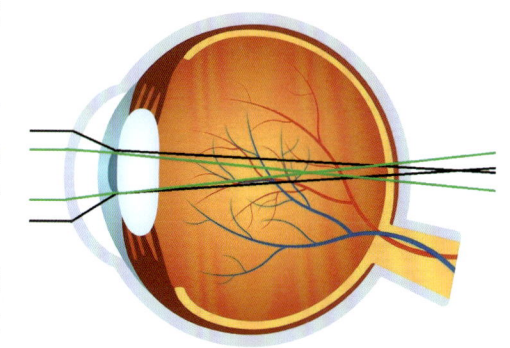

图8-6 散光的屈光状态

考点： 散光的定义

（二）护理评估

1. 健康史　评估患者用眼习惯及视物的表现，如有无视物时头部偏斜等表现；了解有无家族眼病史。

2. 身体状况

（1）视力下降　低度数散光对视力影响不大；高度数散光，远近视力均模糊不清，多伴弱视，视力差，且难以矫正。

（2）视疲劳　表现为眉弓部胀痛、眼球沉重、酸胀感，甚至伴恶心、呕吐等。轻度散光眼需持续利用调节、眯眼等方法改善视力，但持续的调节、眯眼易引起视疲劳。高度散光时因主观努力也无法提高视力，视疲劳表现反而不明显。

3. 心理-社会状况
高度散光远、近视力下降，对学习、工作、生活造成较大影响，患者易产生紧张、焦虑心理。

4. 辅助检查
完成验光、角膜曲率计、角膜地形图等检查以确定散光度数、轴向，散光类型，角膜前表面屈光状态。

考点：散光的身体状况

（三）治疗要点

矫正方法有佩戴框架眼镜、角膜接触镜，以及屈光手术治疗；规则散光用柱镜矫正（图8-7），不规则散光只能用硬性透氧性角膜接触镜矫正；准分子激光屈光性角膜切削术可以矫正6.00D以内的规则性散光；高度散光常伴弱视，在矫正散光时还应进行弱视治疗。

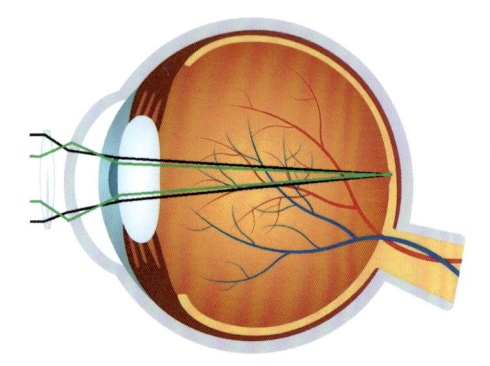

图8-7　散光柱镜矫正

考点：散光的镜片矫正方法

（四）主要护理诊断/问题

1. **感知改变：视力下降**　与屈光系统各径线屈光力不等有关。
2. **舒适度减弱：眼酸胀、头痛等**　与过度调节引起的视疲劳有关。
3. **知识缺乏**：缺乏散光的相关防治知识。

（五）护理措施

1. **一般护理**　参考近视患者的护理。
2. **对症护理**　指导患者正确佩戴框架眼镜或角膜接触镜的方法和养护知识。
3. **心理护理**　向患者及家属阐明散光相关知识，让其积极配合矫治。
4. **健康指导**　避免用眼过度，定期检查视力，青少年每半年复查一次，如发现视力和屈光度有改变，应及时调整眼镜度数。

第4节　老视患者的护理

（一）概述

老视（presbyopia）是指由于年龄增大所致的生理性调节功能减弱的现象，俗称老花眼，从40～45岁开始。远视眼老视出现较早，近视眼老视出现较晚。

随年龄增长，晶状体逐渐硬化、弹性降低，睫状肌功能也逐渐减弱，从而导致眼的调节功能逐渐减弱、近视力减退，近距离工作或阅读发生困难。

考点：老视的定义

（二）护理评估

1. 健康史 注意询问患者有无视疲劳、视物模糊，有无屈光不正及家族史等。

2. 身体状况

（1）近距离用眼困难 患者看不清小的字体，需将注视目标移远才能看清，由于照明度增加可以缩小瞳孔，提高视力，因此阅读时需要提高照明对比度。症状随年龄增长而加重。

（2）视疲劳 近距离用眼需要增加调节，因睫状肌过度收缩及过度集合，易出现眼胀、眼眶胀痛等视疲劳症状。有调节滞后现象。

3. 心理-社会状况 评估患者的心理状况，了解患者及家属对老视的认知程度。

4. 辅助检查 验光可确定老视的度数。

（三）治疗要点

凸透镜矫正。

> **考点：** 老视的矫正镜片

（四）主要护理诊断/问题

1. 感知改变：近距离用眼困难 与眼的调节功能逐渐减弱有关。

2. 舒适度减弱：头痛、眼胀等 与老视有关。

3. 知识缺乏： 缺乏老视防治知识。

（五）护理措施

1. 一般护理 参考远视患者的护理。

2. 病情观察 观察戴镜后视力是否提高，有无眼胀痛、头晕及视物变形表现。

3. 健康指导 向患者宣教老视相关知识，验光配镜可取得较合适度数的凸透镜，并随年龄改变调整眼镜度数；原有屈光不正者，为满足远中近不同视觉要求，可戴双焦镜或渐进性多焦镜；避免过度用眼导致视疲劳；老年人需排除其他慢性疾病引起的视觉障碍。

自 测 题

A1/ A2型题

1. 眼的屈光系统包括（　　）
 A. 瞳孔、晶状体、角膜、房水
 B. 角膜、晶状体、房水、玻璃体
 C. 角膜、瞳孔、房水、玻璃体
 D. 晶状体、玻璃体、视网膜、脉络膜
 E. 角膜、晶状体、睫状体、视网膜

2. 眼屈光系统中，屈光力最大的是（　　）
 A. 角膜　　　　　B. 晶状体
 C. 房水　　　　　D. 玻璃体
 E. 视网膜

3. 以下属于屈光不正的是（　　）
 A. 正视、远视、散光　B. 近视、远视、老花
 C. 近视、散光、弱视　D. 正视、远视、弱视
 E. 近视、远视、散光

4. 调节静止时，平行光线经眼的屈光系统，焦点落在视网膜之前，其屈光状态为（　　）
 A. 正视　　　　　B. 远视
 C. 近视　　　　　D. 散光
 E. 弱视

5. 近视眼的眼球状态是（　　）
 A. 眼轴过长　　　B. 眼轴过短
 C. 眼球突出　　　D. 眼球凹陷
 E. 眼轴正常

6. 调节静止时，平行光线经眼的屈光系统不能形成一个焦点，其屈光状态为（　　）
 A. 正视　　　　　B. 远视
 C. 近视　　　　　D. 散光
 E. 弱视

7. 轻度远视是指（　　）
 A. 低于+2.00D　　B. 低于+3.00D
 C. +3.25D～+6.00D　D. +5.00D以上

E. +6.00D 以上

8. 治疗弱视的最佳时机为（　　）
   A. 6岁前　　　　　　　B. 8岁
   C. 10岁　　　　　　　 D. 12岁
   E. 青春发育期前

9. 患儿，10岁，近视一年余，以下对于屈光不正的健康指导错误的是（　　）
   A. 眼与读物距离保持30cm左右
   B. 不在乘车、走路时，不在阳光直射或暗光下看书
   C. 保持视觉环境中光线充足，无眩光或闪烁，黑板无反光，桌椅高度要合适
   D. 避免长时间近距离阅读
   E. 青少年应每隔1年检测一次视力

10. 患者，20岁，眼部患有规则散光，适宜采用的矫正镜片是（　　）
    A. 凸透镜　　　　　　B. 凹透镜
    C. 柱镜　　　　　　　D. 三棱镜
    E. 硬性透氧性角膜接触镜

11. 患者，50岁，近视20余年，职业是设计师，最近诊断为老视，最适宜采用的镜片是（　　）
    A. 凸透镜　　　　　　B. 凹透镜
    C. 柱镜　　　　　　　D. 三棱镜
    E. 渐进性多焦镜

12. 共同性斜视的病因不包括（　　）
    A. 屈光参差　　　　　B. 屈光不正
    C. 家族遗传　　　　　D. 外伤
    E. 融合功能不全

13. 麻痹性斜视首先要考虑的治疗方法是（　　）
    A. 理疗及针刺疗法　　B. 激素及维生素
    C. 血管扩张法　　　　D. 病因治疗
    E. 手术治疗

（朱跃弟　毛孟婷　黄沁园）

第9章 眼外伤患者的护理

> **学习目标**
>
> 1. 素质目标　学生对知识融会贯通，具有临床评判性思维，同情、尊重、关爱患者，具有团队意识和协助精神。
> 2. 知识目标　掌握眼球表面异物、眼钝挫伤、眼球穿通伤及眼内异物、眼化学伤的病因、护理评估和急救护理措施；熟悉眼外伤的主要护理诊断；了解眼外伤的发病机制。
> 3. 能力目标　具有对眼化学伤患者采取急救护理措施的能力，具备对眼外伤患者进行健康指导及心理护理的能力。

眼外伤（ocular trauma）是指机械、物理和化学等因素直接作用于眼部，引起眼球和眼附属器的组织结构和功能的损害。眼外伤可造成视力障碍甚至眼球破裂，是失明的主要原因之一。根据眼外伤的致伤因素，可分为机械性和非机械性眼外伤两大类。前者包括钝挫伤、穿通伤、异物伤等，后者包括化学伤、辐射伤、热烧伤和毒气伤等。

> **案例 9-1**
>
> 患者，男，39岁。因被拳头击伤后左眼肿痛12小时入院。12小时前与人打架时被对方拳头击伤左眼，左眼上下眼睑发青淤血，前房积血，瞳孔约4mm，规则圆形，对光反射正常，目前患者除眼部略微疼痛外，无其他异常反应，无头痛、恶心，眼球转动正常。
>
> 问题：1. 该患者治疗措施如何？
> 　　　2. 请问该患者应该采取什么体位？试为其制订护理措施。

第1节　眼球表面异物伤患者的护理

（一）概述

眼球表面异物伤是指异物损伤并黏附于角膜、结膜表层的常见眼外伤。多因异物不慎飞溅入眼并附着于角膜或结膜表面所致。常见异物有细小铁屑、灰尘、煤屑等。及时处理预后较好；若异物处理不当或进入角膜深层，易继发感染；如并发角膜溃疡、虹膜睫状体炎或形成角膜瘢痕，视力多受影响。

（二）护理评估

1. 健康史　询问患者有无眼部外伤史。

2. 身体状况　患者多有眼部异物感、疼痛、畏光、流泪、眼睑痉挛和视力下降等。结膜异物多位于睑板下沟或穹隆部；角膜异物可黏附于表层，重者嵌入实质层，长时间嵌顿容易引起感染，有脓性或黏脓性分泌物，异物周围可见灰白色浸润灶或溃疡；铁锈异物的周围可形成锈斑（图9-1）。

3. 心理-社会状况 了解患者的心理状态，评估患者的年龄、性别、职业、家庭状况及对本病的认识等。

4. 辅助检查 必要时可做影像学检查，X线检查或CT扫描可显示金属异物。

（三）治疗要点

及早取出异物，局部或全身应用抗生素防治感染。

（四）主要护理诊断/问题

1. 舒适度减弱：眼部疼痛、畏光、流泪等 与眼球表面异物有关。

2. 潜在并发症： 角膜溃疡、角膜瘢痕形成等。

3. 知识缺乏： 缺乏眼球表面异物伤的防治知识。

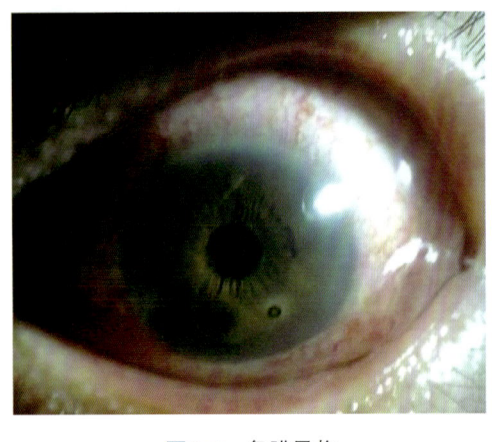

图9-1 角膜异物

（五）护理措施

1. 一般护理 保持环境和眼部清洁，光线柔和，注意营养。

2. 病情观察 观察视力、眼压、眼痛的变化；仔细评估角膜和结膜有无异物残留，异物附着处有无浸润灶或溃疡、脓性分泌物；铁锈异物的周围有无锈斑形成；植物性异物患者应密切观察有无继发感染。

3. 对症护理

（1）浅表角膜异物或结膜异物 可用蘸有生理盐水的无菌棉签拭去，或用生理盐水冲洗结膜囊。

（2）嵌入性角膜异物 应及早剔除，手术严格执行无菌操作，用0.5%丁卡因表面麻醉后，用无菌器械向角膜缘方向剔除，如有锈环尽量一次性刮尽；多发细小异物分批剔除。术后嘱患者不要揉眼，第2天复查，如患眼疼痛剧烈，及时来院就诊。

4. 用药护理 异物取出后滴抗生素滴眼液或涂抗生素眼膏包盖患眼，预防感染。

5. 健康指导

（1）提高安全防范意识，从事高风险工作时佩戴防护面罩或眼镜，防止眼外伤的发生。

（2）若异物溅入眼内，切勿揉搓眼部或自行处理异物，应及时就近到医院处理。

> **考点：** 眼球表面异物伤的对症护理

第2节 眼钝挫伤患者的护理

（一）概述

眼钝挫伤（ocular blunt trauma）为机械性钝力引起的眼外伤，可造成眼球和（或）眼附属器的损伤，引起眼部多种结构和组织的病变。眼钝挫伤占眼外伤发病率的30%以上，严重影响视功能。

眼钝挫伤的常见原因有砖石、球类、拳头、跌撞、车祸及爆炸产生的气浪冲击等。钝力打击眼部除造成直接损伤外，冲击力在眼内和眼球壁传递，还可引起多处间接损伤。

（二）护理评估

1. 健康史 询问患者是否有明确的外伤史，并仔细询问患者致伤的过程。

2. 身体状况 根据眼球、眼附属器等不同损伤部位，表现为不同程度的视力障碍及相应的症状和体征。

（1）眼睑挫伤 轻者可引起眼睑水肿、皮下出血，重者出现眼睑皮肤裂伤、泪小管断裂或上睑提肌损伤。

（2）眼眶壁骨折 眼眶内壁如筛骨或泪骨骨板较薄，较易断裂，眼眶下壁易发生爆裂性骨折，损伤眼外肌和神经等。可引起视力下降，视物重影，斜视或者眼球运动障碍，眼球塌陷，眼球移位，眼球穿通伤甚至破裂。眶周神经损伤可引起面部麻木等症状；如果破碎的骨片或者骨折移位压迫到了眼外肌或视神经，可引起复视、视野缺损，甚至失明等。

（3）结膜挫伤 结膜充血、水肿、结膜下淤血及结膜撕裂。

（4）角膜挫伤 角膜上皮擦伤，角膜基层水肿、增厚及混浊，后弹力层皱褶。严重时可发生角膜破裂。

（5）巩膜挫伤 巩膜破裂，伤口多发生于角巩膜缘或眼球赤道部。

（6）虹膜睫状体挫伤 外伤性虹膜睫状体炎、虹膜根部断离（瞳孔呈D形）（图9-2）、外伤性瞳孔散大、前房积血（图9-3）、房角后退等。

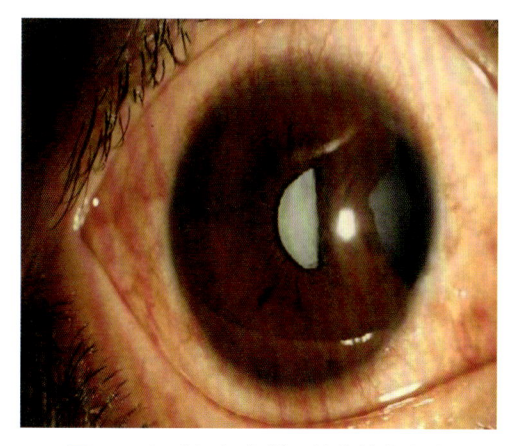

图 9-2 虹膜根部离断、外伤性白内障　　　　图 9-3 前房积血

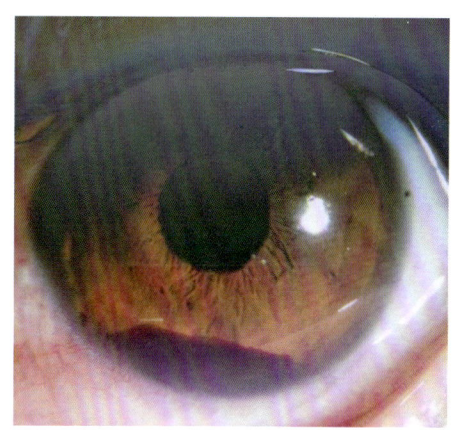

（7）晶状体挫伤 晶状体脱位、半脱位或外伤性白内障（图9-2），可引起视力下降。

（8）其他 损伤视网膜、脉络膜或睫状血管，可发生视功能损伤、脉络膜脱离、玻璃体积血等。

3. 心理-社会状况 了解患者是否有焦虑、害怕等心理表现。评估患者的年龄、职业、家庭状况及对本病的认知程度。

4. 辅助检查 裂隙灯显微镜、检眼镜、X线、CT及眼部超声检查等明确眼附属器、眼球、神经损伤的部位及损伤的程度。

（三）治疗要点

根据眼钝挫伤的部位、表现、程度等，进行对症治疗，包括药物治疗和手术治疗。

（四）主要护理诊断/问题

1. 感知改变：视力障碍 与屈光系统和视神经损伤等有关。

2. 潜在并发症：继发性青光眼、前房积血、视网膜脱离等。

3. 焦虑 与担心眼外伤预后有关。

（五）护理措施

1. 一般护理 注意环境和眼部卫生，光线柔和，选择营养丰富、清淡、易消化食物；前房积血患者取半卧位；如患者双眼视力受损，应协助做好生活护理。

2. 病情观察　观察视力、眼压、眼痛的变化；注意损伤部位有无分泌物、出血、感染、溃疡；损伤严重者应注意观察生命体征。

3. 对症护理　根据损伤部位的不同，协助治疗操作，予以相应的护理。

（1）眼睑挫伤者　如有眼睑水肿或皮下出血，48小时内冷敷，48小时后热敷。皮肤裂伤者予以缝合，上睑提肌断裂者应给予修复，常规注射破伤风抗毒素。

（2）角膜上皮损伤者　滴抗生素及角膜上皮细胞生长因子滴眼液，通常24小时可愈合，第2天复查；角膜基质层水肿者，可滴用糖皮质激素滴眼液，必要时用散瞳剂。

（3）角巩膜裂伤者　应手术缝合。

（4）外伤性虹膜睫状体炎者　护理同虹膜睫状体炎。

（5）前房积血者　包盖双眼，给予止血剂和糖皮质激素；注意观察眼压变化和前房积血的吸收情况，眼压升高时应滴予降眼压药物。

（6）晶状体损伤者　应住院观察病情，如导致严重视力下降或继发青光眼等并发症时，应立即手术摘除。

（7）眼眶壁骨折者　如仅有水肿等可采取糖皮质激素、脱水剂等非手术治疗；眼外肌嵌顿或骨片压迫视神经等引起视功能损伤及眼外观受损时，应采取手术并做好术前、术后的护理。

> **考点：** 眼钝挫伤的对症护理

4. 心理护理　耐心解释病情，焦虑患者及时给予心理疏导。

5. 健康指导

（1）指导患者保持身心健康，使其积极配合治疗。

（2）加强安全教育，严格执行安全生产制度，提高自我防护能力。

（3）发生眼钝挫伤时，应及时到眼科就诊，以免延误治疗。

第3节　眼球穿通伤及眼内异物患者的护理

一、眼球穿通伤患者的护理

（一）概述

眼球穿通伤（perforating injury of eyeball）是眼球被锐器刺入、击穿造成。眼球壁全层穿通，伴或不伴眼内组织损伤或脱出。常见眼球穿通伤包括各种锐器如刀、针、剪等刺入眼球或金属碎片飞溅入眼。预后与穿通伤的部位、范围、程度、是否有并发症，以及是否治疗及时紧密相关。眼球穿通伤的损害复杂而严重，是致盲的重要原因。

（二）护理评估

1. 健康史　详细询问患者是否有明确的外伤史，致伤过程、致伤物质，受伤后诊治的过程等。

2. 身体状况

（1）症状　不同部位的损伤出现不同程度的视力下降、眼痛、畏光、流泪、眼睑痉挛等症状。

（2）体征

1）角膜穿通伤：最常见。伤口小且规则，一般可自行闭合，愈合后仅余线状条纹；伤口大而不规则，常伴虹膜脱出嵌顿（图9-4），前房变浅或消失，晶状体损伤。

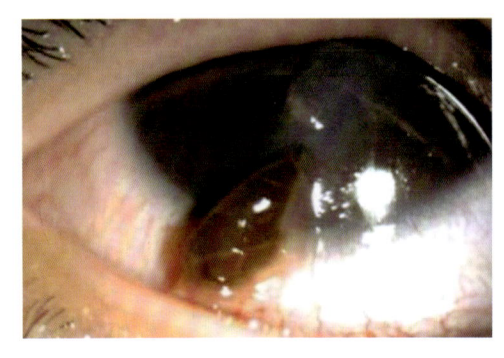

图9-4　角膜穿通伤伴虹膜脱出嵌顿

2）巩膜穿通伤：较小的伤口不易发现，伤口处可见球结膜下出血。较大伤口可伴脉络膜、视网膜的损伤和玻璃体积血。

3）角巩膜穿通伤：常并存有葡萄膜组织嵌顿或脱出，眼内积血。

4）眼内炎：眼球穿通伤后合并细菌或真菌感染所致，严重时可导致失明。

5）眼内异物：异物碎片穿通眼球壁存留于眼内。

6）交感性眼炎：伤眼（称诱发眼）受穿通伤后炎症反应持续不退，另一眼（称交感眼）也出现类似的葡萄膜炎，视力急剧下降。一般为眼内异物或葡萄膜组织嵌顿造成。

3. 心理-社会状况 评估患者的发病年龄、性别、职业、家庭状况及对本病的认知。

4. 辅助检查 X线、CT、眼部超声检查及MRI检查明确异物位置及性质等。

（三）治疗要点

眼球穿通伤需急诊处理。治疗原则是初期缝合伤口，恢复眼球完整性，防治感染和并发症，必要时行二期手术。眼内异物需及时取出。

（四）主要护理诊断/问题

1. 感知改变：视力下降 与屈光系统损伤及眼内积血有关。

2. 潜在并发症：外伤性白内障、继发性青光眼、虹膜睫状体炎、眼内炎、交感性眼炎等。

3. 焦虑 与眼球穿通伤严重影响视力和外观，担心预后有关。

（五）护理措施

1. 一般护理 禁忌挤压、按摩眼部；避免冲洗结膜囊，避免污水入眼；保持环境和眼部卫生，光线宜稍暗；选择高蛋白、纤维素丰富、易消化食物；预防感冒，防止便秘引起眼压增高；视觉障碍患者应协助做好生活护理。

2. 病情观察 观察视力、眼压、眼痛的变化；注意损伤部位有无眼内容物脱出，有无出血或感染；健眼有无视力下降、眼痛、畏光、流泪等交感性眼炎表现。

3. 用药护理

（1）用抗生素滴眼液频繁点眼，全身应用抗生素，必要时加用糖皮质激素。

（2）如果发生感染性眼内炎，应充分散瞳，局部和全身应用足量的抗生素或糖皮质激素。玻璃体内注药，必要时可先抽取房水及玻璃体液做细菌培养和药物敏感试验，同时做好玻璃体切割术前准备。

4. 手术护理 需手术者做好内眼手术前后护理工作。

5. 心理护理 需摘除眼球患者，应详细解释进行手术的理由及术后安装义眼等事宜。

6. 健康指导

（1）加强安全教育，增强自我防护意识。儿童远离刀、剪等利器。

（2）讲解交感性眼炎的特征及预后，一旦健眼出现不明原因的眼部充血、疼痛、视力下降时，应及时就诊。

（3）指导患者出院后遵医嘱用药并定期复查，眼内异物未取出者，择期返院行异物取出术。

（4）禁止结膜囊冲洗，严格执行无菌操作，动作轻柔，避免压迫眼球，以免加重眼内组织脱出和出血。

考点：眼球穿通伤的健康指导

二、眼内异物伤患者的护理

（一）概述

眼内异物伤（intraocular foreign body）是指异物碎片击穿眼球壁，存留于眼内。眼内异物对眼部的损害包括机械性损伤、化学性损伤和继发感染、交感性眼炎等，严重危害视力。眼内异物可分为金属异物和非金属异物，金属异物又分为磁性异物和非磁性异物。

（二）护理评估

1. 健康史 询问患者是否有明确的外伤史，致伤的过程，被何物损伤，了解致伤物性质等，询问受伤后诊治的过程。

2. 身体状况 由于眼球损伤的程度、异物性质和眼内部位不同，可出现不同的身体状况。

（1）症状体征 同眼球穿通伤。

（2）眼内异物多可检查出穿通伤的损伤径路，从前往后检查结膜、角膜、巩膜、虹膜、晶状体和视网膜等。

（3）眼内异物可引起外伤性虹膜睫状体炎、化脓性眼内炎、交感性眼炎、玻璃体视网膜病变等并发症。铜质、铁质金属异物可引起眼铜质沉着症、眼铁质沉着症。

3. 心理-社会状况 了解患者是否存在焦虑、害怕等心理状态。注意评估患者的年龄、职业、家庭状况及对本病的认识。

4. 辅助检查

（1）B超 可帮助诊断有无眼球内异物及眼球壁破裂等。

（2）X线、CT检查 可以明确有无眶骨骨折，眼内及眼眶内有无异物，以及异物的位置。

（三）治疗要点

1. 手术治疗 缝合伤口，恢复眼球完整性，及时取出眼内异物。磁性异物可使用磁铁吸出。

2. 预防感染 包扎伤眼，眼部和（或）全身应用抗生素，常规注射破伤风抗毒素。必要时用糖皮质激素抗炎、散瞳。

> **考点**：眼内异物伤的治疗要点

（四）主要护理诊断/问题

1. 感知改变：视力下降 与屈光系统损伤及眼内异物有关。

2. 疼痛：眼部疼痛 与外伤及眼压升高等因素有关。

3. 焦虑 与担心手术及预后有关。

4. 潜在并发症：外伤性虹膜睫状体炎、感染性眼内炎、交感性眼炎、外伤性玻璃体视网膜病变等。

（五）护理措施

及时取出异物，其他护理措施参考眼穿通伤的护理。

第4节 眼化学伤患者的护理

（一）概述

眼化学伤（ocular chemical injury）是指化学溶液、固体或气体接触眼部，引起眼部损伤，也称眼化学性烧伤，分为酸性和碱性眼化学伤。

低浓度酸性烧伤对眼部有刺激作用，高浓度酸性烧伤能使组织蛋白凝固坏死，凝固蛋白可阻止酸性物质渗透进入深层组织。碱能溶解脂肪和蛋白质，接触眼组织后会迅速渗透损伤眼深层组织，严重者引起角膜穿孔和眼球萎缩。碱性烧伤多由氢氧化钠、生石灰引起。

（二）护理评估

1. 健康史 询问是否有化学物质接触眼部病史，致伤物的性质、浓度、量及与眼部接触的时间。了解有无进行眼部冲洗或其他急救护理。

2. 身体状况 可出现不同程度的眼痛、畏光、流泪、视力下降等症状。根据伤后组织反应，可分为轻、中、重三度。

（1）轻度 一般由弱酸或稀释的弱碱引起。表现为眼睑与结膜轻度充血水肿，角膜上皮点状脱落，可痊愈而不留瘢痕，视力多不受影响。

（2）中度 由强酸或较稀的碱引起。眼睑皮肤有水疱或糜烂，结膜水肿及出现小片状坏死；角膜明显水肿混浊，上皮层脱落或形成白色凝固层（图9-5），治愈后留有角膜斑翳，视力下降。

（3）重度 多由强碱引起。结膜广泛缺血坏死，角膜全层混浊甚至呈瓷白色，形成溃疡甚至穿孔，常伴葡萄膜炎、继发性青光眼及并发性白内障等。还常见角膜白斑、睑球粘连或眼球萎缩等并发症，最终可引起视功能丧失。

3. 心理-社会状况 评估患者的情绪状况，评估其年龄、性别、职业、对本病的认知程度及对疼痛的耐受力等。

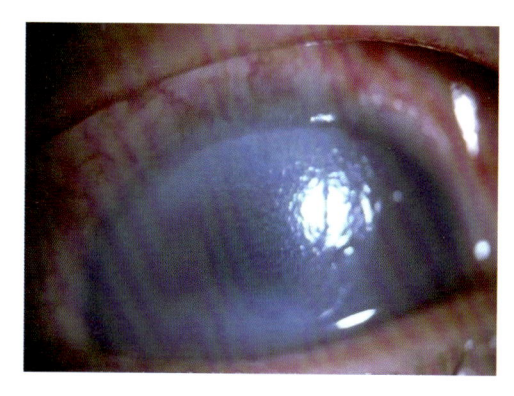

图9-5 眼碱性烧伤

4. 辅助检查 裂隙灯显微镜检查等。致伤物质不明时可进行结膜囊pH测定，确定是酸性烧伤还是碱性烧伤。

（三）治疗要点

眼化学伤是眼科急症，急救原则是争分夺秒、就近取材、彻底冲洗，控制感染，散瞳及针对并发症进行手术治疗。

> **考点**：眼化学伤的急救原则

（四）主要护理诊断/问题

1. 急性疼痛：眼痛 与化学物质损伤眼部组织有关。

2. 感知紊乱：视觉障碍 与化学物质引起的屈光系统损伤有关。

3. 焦虑 与眼化学伤引起视力下降、外观损害及担心预后有关。

4. 知识缺乏：缺乏眼化学伤的相关防治知识。

5. 潜在并发症：角膜溃疡、穿孔、葡萄膜炎、继发性青光眼、并发性白内障、眼睑畸形及眼球萎缩等。

（五）护理措施

1. 一般护理 注意营养和休息；如患者双眼视力受损，应协助做好生活护理。

2. 病情观察 观察视力、眼压、眼痛的变化；观察有无角膜上皮脱落、溃疡或穿孔，有无睑球粘连等。

3. 对症护理

（1）急救护理 就地取材，用清水冲洗患眼；到医院后用大量生理盐水彻底冲洗患眼，冲洗时翻转上、下眼睑，嘱患者转动眼球，充分暴露穹隆部，冲洗30分钟以上。生石灰或块状固体异物应先取出再冲洗。

（2）严重碱性化学伤 前房穿刺冲洗，清除坏死组织，防止睑球粘连。

4. 用药护理

（1）中和用药 严重酸性化学伤可用2%碳酸氢钠溶液冲洗，球结膜下注射5%磺胺嘧啶钠溶液；

碱性化学伤用3%硼酸溶液冲洗，球结膜下注射维生素C。

（2）其他　散瞳，防止虹膜后粘连；局部应用胶原酶抑制剂，防止角膜溃疡及穿孔；应用糖皮质激素，减轻炎症反应和抑制新生血管的形成；病情重者眼部或全身应用抗生素控制感染。

5. 手术护理　后期并发症手术治疗，按眼科手术常规护理。

6. 心理护理　耐心向患者解释病情和治疗效果，缓解患者紧张、悲观的情绪，使其配合治疗和护理。

7. 健康指导

（1）指导患者及家属正确的用药方法，定期门诊随访。如症状加重或出现并发症，应及时到医院就诊。

（2）加强眼化学伤安全防护教育及预防为主的观念。从事化工作业者，应掌握基础防护知识，工作时佩戴防护眼镜，规范操作，防止化学物质溅入眼部。

（3）说明现场急救的重要性，大力宣传眼化学伤的急救方法。

> **考点：** 眼化学伤的中和用药

自 测 题

A1/A2 型题

1. 最常见的眼球表面异物存留部位是（　　）
   A. 结膜睑板下沟或穹隆　B. 角膜
   C. 巩膜　　　　　　　　D. 虹膜嵌顿
   E. 泪道

2. 可引起眼铁质沉着症的玻璃体异物是（　　）
   A. 植物　　　　　　　　B. 铜屑
   C. 铁屑　　　　　　　　D. 石块
   E. 玻璃

3. 以下关于眼球穿通伤的身体状况描述，正确的是（　　）
   A. 角膜穿通伤伤口小且规则，常形成角膜白斑
   B. 巩膜穿通伤常伴虹膜脱出嵌顿
   C. 角巩膜穿通伤常见眼内积血
   D. 眼球穿通伤都可检查出眼内异物
   E. 交感性眼炎是眼外伤后伤眼合并感染造成

4. 重度眼化学伤可能由以下哪种化学物质引起（　　）
   A. 稀硫酸　　　　　　　B. 稀盐酸
   C. 硫酸　　　　　　　　D. 氢氧化钠
   E. 生石灰

5. 眼钝挫伤的常见原因，除外（　　）
   A. 砖石　　　　　　　　B. 球类
   C. 拳头　　　　　　　　D. 爆炸
   E. 硫酸

6. 患者因车祸造成眼眶壁骨折，其手术指征是（　　）
   A. 眼眶水肿　　　　　　B. 视神经水肿
   C. 眼外肌嵌顿　　　　　D. 面部麻木
   E. 口角歪斜

7. 患者车祸后发生角膜穿透，虹膜、晶状体脱出眼外，玻璃体大量出血，下列哪种并发症发生的可能性最小（　　）
   A. 细菌性眼内炎　　　　B. 瞳孔阻滞性青光眼
   C. 交感性眼炎　　　　　D. 铁锈症
   E. 虹膜睫状体炎

8. 患者被拳头击伤眼部后出现前房积血，护士应该为其采取的体位是（　　）
   A. 平卧位　　　　　　　B. 半卧位
   C. 中凹位　　　　　　　D. 头低足高位
   E. 截石位

9. 小李工作时被酸性洗剂溅入眼内，此时急救护理措施最首要的是（　　）
   A. 就地用大量清水冲洗
   B. 用2%碳酸氢钠溶液冲洗
   C. 球结膜下注射5%磺胺嘧啶钠溶液
   D. 用3%硼酸溶液冲洗
   E. 球结膜下注射维生素C

10. 眼化学伤用药指导错误的是（　　）
    A. 散瞳，防止虹膜后粘连
    B. 局部应用胶原酶抑制剂，防止角膜溃疡及穿孔
    C. 应用糖皮质激素，减轻炎症反应和抑制新生血管的形成
    D. 病情重者眼部或全身应用抗生素控制感染
    E. 碱性化学伤需长期服用维生素C

（黄沁园）

第10章 耳鼻咽喉的应用解剖生理

> **学习目标**
>
> 1. 素质目标 培养科学严谨的治学态度，实事求是评估患者的工作作风。
> 2. 知识目标 掌握耳鼻咽喉的应用解剖结构；熟悉耳鼻咽喉的主要生理功能；了解气管、支气管的应用解剖及其与鼻咽喉的关系。
> 3. 能力目标 能在图片、模型及人体上识别耳鼻咽喉的解剖结构，理解其生理功能，为今后学习耳鼻咽喉科疾病护理奠定基础。

一、耳的应用解剖与生理

（一）耳的应用解剖

耳（ear）由外耳、中耳和内耳3部分组成（图10-1）。外耳和中耳主要起传导声波的作用，内耳有听觉和平衡觉的感受器，起感音和平衡身体的作用。除耳郭外，其他结构隐藏于颞骨内。

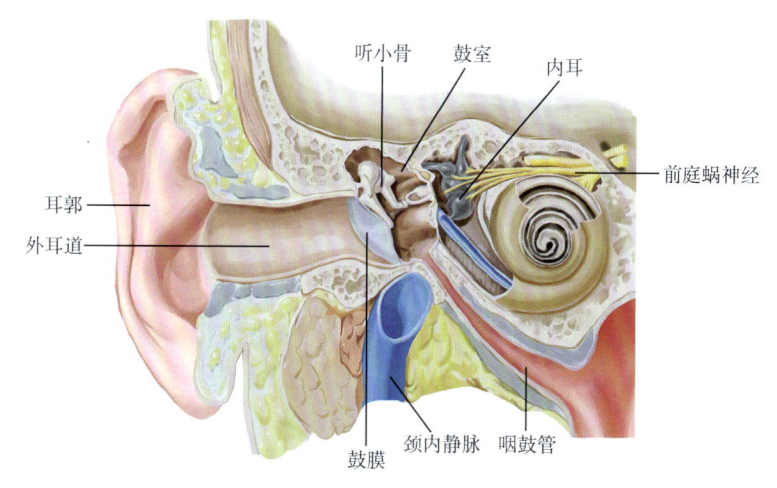

图10-1 耳的解剖结构

1. 外耳 包括耳郭和外耳道。

（1）耳郭（auricle） 除耳垂由脂肪与结缔组织构成外，其余均为软骨组织外覆软骨膜和皮肤构成。耳郭的皮肤菲薄，血管位置表浅，低温时容易发生冻疮。

（2）外耳道（external auditory meatus） 起自外耳道口，向内止于鼓膜，成人长2.5～3.5cm，由软骨部和骨部组成。成人外耳道外1/3为软骨部，内2/3为骨部。软骨部皮肤富有毛囊和皮脂腺，易发生外耳道疖；并含有耵聍腺，能分泌耵聍，如耵聍分泌过多或外耳道狭窄，可导致耵聍栓塞。外耳道皮下组织少，皮肤与软骨膜、骨膜紧密相贴，外耳道炎性肿胀时疼痛较为剧烈。外耳道略呈S形弯曲，成人的软骨部弯向前下，婴幼儿则稍向上斜，故检查外耳道深部及鼓膜时，成人需将耳郭向后上外方向提起，婴幼儿则应向后下方牵拉，使外耳道呈一直线。

考点： 检查外耳道深部及鼓膜时，外耳道的牵拉方法

2. 中耳 由鼓室、咽鼓管、鼓窦和乳突4部分组成。

（1）鼓室（tympanic cavity） 是位于鼓膜和内耳外侧壁之间的一个略似六面体的不规则含气空腔。向前通过咽鼓管与鼻咽部相通，向后经鼓窦入口与鼓窦和乳突气房相通。鼓室内容物包括听骨、韧带和肌肉，听骨即锤骨、砧骨和镫骨，三者借韧带与关节衔接成听骨链。

鼓室有内、外、前、后、上、下6个壁。

1）内壁：即内耳外侧壁。表面凸凹不平，从上自下有外半规管凸、面神经管凸、前庭窗、鼓岬及蜗窗等重要解剖学标志。

2）外壁：包括骨部和膜部，膜部较大，即鼓膜。鼓膜为一椭圆形半透明的薄膜，高约9mm，宽约8mm，厚约0.1mm，前下方朝内倾斜，与外耳道底呈45°～50°角。正常鼓膜有脐、锤骨柄（锤纹）、锤骨短突（锤凸）、光锥等解剖学标志（图10-2）。

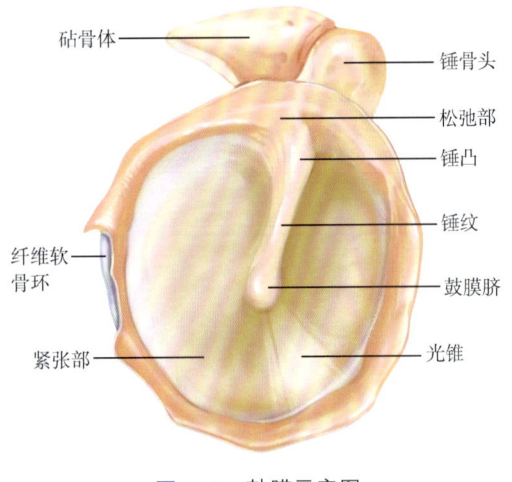

图10-2 鼓膜示意图

3）前壁：前壁下部以极薄的骨板与颈内动脉相隔；上部有两口，上为鼓膜张肌半管的开口，下为咽鼓管的鼓室口。

4）后壁：又名乳突壁，上宽下窄，面神经垂直段通过此壁的内侧，如该处骨壁受损，可导致耳源性面瘫。后壁上部有一小孔，为鼓窦入口，上鼓室借此与鼓窦相通，并间接与乳突气房相连，为中耳炎向鼓窦及乳突扩散的通道。

5）上壁：又称鼓室盖，鼓室借此壁与颅中窝的大脑颞叶相隔，此壁损伤可致脑脊液耳漏。

6）下壁：为一薄骨板，分隔鼓室与颈静脉球。

（2）咽鼓管（pharyngotympanic tube） 为沟通鼓室与鼻咽的管道。起于鼓室前壁，向内、前、下斜行，开口于鼻咽侧壁，下鼻甲后端的后方。咽鼓管的鼻咽口在静息状态时闭合成一裂隙，仅在张口、吞咽、呵欠、歌唱时开放，使空气进入鼓室，以调节中耳与外界气压的平衡。咽鼓管黏膜为假复层纤毛柱状上皮，纤毛运动朝向鼻咽部，可以排出鼓室内分泌物。小儿咽鼓管与成人相比，具有宽、短且接近水平位的特点，细菌易经此侵入鼓室引起感染，故小儿易患化脓性中耳炎。

（3）鼓窦（tympanic sinus） 是位于鼓室后上方的含气空腔，向后下通向乳突气房，上方以鼓窦盖与颅中窝相隔。

（4）乳突（papilla） 为许多大小不等、相互连通的气房，内有无纤毛的黏膜上皮覆盖。根据乳突气房发育程度可分为4种类型：气化型、板障型、硬化型和混合型。

考点：小儿易患中耳炎的解剖因素

3. 内耳 又称迷路（labyrinth），位于颞骨岩部，包括骨迷路和膜迷路（图10-3）。两者形状相似，外层为骨迷路，内层为膜迷路，两者之间充满外淋巴液，膜迷路内充满内淋巴液，内、外淋巴液互不相通。

（1）骨迷路（bony labyrinth） 由致密的骨质构成，包括耳蜗、前庭和骨半规管。

（2）膜迷路（membranous labyrinth） 由膜管和膜囊构成，借纤维束固定于骨迷路内，可分为膜蜗管、椭圆囊、球囊和膜半规管，各部相互连通。椭圆囊位于前庭后上部，内有椭圆囊斑，球囊位于前庭的前下方，内有球囊斑，椭圆囊斑和球囊斑可感受位置觉，亦称位觉斑。膜半规管附着于骨半规管的外侧壁，在骨半规管的壶腹部相应膨大，称为膜壶腹，内含壶腹嵴，也是位置觉感受器。膜蜗管即中阶，其外侧壁为螺旋韧带，顶壁为前庭膜，底壁为基底膜。在基底膜上有螺旋器，又名Corti器，是听觉感受器。

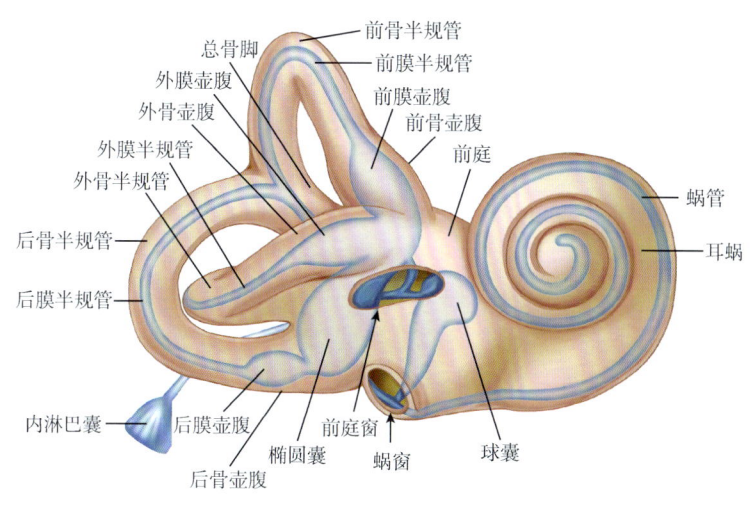

图10-3 骨迷路与膜迷路

（二）耳的生理

耳是位听器官，具有听觉和平衡觉两种生理功能。

1.听觉生理 声音传入内耳的途径有两种，分别为空气传导和骨传导。正常情况下，以空气传导为主。

（1）空气传导（air conduction） 声波被耳郭收集，通过外耳道传至鼓膜，引起鼓膜、听骨链振动，镫骨足板的振动通过前庭窗传入内耳，激起内耳外、内淋巴液波动，内耳淋巴液波动时会引起基底膜振动，使位于其上的螺旋器毛细胞受到刺激而感音，经听神经传到大脑颞叶听觉中枢形成听觉（图10-4）。

（2）骨传导（bone conduction） 是指声波直接经颅骨传导至内耳，使内耳外、内淋巴液波动而引起基底膜振动，并激动耳蜗的螺旋器而感音，经听神经传到听中枢形成听觉。

2. 平衡觉生理 人体主要依靠前庭、视觉和本体感觉这3个系统的协调作用来维持身体的平衡，其中以前庭系统最为重要。

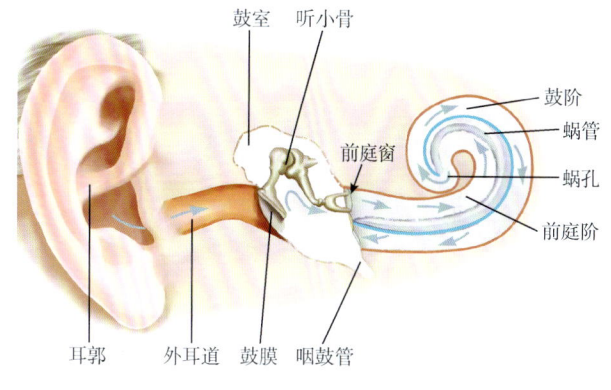

图10-4 声波的空气传导

二、鼻的应用解剖与生理

（一）鼻的应用解剖

鼻（nose）由外鼻、鼻腔和鼻旁窦三部分组成。

1. 外鼻（external nose） 位于面部中央，由骨和软骨构成其支架，外覆皮肤和软组织，外观呈基底向下的三棱锥状体。鼻尖和鼻翼处皮肤较厚，富含皮脂腺和汗腺，易发生鼻疖、痤疮和酒渣鼻；皮肤与皮下组织连接较紧密，炎症肿胀时皮肤张力较大，疼痛剧烈。外鼻的静脉主要经内眦静脉及面静脉汇入颈内静脉，而内眦静脉可经眼上、下静脉与颅内的海绵窦相通。因面部静脉无静脉瓣，血液可双向流动，故鼻部或上唇（危险三角区）患疖肿时若挤压，细菌可循上述静脉扩散至颅内，引起致命的海绵窦血栓性静脉炎。

2. 鼻腔（nasal cavity） 起于前鼻孔，向后止于后鼻孔并与鼻咽部相通，包括鼻前庭和固有鼻腔，通常所指的鼻腔为固有鼻腔。为顶窄底宽的不规则腔隙，鼻中隔将其分隔为左右两腔。

（1）鼻前庭（nasal vestibule） 起自前鼻孔，止于鼻阈，由皮肤覆盖，长有鼻毛，富含皮脂腺和汗腺，易发生疖肿。鼻前庭皮肤与固有鼻腔黏膜移行处的弧形隆起称为鼻阈。

（2）固有鼻腔（nasal cavity proper） 简称为鼻腔，起自鼻阈，止于后鼻孔，由黏膜覆盖，有内、外、顶、底四个壁。

1）内侧壁：即鼻中隔（nasal septum），主要由鼻中隔软骨、筛骨垂直板、犁骨和上颌骨腭突构成支架，软骨膜和骨膜外覆盖黏膜（图10-5）。鼻中隔前下部的黏膜下动脉血管密集，汇聚成丛，称利特尔区（Little area），是鼻出血的好发部位，又称"易出血区"。

2）外侧壁：该壁自上而下有3个呈阶梯形排列的长条骨片，外覆黏膜，称为鼻甲，依次为上鼻甲、中鼻甲、下鼻甲（图10-6）。每一鼻甲下缘游离向下悬垂于鼻腔，均与相应的鼻腔外侧壁之间形成一裂隙样空间，称为鼻道，分别为上鼻道、中鼻道、下鼻道。鼻甲与鼻中隔之间的腔隙称总鼻道，中鼻甲游离缘平面以上的总鼻道称嗅裂或嗅沟。上鼻甲最小，位于外侧壁的上后部，其后端的后上方有一凹陷，为蝶筛隐窝，是蝶窦的开口。上鼻道的外侧壁上有后组筛窦的开口。中鼻甲为筛骨的一部分，分前部和后部，前部为垂直部，后部为水平部。中鼻道外侧壁上有两个隆起，前下为钩突，后上为筛泡，两者之间有一半月形裂隙，称为半月裂孔。半月裂孔向前下和外上逐渐扩大形成的漏斗状沟槽，称为筛漏斗，内有前组鼻窦开口。半月裂孔实为筛漏斗在中鼻道外侧壁上的开口，是前鼻窦组和中鼻道之间通气引流的裂孔。中鼻甲、中鼻道及附近的区域统称为窦口鼻道复合体（ostiomeatal complex，OMC）。下鼻甲最大，其前端接近鼻阈，后端距咽鼓管咽口仅1～1.5cm，故下鼻甲肿胀或肥大时常引起鼻塞，也可影响咽鼓管通气而出现耳部症状。下鼻道前上方有鼻泪管开口，其外侧壁前段近下鼻甲附着处，骨壁较薄且血管少，是上颌窦穿刺的最佳进针位置。

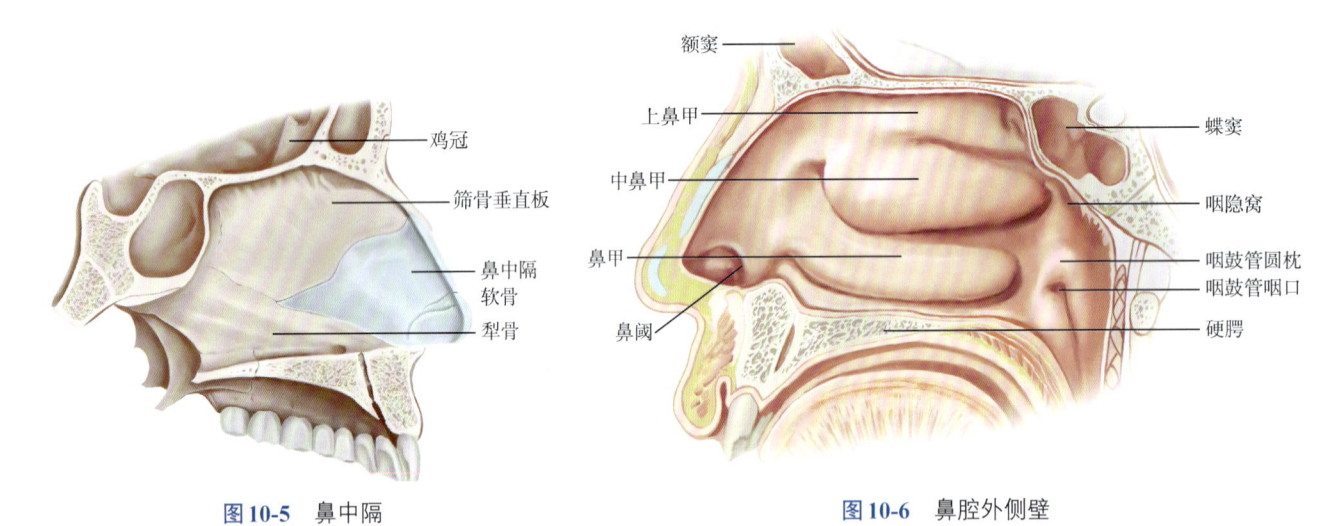

图10-5 鼻中隔

图10-6 鼻腔外侧壁

考点：鼻出血的好发部位

3）顶壁：主要由筛骨水平板构成，借此与颅前窝相隔；板上多孔（筛孔），嗅神经由此通过进入颅内；该板骨质薄而脆，外伤或手术时容易损伤，导致脑脊液鼻漏。

4）底壁：即硬腭，与口腔相隔，由上颌骨腭突和腭骨水平部构成。

3. 鼻旁窦（paranasal sinus） 为鼻腔周围颅骨内的含气空腔，共4对，分别依其所在颅骨命名为额窦、筛窦、上颌窦和蝶窦（图10-7），各鼻旁窦借自然开口与鼻腔相通。鼻旁窦按其解剖位置及窦口所在部位，分为前后两组。前组鼻旁窦包括额窦、前组筛窦和上颌窦，均开口于中鼻道；后组鼻旁窦包括后组筛窦和蝶窦，分别开口于上鼻道和蝶筛隐窝。

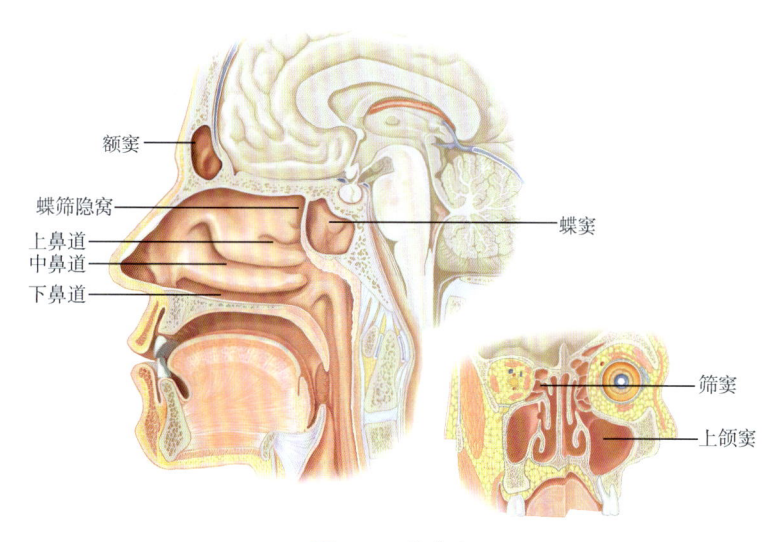

图10-7 鼻旁窦

（1）上颌窦（maxillary sinus） 最大，位于上颌骨体内。共有5个壁，前壁中央薄而凹陷，称为尖牙窝，是常用的上颌窦手术进路；后外侧壁与翼腭窝和颞下窝毗邻，近翼内肌，上颌窦病变破坏此壁可导致张口困难；上壁即眼眶底壁，上颌窦疾病与眶内疾病可相互影响；底壁即上颌骨牙槽突，常低于鼻腔底部，此壁与上颌第2前磨牙及第1、2磨牙关系密切，牙根感染可引起牙源性上颌窦炎；内侧壁即鼻腔外侧壁下部，有上颌窦口开于中鼻道。上颌窦窦腔大、窦口小且开口位置较高，不利于引流，且易受相关牙根病变影响，是上颌窦易发生炎症的重要原因。

（2）筛窦（ethmoidal sinus） 位于鼻腔外上方的筛骨体内，呈蜂窝状气房。以中鼻甲基板为界分为前后两组，前组筛窦开口于中鼻道，后组筛窦开口于上鼻道。筛窦顶壁与颅前窝相隔，骨质较薄，易因颅脑外伤骨折，发生脑脊液鼻漏；其外侧壁即眼眶内侧壁，由泪骨和筛骨纸样板构成，纸样板菲薄如纸，筛窦病变、外伤或手术时可造成眶内并发症。

（3）额窦（frontal sinus） 位于额骨体内，向下经鼻额管开口于中鼻道前端。前壁为额骨外骨板；后壁为额骨内骨板，较薄，是颅前窝前壁的一部分；底壁为眼眶顶壁，其内侧相当于眶顶内上角，甚薄，急性额窦炎时，该处压痛最为明显。

（4）蝶窦（sphenoidal sinus） 位于颅底深部的蝶骨体内，居鼻腔后上方。顶壁为蝶鞍底；前壁有窦口，开口于蝶筛隐窝；下壁为鼻咽顶部；外侧壁与颅中窝、海绵窦、颈内动脉和视神经管毗邻。

考点：鼻窦的分组及开口

（二）鼻的生理

1. 鼻腔的生理功能

（1）呼吸功能 鼻腔是呼吸道的起始部，除通气外，还对吸入的空气有调温、调湿和清洁过滤作用。

（2）嗅觉功能 空气中有气味的颗粒（嗅素）随气流到达嗅区后，被嗅腺的分泌液溶解，刺激嗅觉细胞产生神经冲动，经嗅神经、嗅球、嗅束传至嗅觉中枢，形成嗅觉。

（3）共鸣作用 依赖鼻腔的三维构筑产生共鸣作用，使声音洪亮、悦耳。鼻腔阻塞时可出现闭塞性鼻音，鼻咽腔闭合不全如腭裂时可出现开放性鼻音。

（4）反射功能 鼻腔内神经分布丰富，当鼻黏膜受到物理性或化学性刺激时，可引起广泛的心血管和呼吸等方面的反应，包括打喷嚏、流泪、支气管收缩、肺通气量下降等，严重者可致呼吸、心搏停止。

2. 鼻窦的生理功能　鼻窦对鼻腔的呼吸、共鸣等功能有辅助作用，另外，鼻窦还可减轻头颅重量，缓冲外来冲击力，对保护重要器官有一定作用。

三、咽的应用解剖与生理

（一）咽的应用解剖

咽（pharynx）是呼吸和消化的共同通道，上起颅底，下至第6颈椎下缘水平，成人全长约12cm。前方与鼻腔、口腔、喉腔相通，后方为颈椎。咽腔自上而下分为鼻咽、口咽及喉咽3部分（图10-8）。

1. 鼻咽（nasopharynx）　位于颅底与软腭游离缘平面之间，向前经后鼻孔与鼻腔相通，向下与口咽相通。在距下鼻甲后端1~1.5cm的鼻咽侧壁处，左右各有一个咽鼓管咽口。咽鼓管咽口后上方的隆起，称咽鼓管圆枕。咽鼓管圆枕后上方与咽后壁之间有一凹陷，称为咽隐窝，是鼻咽癌的好发部位。鼻咽顶后壁有腺样体，又称为咽扁桃体。

2. 口咽（oropharynx）　位于软腭与会厌上缘平面之间，向前经咽峡与口腔相通。咽峡是由上方的悬雍垂、软腭游离缘、两侧的腭舌弓和腭咽弓及下方的舌背共同构成的环形狭窄部分（图10-9）。腭舌弓和腭咽弓为扁桃体窝，内有腭扁桃体。在腭咽弓后方有条索状淋巴组织，称为咽侧索。

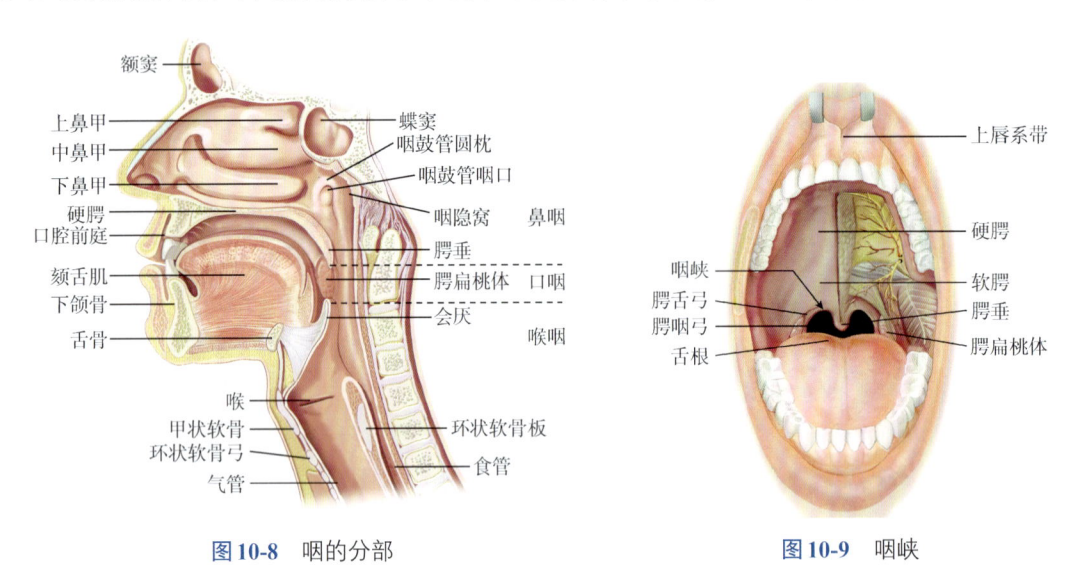

图 10-8　咽的分部　　　　　图 10-9　咽峡

3. 喉咽（laryngopharynx）　位于会厌上缘平面至环状软骨下缘平面之间，上接口咽，下与食管相连，是咽腔最狭窄的部分。舌根与会厌之间有一凹陷，舌会厌襞于正中将其一分为二，称为会厌谷。喉咽在喉入口的两侧，有一对较深的隐窝称为梨状隐窝。会厌谷和梨状隐窝为异物易停留处。

4. 咽的淋巴组织　咽黏膜下淋巴组织丰富，彼此有淋巴管相通，较大的淋巴组织团块呈环状排列，称咽淋巴环。内环主要由腺样体、咽鼓管扁桃体、腭扁桃体、咽后壁淋巴滤泡、咽侧索及舌扁桃体等构成；外环主要由咽后淋巴结、下颌角淋巴结、颌下淋巴结、颏下淋巴结等组成。内环淋巴可流向外环淋巴。

（1）腺样体　又称咽扁桃体，位于鼻咽顶后壁，呈橘瓣状，出生后即存在，6~7岁时最显著，一般10岁以后逐渐退化萎缩。

（2）腭扁桃体　又称扁桃体，为咽部最大的淋巴组织，其外侧有一潜在间隙，称为扁桃体周围间隙，间隙的上部称为扁桃体上窝，是扁桃体周围脓肿的好发部位；其内侧面黏膜上皮向扁桃体实质凹陷，形成6~20个深浅不一呈分支状的盲管，称为扁桃体隐窝，病原微生物在其中存留繁殖，当机体抵抗力下降时，易导致扁桃体发生感染。

（二）咽的生理功能

1. 呼吸功能　咽腔不仅是吸入空气的通道，对吸入的空气还具有调温、调湿和清洁作用，但均弱于鼻腔黏膜的类似功能。

2. 吞咽功能　吞咽是一种由多组肌肉参与的反射性协同运动，使食物从口腔进入食管。当食团进入口咽部时，引起反射性软腭上提，关闭鼻咽；喉上升，会厌覆盖关闭喉的入口，声门紧闭；咽肌收缩，食团经喉咽进入食管。

3. 保护功能　在吞咽或呕吐时，咽肌收缩可封闭鼻咽和喉的入口，使食物不致反流入鼻腔或吸入气管。若有异物误入并刺激到咽部，可引起呕吐反射，从而将异物排出。

4. 共鸣作用　发音时，咽腔形状可根据需要发生相应的改变，产生共鸣，使声音清晰、悦耳；并由软腭、口、唇、舌、齿等协同作用，构成各种言语。

5. 免疫功能　咽部富含淋巴组织，尤其是腭扁桃体，属末梢免疫器官，含有多种吞噬细胞，对机体具有重要的免疫作用。

6. 调节中耳气压功能　吞咽时，咽鼓管开放，空气进入中耳，使中耳气压与外界气压保持平衡，从而维持中耳正常功能。

四、喉的应用解剖与生理

（一）喉的应用解剖

喉（larynx）位于颈前正中部，上端为会厌上缘，与喉咽相通，下端为环状软骨下缘，上通喉咽，下连气管。喉由软骨、肌肉、韧带、纤维组织及黏膜等构成，既是呼吸的重要通道，又是发音器官。

1. 喉软骨　软骨构成喉的支架，包括单块的甲状软骨、环状软骨和会厌软骨，成对的杓状软骨、小角软骨、楔状软骨。会厌软骨位于喉入口，表面覆盖黏膜，会厌舌面黏膜下组织疏松，炎症时肿胀明显，严重者可导致喉阻塞而引起呼吸困难。甲状软骨为喉部最大的软骨，成年男性其前缘夹角较小且向前突出，称为喉结。环状软骨位于甲状软骨的下方，两者之间有环甲膜，紧急时可经此切开入喉以解除窒息。环状软骨是喉部唯一呈完整环形的软骨，对保持喉腔的通畅具有重要意义（图10-10）。

2. 喉肌　分喉外肌和喉内肌，喉外肌位于喉外部，将喉与周围结构相连并司喉上、下运动及固定；喉内肌司喉入口及声门开闭、声带张弛。

3. 喉腔　以声带为界分为声门上区、声门区和声门下区（图10-11）。

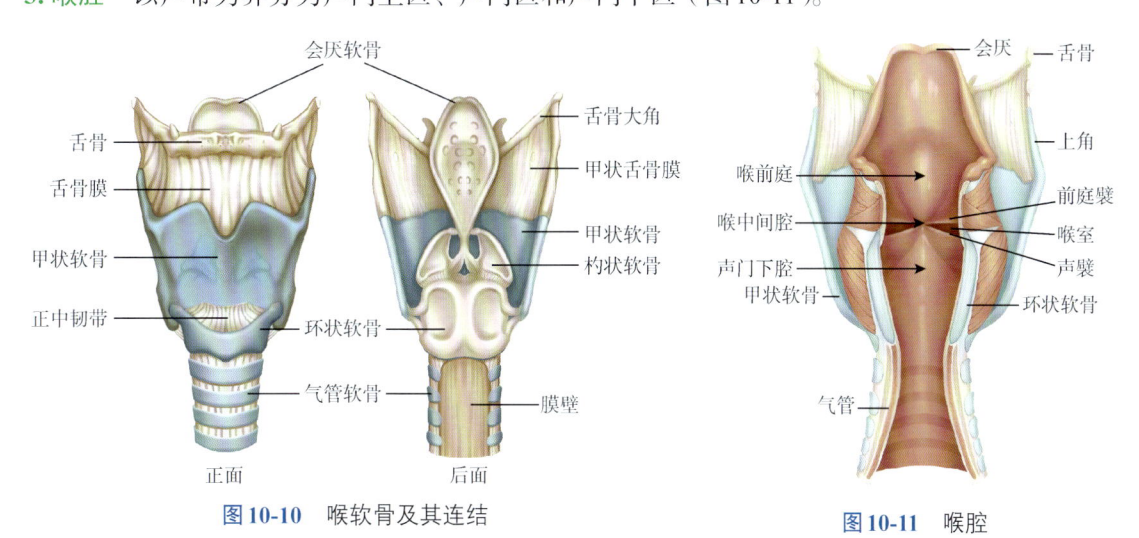

图 10-10　喉软骨及其连结

图 10-11　喉腔

（1）声门上区　指喉入口至声带以上的区域，包括喉前庭、室带和喉室。

（2）声门区　是指两侧声带之间的区域。声带左右各一，呈白色带状。两侧声带外展时可出现一等腰三角形裂隙，称为声门裂，是喉腔最狭窄处（图10-12）。

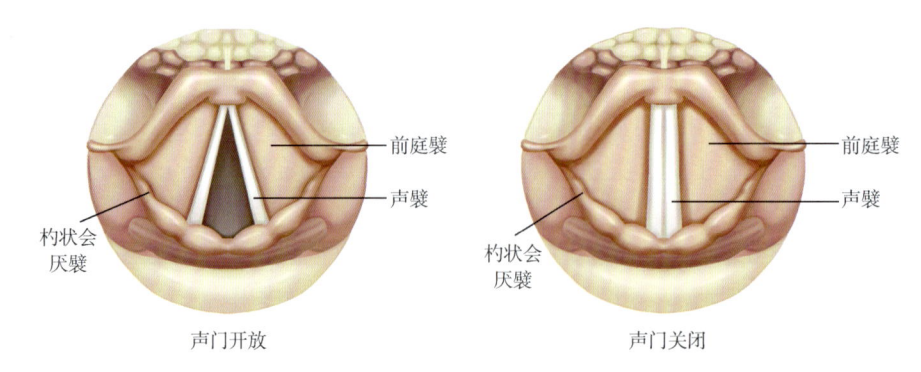

图10-12 声门裂

（3）声门下区 是指声带下缘以下的喉腔。幼儿此区黏膜下组织疏松，炎症时容易发生水肿，易引起喉阻塞。

4. 神经 喉的神经包括喉上神经和喉返神经，两者均为迷走神经的分支。

（1）喉上神经 分为内、外两支。内支主要为感觉神经，分布于会厌谷和声门上区等处的黏膜。外支主要为运动神经，支配环甲肌。

（2）喉返神经 为喉的主要运动神经，支配除环甲肌以外的喉内各肌运动。由于左侧喉返神经路径较右侧长，较易受到损伤。喉返神经单侧受损可出现声音嘶哑和发声无力，如两侧均受损，可引起呼吸困难。

考点： 婴幼儿急性喉炎易出现喉阻塞的解剖基础

（二）喉的生理功能

1. 呼吸功能 喉是呼吸的通道，声门裂是呼吸道最狭窄处，声带的内收和外展可调节声门裂的大小。

2. 发音功能 肺呼出的气流冲击内收紧张的声带，使之振动而发出声音。

3. 保护功能 喉对下呼吸道起保护作用，吞咽时，喉体上提，会厌向后下倾斜盖住喉入口，同时室带和声带内收，声门关闭，防止食物或呕吐物等进入下呼吸道。喉黏膜的敏感性很高，异物刺激可引起剧烈的反射性咳嗽，以排出异物，防止误吸。

4. 屏气功能 屏气时声门紧闭，呼吸暂停，胸部固定，通过控制膈肌运动，使腹腔内压力增加，有助于完成咳嗽、排便、分娩、举起重物等行为。

五、气管、支气管的应用解剖与生理

气管（trachea）位于颈前正中，由透明弹性软骨、平滑肌、黏膜和结缔组织构成。起自环状软骨下缘，下端进入胸腔，在第5胸椎上缘水平的气管隆嵴处分成左、右主支气管。

右主支气管较短、粗、直，与气管纵轴的延长线呈20°~30°角；左主支气管较细、长、斜，与气管纵轴呈40°~45°角，因此气管异物进入右侧的机会较左侧多见。

气管及支气管主要有通气及呼吸调节、清洁、防御性咳嗽及屏气等生理功能。

自 测 题

A1/A2型题

1. 检查外耳道深部及鼓膜时，成人需将耳郭向哪个方向提起，使外耳道成一直线（　　）

A. 后下外　　　　　　B. 后上外

C. 前上　　　　　　　D. 左
E. 右
2. 中耳结构不包括（　　）
   A. 鼓室　　　　　　　B. 咽鼓管
   C. 鼓窦　　　　　　　D. 乳突
   E. 耳蜗
3. 小儿较成人更易患中耳炎与下列哪种因素有关（　　）
   A. 小儿腺样体生理性肥大
   B. 咽鼓管短、平、宽的解剖特点
   C. 小儿外耳道较短
   D. 小儿尚未养成卫生习惯
   E. 小儿洗澡时外耳道易进水
4. 鼻腔最常见的出血部位是（　　）
   A. 下鼻甲后端　　　　B. 鼻腔顶部
   C. 下鼻道后端　　　　D. 鼻腔底部
   E. 鼻中隔前下部
5. 前组鼻窦均开口于（　　）
   A. 上鼻道　　　　　　B. 中鼻道
   C. 下鼻道　　　　　　D. 蝶筛隐窝
   E. 咽隐窝
6. 咽部最大的淋巴组织是（　　）

A. 腺样体　　　　　　B. 腭扁桃体
C. 舌扁桃体　　　　　D. 咽侧束
E. 颌下淋巴结
7. 对维持喉腔通畅具有重要作用的是（　　）
   A. 甲状软骨　　　　　B. 声带
   C. 环状软骨　　　　　D. 喉内肌
   E. 会厌软骨
8. 喉腔最狭窄的部位是（　　）
   A. 声门裂　　　　　　B. 声门上区
   C. 喉室　　　　　　　D. 声门下区
   E. 喉入口
9. 鼻咽癌好发于（　　）
   A. 喉咽部　　　　　　B. 咽隐窝
   C. 梨状窝　　　　　　D. 鼻腔
   E. 扁桃体
10. 咽鼓管的主要生理功能是（　　）
    A. 调节中耳与外界的气压平衡
    B. 共鸣
    C. 免疫防御
    D. 清洁过滤
    E. 感音

（黄海芸）

第11章 耳鼻咽喉科患者护理概述

> **学习目标**
> 1. **素质目标** 培养科学严谨的治学态度，实事求是评估患者的工作作风。树立人文关怀意识，遵循"以人为本，服务至上"的正确理念，有同理心，耐心与患者沟通。
> 2. **知识目标** 熟悉耳鼻咽喉科疾病护理流程及常见的护理诊断；掌握耳鼻咽喉科患者的护理评估方法及手术护理常规；了解耳鼻咽喉科患者的基本特征及耳鼻咽喉科护理管理。
> 3. **能力目标** 能理解耳鼻咽喉科患者的疾病特点及常见护理诊断，具备对耳鼻咽喉科患者进行护理评估的能力。

一、耳鼻咽喉科护理工作特点

1. 器官结构功能重要、急症多且凶险 耳鼻咽喉涉及听觉、嗅觉、呼吸、消化、语言等多种重要的生理功能，又因解剖结构和位置的特殊性，临床上急症多且凶险，如鼻出血、气管与食管异物、喉阻塞等，如不及时救治，可引起严重后果，甚至威胁患者的生命。

2. 器官联系紧密疾病相互累及 耳鼻咽喉诸器官联系密切，患病时常相互累及，如急性鼻炎常可并发急性化脓性鼻窦炎及中耳炎。

3. 与全身疾病相互影响 耳鼻咽喉各器官的局部患病与全身疾病常常相互影响，如扁桃体炎可并发风湿性心内膜炎，血液系统、心血管系统疾病可引起鼻出血。

二、耳鼻咽喉科患者护理评估

（一）护理病史评估

1. 一般情况 了解患者的姓名、性别、年龄、职业、联系方式等。

2. 现病史 患者的主要症状、体征、病情的经过、治疗情况、治疗效果等。

3. 既往病史 了解患者的既往健康状况，如有无邻近组织病变或全身性病变，有无手术史、外伤史及药物过敏史等。耳鼻咽喉各器官的病变与其邻近组织及全身性病变可有密切联系，故了解患者既往病史有助于对患者病因和疾病发展的分析及预防。

4. 生活、环境与职业 生活、工作环境和职业与耳鼻咽喉疾病的发生密切相关。如长期在有毒粉尘及毒气环境下工作，容易患鼻炎、咽喉炎；长期生活、工作在噪声环境中可引起噪声性耳聋；职业性用声者如教师、歌唱家、讲解员等，若发音方法不当、缺乏正确的发音训练，可引起慢性喉炎。

5. 家族史、过敏史 某些耳鼻咽喉科疾病的发生与家族史、过敏史有关系。例如，变应性鼻炎患者常有支气管哮喘、荨麻疹等过敏史。

6. 发病诱因 受凉、过度劳累、营养不良及机体抵抗力下降等都可诱发或加重耳鼻咽喉科疾病。

（二）身心状况评估

1. 症状与体征

（1）耳漏（otorrhea） 指经外耳道流出或在外耳道积聚有分泌物。脓性或黏脓性耳漏多见于急、慢性化脓性中耳炎；水样分泌物且有外伤或手术史应注意有无脑脊液耳漏；血性耳漏多见于外伤、肿瘤。

（2）耳痛（ear pain） 是耳部疾病常见症状，少数患者为邻近组织病变引起的牵涉性耳痛。耳部病变包括外耳、中耳急性炎症、耳部外伤、肿瘤等；牵涉性耳痛多为邻近器官病变，如扁桃体炎、颞颌关节炎、牙髓炎等。

（3）耳聋（deafness） 临床上把不同程度的听力损失称为耳聋。根据病变部位可分为传导性耳聋、感音神经性聋和混合性耳聋3种。传导性耳聋病变多在外耳和中耳；感音神经性聋病变多在耳蜗和耳蜗后（听神经、听中枢）；混合性耳聋为兼有传导性耳聋和感音神经性聋。

（4）耳鸣（tinnitus） 是听觉功能紊乱所致的常见症状，可分为主观性耳鸣和客观性耳鸣，前者多见。传导性耳聋患者多伴有低音调耳鸣如机器轰鸣，感音神经性聋患者多伴有高音调耳鸣如蝉鸣。

（5）眩晕（vertigo） 是机体对空间定位障碍而产生的一种运动性或位置性错觉，涉及多个学科，但大部分因外周前庭病变引起，如梅尼埃病、迷路炎等，表现为睁眼时周围物体旋转，闭眼时自身旋转，多伴有恶心、呕吐、出冷汗等自主神经功能紊乱现象。

（6）鼻塞（nasal obstruction） 因鼻黏膜水肿或鼻甲增生肥厚及鼻腔分泌物、新生物等引起鼻腔气流阻力增大，可表现为持续性、间歇性或交替性鼻塞。常伴见嗅觉障碍、闭塞性鼻音等症状。

（7）鼻漏（rhinorrhea） 是指鼻内分泌物过多从前鼻孔或后鼻孔流出。病变不同，漏出液性状各异。水样鼻漏多见于变应性鼻炎、急性鼻炎早期等；黏液性鼻漏多见于慢性单纯性鼻炎；黏脓性鼻漏可见于慢性鼻炎及鼻窦炎；血性鼻漏可见于鼻腔、鼻窦或鼻咽部炎症、肿瘤及鼻腔异物等；脑脊液鼻漏可发生于颅底外伤骨折或手术后。

（8）鼻出血（epistaxis） 是临床常见症状之一，可单纯由鼻腔、鼻窦疾病引起，也可由某些全身性疾病所致，但以前者多见。

（9）嗅觉障碍（dysosmia） 可表现为嗅觉减退、嗅觉丧失、嗅觉过敏或嗅觉倒错等。嗅觉减退及嗅觉丧失按病因可分为呼吸性和感觉性两种。呼吸性嗅觉减退及嗅觉丧失是由于鼻部各种疾病使气流受阻，嗅素达不到嗅区所致，如急慢性鼻炎、鼻窦炎、鼻息肉、鼻及鼻咽部肿瘤等；感觉性嗅觉减退及嗅觉丧失是由于嗅黏膜、嗅觉神经末梢病变引起，如萎缩性鼻炎、中毒性嗅神经炎等。嗅觉过敏或嗅觉倒错多见于癔症、精神病等患者。

（10）咽痛（sore throat） 是咽部疾病最常见的症状，多因咽部炎症、创伤、肿瘤等病变引起，邻近组织病变或某些全身性疾病如白血病等也可引起咽痛。一般急性炎症疼痛较剧烈，慢性炎症疼痛轻微。

（11）咽感觉异常 指咽部有异物感、痒感、干燥感、堵塞感、或有紧迫感等异常感觉。可见于咽部及其周围组织的器质性病变，如慢性咽炎、咽角化症、扁桃体肥大等；也可为神经官能症的一种表现，多与恐癌、焦虑等精神因素有关。

（12）吞咽困难（dysphagia） 大致可分为功能障碍性、梗阻性和麻痹性3种。功能障碍性吞咽困难多因各种疾病导致的咽痛引起；梗阻性吞咽困难多因咽及食管肿瘤、食管狭窄、扁桃体过度肥大等引起；麻痹性吞咽困难多因中枢性病变或周围性神经炎引起咽肌麻痹，进而导致吞咽困难。

（13）打鼾（snore） 是睡眠时因软腭、腭垂、舌根等处软组织随呼吸气流颤动而产生的节律性声音。上呼吸道狭窄或堵塞，如鼻腔鼻咽部狭窄或闭锁、鼻中隔偏曲、鼻息肉、鼻甲肥大、腺样体及扁桃体肥大、鼻咽肿瘤等病变均可引起。也与肥胖、老年人肌肉张力下降、酗酒、使用安眠药物等全身因素有关。

（14）声嘶（hoarseness） 是喉部疾病最常见的症状，提示病变累及声带。例如，急慢性喉炎、声带息肉、喉部肿瘤、外伤、支配声带运动的神经损伤等均可引起声嘶。

（15）呼吸困难（dyspnea） 可分为吸气性、呼气性和混合性呼吸困难。吸气性呼吸困难常见于喉及气管阻塞性疾病患者，呼气性呼吸困难多见于支气管哮喘患者。

（16）喉喘鸣（laryngeal stridor） 是喉或气管发生阻塞，呼吸气流通过变窄的喉腔或气管产生振动而发出的特殊声音，是喉部特有症状之一。

2. 心理-社会状况 耳鼻咽喉科疾病均发生在头面部，疾病本身及其治疗方式易引起头面部明显结构和功能改变，如听力下降、耳部流脓、声音嘶哑等，使患者易因自我形象否定、自尊受损、家庭关系受损等，出现情绪低落、孤僻、多疑、烦躁等心理，甚至出现社交困难。治疗欠佳的慢性病，如慢性咽喉炎、鼻炎等，患者可产生悲观、焦虑或恐癌心理。应及时、准确地评估患者的心理-社会状况，给予相应的心理疏导。

（三）耳鼻咽喉科常用检查

耳鼻咽喉腔洞狭小曲折，难以直接观察，需随时调整检查者和被检者位置，借助专门光源、额镜将光线投射到受检部位，用专门的检查器械进行规范的检查。额镜为一聚光的凹面反光镜，镜面可灵活转动。检查者头戴额镜，镜面置于与光源同侧的眼前，将镜子的反光聚焦于受检部位，保持瞳孔、镜孔和检查目标三者成一条直线，两眼同时睁开进行检查。

1. 受检者体位 受检者与检查者相对而坐，各自两腿并拢并稍偏向侧方，受检者正坐，腰靠检查椅背，上身稍前倾，头正，腰直。检查小儿时可让家长怀抱患儿，两腿将患儿腿部夹紧，一手将患儿头固定于胸前，另一手抱住患儿两上肢和身体。

2. 耳部检查

（1）耳郭及耳周检查 以视诊和触诊为主。观察耳郭有无畸形、局限性隆起、增厚，以及皮肤有无红肿或皲裂，耳周有无红肿、瘘口、瘢痕等。进一步检查耳郭有无牵拉痛，耳屏、乳突区有无压痛，若耳后肿胀应注意有无波动感。

（2）外耳道及鼓膜检查 成人可将耳郭向后、上、外牵拉，婴幼儿应向后下牵拉，使外耳道变直，以便观察外耳道及鼓膜。观察外耳道有无耵聍、异物，皮肤是否红肿，有无疖肿，骨性外耳道后上壁有无塌陷，外耳道内有无分泌物及其性状与气味。观察鼓膜的正常解剖学标志是否存在，观察其活动度，有无充血、穿孔、内陷、瘢痕等。

（3）咽鼓管检查 咽鼓管功能障碍与许多中耳疾病的发生、发展及预后有关。咽鼓管检查主要检查咽鼓管的通气功能，常用的检查方法有捏鼻鼓气法、吞咽法、波利策法及导管吹张法等。

（4）听力检查 临床听力检查分为主观测听法和客观测听法两种。主观测听法包括语音检查法、音叉试验、纯音听阈测试等。客观测听法有声导抗测试、电反应测试及耳声发射测试等。临床常用的有音叉试验、纯音听阈测试、声导抗测试。

1）音叉试验：可初步判断耳聋的性质，是门诊最常用的基本听力检查法。常选用C256或C512的音叉进行检查，检查气传导（air conduction，AC）听力时，检查者手持音叉柄，用音叉臂敲击手掌鱼际肌，将振动的音叉臂末端置于外耳道口1cm处，呈三点一线；检查骨传导（bone conduction，BC）听力时，将音叉柄末端置于颅面骨。试验结果显示患耳骨传导增强者，多提示患耳为传导性耳聋；试验结果显示患耳骨传导减弱者，多提示患耳为感音神经性聋。

2）纯音听阈测试：是临床最为常用的主观测听法。听阈指每个频率耳能听到的最小声强值。利用纯音听力计产生的125～10 000Hz的倍频纯音进行听阈及阈上功能测试。根据结果能比较准确地判断耳聋的类型、程度，初步判断病变部位，并能记录存档，便于前后比较。

3）声导抗测试：是临床上最为常用的一种客观测听法。由正压向负压连续调节外耳道压力，通过改变外耳道压力，测量鼓膜被压入或拉出时声导抗的动态变化，加以记录形成鼓室导抗图。根据图示可以客观反映中耳鼓室及咽鼓管功能状况。

（5）前庭功能检查法　是通过一些特殊的测试方法，了解前庭功能状况，为定位诊断提供依据。前庭功能检查包括两个主要方面，一是眼震检查，如自发性眼震检查法、冷热试验、旋转试验、眼震电图描记法等；二是平衡功能检查，如闭目直立检查法、行走试验、过指试验等。

（6）影像学检查　是耳部疾病重要的辅助检查方法，包括颞骨岩部、乳突部X线摄片，颞骨CT扫描及耳部MRI等。颞骨岩部、乳突部X线摄片有助于了解中耳乳突骨质破坏的部位及范围；颞骨CT扫描能清晰地显示颞骨的细微解剖结构；耳部MRI具有较高的软组织分辨能力，可显示内耳及内耳道软组织结构，显示与颞骨病变有关的脑桥小脑三角及大脑颞叶、脑室等部位软组织解剖结构的变化，如肿瘤、脓肿、出血等。

3. 鼻部检查

（1）外鼻检查　主要观察外鼻的形态、颜色、活动是否正常，有无畸形；必要时触诊有无压痛、增厚、变硬，鼻骨有无骨折、移位及骨擦音。

（2）鼻腔检查　①徒手检查法，用拇指将鼻尖抬起，观察鼻前庭皮肤有无红肿、皲裂、糜烂、结痂、鼻毛脱落等情况。②前鼻镜检查法，检查者左手持前鼻镜，两叶合拢，与鼻底平行伸入鼻前庭，勿超过鼻阈；右手扶受检者头部，随检查需要变动其头位；左手缓缓张开镜叶，依次检查鼻腔各部。受检者头位先稍低，可观察鼻底、下鼻甲、下鼻道、鼻中隔前下部等；头稍后仰，与鼻底呈30º角，可检查中鼻甲、中鼻道及嗅裂和鼻中隔中部等；头继续后仰30º，可检查鼻丘、中鼻甲前端、中鼻道前下部、鼻中隔上部等部位情况。观察鼻甲有无充血、水肿、肥大、干燥及萎缩，鼻中隔有无偏曲，鼻道内有无分泌物、新生物等情况。如下鼻甲肥大，可用1%麻黄碱喷鼻后再进行检查。检查完毕，镜叶呈半开状态撤出前鼻镜，以免夹住鼻毛引起疼痛。

考点： 前鼻镜检查法的操作要点

（3）鼻窦检查　观察前组鼻窦体表投影区皮肤有无红肿、压痛，患侧眼球有无运动障碍或移位。前鼻镜检查重点是观察鼻道中分泌物的颜色、质、量、引流方向等，有无充血、水肿、息肉等阻塞窦口，可配合体位引流及上颌窦穿刺冲洗。

（4）鼻内镜检查　鼻内镜分硬管镜和软管镜，可清晰地观察鼻腔各部、各鼻窦开口及鼻咽部，还可以在直视下取活组织检查及电凝止血等。鼻内镜检查已成为一项鼻科常规诊疗方法。

（5）嗅觉检查　常用水、乙醇、醋、香精等物质进行测试，能够分清者，嗅觉正常；完全不能辨别者为嗅觉丧失；不能全部辨别者为嗅觉减退。

（6）鼻部影像学检查法　鼻窦CT能清晰显示鼻和鼻窦病变及周围结构，增强CT可显示病变范围及血供情况，为鼻和鼻窦疾病诊断及鼻内镜手术提供指引。鼻窦MRI对软组织辨认能力高于CT，能准确判断鼻、鼻窦肿瘤的位置、大小及浸润程度，并能详细观察肿瘤与周围软组织、淋巴结直接的解剖关系。鼻窦X线检查由于重叠的骨影干扰较多，细节分辨能力较差，已较少用于临床鼻病的检查，但在缺乏CT、MRI设备情况下仍可作为鼻窦病变的重要辅助检查法。

4. 咽喉部检查

（1）口咽部检查　受检者端坐，自然张口，检查者用压舌板轻压受检者舌前2/3处，嘱其发"啊"音，观察软腭运动情况，检查口咽黏膜有无充血、溃疡、干燥、新生物等；双侧腭扁桃体有无充血、肿胀、异物或新生物、隐窝口有无脓栓等。同时还应注意唇、齿、舌及口底等有无异常。

考点： 口咽部检查法的操作要点

（2）鼻咽部检查　常用间接鼻咽镜检查，可观察到后鼻孔区、咽鼓管咽口及圆枕、咽隐窝、鼻咽顶部及腺样体，应注意鼻咽黏膜有无充血、粗糙、出血、溃疡及新生物等。

（3）喉咽及喉部检查 ①喉外部检查，观察喉部外形、大小、位置，以及甲状软骨是否居中、对称等；触诊应注意局部有无肿胀、触痛、畸形，颈部有无淋巴结肿大或皮下气肿等。②间接喉镜检查，最常用且简便，可先检查舌根、会厌谷、会厌舌面、喉咽后壁及侧壁；嘱患者发"咿"音，会厌抬起暴露声门，可检查会厌喉面、室带、声带、声门下区等，检查时注意喉咽及喉腔黏膜有无充血、增厚、溃疡、结节、新生物或异物等，同时应观察声带活动情况等。

（4）咽喉部内镜检查 纤维镜是一种软管内镜，适用于间接鼻咽镜或间接喉镜检查困难，不易窥清咽、喉部结构者。检查前先以1%麻黄碱收缩鼻黏膜，以1%丁卡因表面麻醉鼻腔、咽喉黏膜后，将纤维喉镜经鼻腔插入，通过鼻咽、口咽到达喉咽进行检查，同时可进行活检、异物取出、息肉切除等手术。其优点是可弯曲、亮度强、视野清晰，如带有摄像装置，可拍摄图片，便于阅读、存档。

（5）影像学检查 X线颈部侧位片、鼻咽或喉咽造影、CT及MRI检查等有助于咽喉部外伤骨折、肿瘤、异物等病变的诊断。

三、耳鼻咽喉科主要护理诊断/问题

1. 有感染的危险 与耳鼻咽喉外伤、异物、手术等有关。

2. 舒适度减弱 与耳鼻咽喉炎症等病变引起的耳堵塞感、耳鸣、眩晕、鼻塞、流涕、打喷嚏、咽部异物感等有关。

3. 急性疼痛 与耳鼻咽喉各器官的急性感染、外伤、手术、异物和肿瘤等有关。

4. 慢性疼痛 与耳鼻咽喉各器官的慢性炎症、肿瘤等病变有关。

5. 体温过高 与耳鼻咽喉器官各种急性炎症有关。

6. 有窒息的危险 与喉部各种原因引起的喉阻塞有关。

7. 清理呼吸道无效 与喉部炎症引起的分泌物增多黏稠、咳嗽、咳痰困难等有关。

8. 吞咽能力受损 与剧烈咽痛或咽及食管机械性梗阻，如双侧扁桃体Ⅲ度肥大、肿瘤、异物等有关。

9. 语言沟通障碍 与各种原因引起的耳聋、声音嘶哑、失音或失语等有关。

10. 自我形象紊乱 与鼻部、耳部的先天畸形、手术后面部结构和功能改变等有关。

11. 体液不足或有体液不足的危险 与出血、发热、呕吐等导致体液丢失过多有关；或与咽痛等导致进食困难，造成摄入量不足有关。

四、耳鼻咽喉科患者手术护理常规

（一）术前护理

1. 评估 包括患者的姓名、性别、年龄、体重等一般资料，疾病诊断、手术名称、药物过敏史、既往史、实验室检查等临床资料。

2. 心理护理 主动与患者沟通，做好解释、安慰工作，介绍手术的目的、过程、预后及手术室的环境，减轻患者的紧张、焦虑情绪。

3. 局部准备

（1）耳部手术 备皮时需剃去患者术耳耳周5～7cm范围内的头发，并清洁该区域皮肤。长发患者还应将头发梳理至健侧，用橡皮筋扎好。

（2）鼻部手术 备皮，剪鼻毛，男患者刮胡须。术前1～2天可给予复方硼砂溶液漱口。必要时术前进行鼻腔冲洗，上颌窦术前1天行上颌窦穿刺冲洗。

（3）咽喉部手术 备皮，男患者刮胡须。术前1～2天可给予复方硼砂溶液漱口。呼吸困难明显者应给予吸氧。

4. 全身准备 检查各项常规检查是否齐全，结果是否正常，如发现异常，及时与医生联系。术前一天做好个人卫生，取下首饰。术日早晨测量生命体征，嘱患者排空大、小便。遵医嘱做皮肤过敏试验及术前用药。

（二）术后护理

1. 一般护理 局麻患者术后取半卧位；全麻未清醒者，宜采用平卧位，头偏向一侧，耳部手术患者需头偏向健侧。术后根据患者情况给予流食或半流食。咽后脓肿切开排脓术或做了喉切除术的喉癌患者，不能经口进食，应鼻饲流食。

2. 对症护理 如术后鼻腔填塞，患者张口呼吸，应加强口腔护理，保持口腔清洁、舒适。当鼻腔填塞物取出后，嘱患者不要用力擤鼻涕，遵医嘱用1%麻黄碱滴鼻液滴鼻或鼻腔喷雾。咽部手术后做好口腔护理，预防感染，给予颈部冰敷镇痛等。

3. 用药护理 遵医嘱局部或全身用药，给予镇痛、止血、抗感染治疗。

4. 病情观察 观察患者生命体征和手术切口情况，注意有无出血、渗血或感染。耳部手术患者需观察有无周围性面瘫、眩晕等并发症；鼻部手术者观察患者鼻及面部肿胀是否消退，是否有感染现象，鼻腔有堵塞者需观察填塞松紧是否合适等。如有异常，及时报告医生。

5. 心理护理 由于手术刺激、术后鼻腔填塞等原因，患者常出现焦虑不安，应多关心患者，耐心细致解释，消除其焦虑不安情绪，使之保持良好心态，以利于康复。

6. 健康指导 耳部手术者嘱其避免用力擤鼻涕，防止修补的鼓膜重新裂开，洗头时应防止污水进入术耳而导致感染，术后有眩晕的患者，嘱其勿过早下地活动，要注意行动安全。鼻部手术者嘱其避免用力擤鼻涕以防伤口裂开。咽喉部手术者嘱其将口内分泌物轻轻吐出，切勿咽下，以利于观察有无出血情况。尽量避免打喷嚏，如欲打喷嚏，可张口做深呼吸，舌尖抵住上腭或用下牙咬住上唇以抑制，抑制不住时则采用张口打喷嚏方法，以免鼻内填塞物松动、脱出，导致出血。

考点：耳鼻咽喉手术前的备皮范围

五、耳鼻咽喉科护理管理

（一）门诊护理管理

1. 环境和物品 做好诊室卫生和安全管理；开诊前准备好各种诊疗物品，包括各种检查器械、药品、敷料及办公用品等；定期检查门诊麻醉、剧毒药品及贵重仪器等。

2. 维持就诊秩序 做好分诊、导诊工作。

3. 协助医生完成诊疗 协助医生固定婴幼儿等特殊患者，遵医嘱进行各种门诊检查及治疗操作，密切配合医生抢救危重患者，送危重患者入院或转科转诊。

4. 开展卫生宣传教育 利用口头宣教、宣传栏、宣传手册、宣传单、网络等多种形式，向患者及家属宣传耳鼻咽喉科常见疾病的预防保健知识，使患者积极配合治疗与护理。

（二）隔音室护理管理

1. 环境和物品 隔音室应由专职护士与技术人员共同管理。保持室内整洁，空气清新，注意防潮。备好检查及办公用品，仪器应妥善保管，定期校准、清洗、消毒。

2. 测试前向受检者解释测试的目的、过程及配合方法。婴幼儿受检者选择合适的测试方法或遵医嘱给予镇静药。

3. 测试中嘱受检者取舒适体位，避免说话。

4. 测试结束后，正确记录检查结果并及时送交医生。

自 测 题

A1/A2 型题

1. 出现声音嘶哑常提示病变累及（　　）
   A. 鼻　　　　　　　B. 口腔
   C. 咽　　　　　　　D. 声带
   E. 室带

2. 鼻窦炎发病率最高的是（　　）
   A. 上颌窦　　　　　B. 前组筛窦
   C. 后组筛窦　　　　D. 额窦
   E. 蝶窦

3. 正常鼻黏膜（　　）
   A. 色淡红　　　　　B. 表面光滑
   C. 湿润　　　　　　D. 对麻黄碱敏感
   E. 以上均是

4. 用前鼻镜检查鼻腔时，错误的是（　　）
   A. 镜叶闭合进入鼻前庭
   B. 镜叶尽量伸入鼻腔内
   C. 镜叶半开放退出
   D. 调整头位
   E. 以上均不是

5. 检查口咽部时压舌板按压的位置是（　　）
   A. 舌前 1/3 处　　　B. 舌前 2/3 处
   C. 舌后 2/3 处　　　D. 舌根部
   E. 舌尖部

6. 左扁桃体超过中线，右扁桃体不超过腭咽弓，应记录为（　　）
   A. 扁桃体Ⅲ度
   B. 扁桃体Ⅱ度
   C. 扁桃体Ⅰ度
   D. 扁桃体：左侧Ⅲ度，右侧Ⅰ度
   E. 以上均不是

7. 常用的听力检查法不包括（　　）
   A. 眼震试验　　　　B. 音叉试验
   C. 纯音听阈测试　　D. 声导抗测试
   E. 耳语检查

8. 间接喉镜下，健康人的声带颜色是（　　）
   A. 鲜红色　　　　　B. 暗红色
   C. 白色　　　　　　D. 粉红色
   E. 蓝色

9. 患者传导性耳聋常提示病变部位位于（　　）
   A. 外耳或中耳　　　B. 内耳
   C. 耳蜗　　　　　　D. 听神经
   E. 听中枢

10. 耳部手术的术前备皮范围是（　　）
    A. 剃去术耳耳周 10cm 范围内的头发
    B. 剃去术耳耳周 5～7cm 范围内的头发
    C. 剃去术耳耳周 10～15cm 范围内的头发
    D. 剃去术耳耳周 1～2cm 范围内的头发
    E. 剃去术耳耳周 20cm 范围内的头发

（黄海芸）

第12章 耳部疾病患者的护理

学习目标

1. **素质目标** 培养科学严谨的治学态度，实事求是评估患者的工作作风。树立人文关怀意识，遵循"以人为本，服务至上"的正确理念，有同理心，关心、爱护患者。

2. **知识目标** 掌握耳科常见疾病患者的护理评估及护理措施；熟悉耳部常见病的常见护理诊断、治疗原则；了解耳部常见病的病因病机。

3. **能力目标** 能按护理流程评估耳部常见疾病患者，初步制订护理计划并实施护理措施，能进行外耳道清洁、外耳道滴药等专科护理操作，能对耳部疾病患者进行健康宣教。

第1节 外耳道炎及鼓膜外伤患者的护理

一、外耳道炎患者的护理

（一）概述

外耳道炎可分为两类。

1. 外耳道疖肿 又称局限性外耳道炎，系外耳道软骨部皮肤毛囊或皮脂腺被葡萄球菌等细菌感染所致。

2. 弥漫性外耳道炎 指外耳道皮肤及皮下组织的广泛性炎症，为细菌或病毒感染所致。分为急性和慢性两类。

外耳道皮肤受外伤或局部抵抗力降低时易发病，挖耳、外耳道积水、积脓等是常见诱因，糖尿病患者易反复发作。常见致病菌为金黄色葡萄球菌、链球菌、铜绿假单胞菌和变形杆菌等。

（二）护理评估

1. 健康史 评估患者有无挖耳、化脓性中耳炎、糖尿病等病史。

2. 身体状况

（1）外耳道疖肿 耳痛为主要症状，可放射至同侧头部。检查见外耳道软骨部皮肤红肿、触痛。疖肿成熟后局部变软，呈黄白色脓点。可伴耳前、耳后或耳下淋巴结肿大、压痛。

（2）弥漫性外耳道炎 ①急性弥漫性外耳道炎：耳痛、灼热感。轻者仅外耳道皮肤轻度红肿，表面可有分泌物；重者外耳道肿胀剧烈，可致外耳道狭窄及闭塞。②慢性弥漫性外耳道炎：外耳道痒或不适。外耳道皮肤增厚，管腔狭窄，外耳道深处上皮脱落积聚。病期较长者发生外耳道狭窄，可致听力下降，鼓膜光泽消失、增厚、小肉芽形成。

3. 心理-社会状况 通过交流了解患者是否有焦虑、紧张等心理。

（三）治疗要点

保持外耳道局部干燥清洁，用抗生素控制感染，辅以对症治疗。

（四）主要护理诊断/问题

1. **急性疼痛** 与急性炎症刺激神经末梢有关。
2. **体温过高** 与急性炎症导致发热有关。
3. **知识缺乏**：缺乏外耳道炎症的防治知识。

（五）护理措施

1. **用药护理** 急性者遵医嘱用抗生素控制感染。外耳道疖肿未成熟时可用10%鱼石脂甘油置于疖肿处；疖肿成熟未破溃者应及时切开引流。慢性弥漫性外耳道炎用醋酸曲安西龙尿素软膏涂布。
2. **对症护理** 外耳道疖肿早期局部行热敷或氦氖激光照射等物理疗法，促使炎症消退，缓解疼痛。耳痛剧烈者遵医嘱给予镇痛剂。外耳道分泌物较多者可用3%过氧化氢溶液（双氧水）清洁外耳道。
3. **健康指导** 纠正不良挖耳习惯，避免损伤外耳道皮肤；保持外耳道清洁、干燥，避免污水进入外耳道；反复发作的患者，应注意可能存在的全身性疾病。

考点：外耳道清洁的方法

二、鼓膜外伤患者的护理

（一）概述

鼓膜位于外耳道深部，在传音过程中起重要作用，结构薄，受外力冲击易发生穿孔。鼓膜外伤多因直接或间接外力损伤所致。直接外伤，如挖耳不当或异物刺伤、灼伤，颞骨骨折累及鼓膜等；间接外伤，如爆震、掌击耳部等。

（二）护理评估

1. **健康史** 询问患者外伤史，了解患者受伤原因、经过等情况，了解患者有无不良挖耳习惯。
2. **身体状况** 单纯鼓膜外伤穿孔表现为突发耳痛、耳鸣、听力下降，外耳道少量出血等症状。如伴内耳损伤，可出现眩晕、恶心，听力下降明显。合并颅骨骨折时可伴耳出血、脑脊液耳漏。
3. **心理-社会状况** 患者可因耳鸣、听力减退而产生焦虑情绪。要通过与患者沟通交流，评估其心理状态。
4. **辅助检查** 耳窥镜检查可见鼓膜多呈不规则或裂隙状穿孔，外耳道少量血迹；若出血量多且有清水样液体流出，应排除颅骨骨折的可能。听力检查呈传导性听力损失或混合性听力损失。

（三）治疗要点

保持外耳道干燥清洁，预防中耳感染；穿孔较大经久不愈可行鼓膜修补术。

（四）主要护理诊断/问题

1. **急性疼痛** 与鼓膜外伤破裂有关。
2. **组织完整性受损** 与鼓膜外伤破裂有关。
3. **有感染的危险** 与鼓膜外伤穿孔有关。
4. **焦虑** 与听力损失有关。
5. **知识缺乏**：缺乏防治鼓膜外伤的相关知识。

（五）护理措施

1. **一般护理** 保持外耳道干燥清洁，禁止耳内滴药及洗耳，禁止游泳，防止污水入耳。
2. **病情观察** 观察鼓膜愈合情况，大多数穿孔3~4周可自行愈合，注意观察有无发热、患耳流脓等继发感染情况，若有，需及时报告医生。
3. **用药护理** 遵医嘱给予抗生素预防继发感染。

4. 对症护理 清除外耳道内异物、血凝块等，外耳道口放置消毒棉球，防止污水进耳。但伴有或疑有脑脊液耳漏者禁止堵耳。

5. 健康指导

（1）告知患者外伤后3周内外耳道不可进水或滴药，勿用力擤鼻、打喷嚏等。

（2）介绍预防鼓膜外伤的相关知识，如不要用锐器挖耳；取外耳道耵聍或异物时要细心、适度，避免损伤鼓膜；遇到爆破声或跳水时，应塞耳或张口，以保护鼓膜。

> **考点：** 鼓膜外伤患者的健康指导

第2节 中耳炎症患者的护理

> **案例 12-1**
>
> 患儿，男，10岁。左耳堵塞感、听力减退2天。患儿1周前有上呼吸道感染病史，2天前自觉左耳堵塞感、听力下降、低音调耳鸣，无头痛发热。患儿体温36.5℃，耳镜检查见左耳鼓膜稍充血、内陷，鼓膜前下方可见液平面。音叉检查呈传导性听力损失。
>
> **问题：** 1. 分泌性中耳炎和化脓性中耳炎的病因有什么不同？
>
> 2. 分泌性中耳炎的身体状况有哪些表现特点？中耳炎导致的听力损失多为什么性质的听力损失？
>
> 3. 该患者的护理诊断有哪些？有哪些主要的护理措施？
>
> 4. 应该如何对该患者进行卫生宣教？

一、分泌性中耳炎患者的护理

（一）概述

分泌性中耳炎是以听力下降和鼓室积液为主要特征的中耳非化脓性炎性疾病。分泌性中耳炎分急性和慢性两种，小儿和成人均可发病，冬春季多发，是儿童和成人听力下降的常见原因之一。

本病病因复杂，与多种因素有关。目前认为主要与咽鼓管功能障碍、感染、免疫反应等因素有关。

1. 咽鼓管功能障碍 引起咽鼓管功能障碍的常见原因为机械性阻塞，如儿童腺样体肥大、鼻炎、鼻窦炎、鼻咽部肿瘤、长期后鼻孔填塞等。此外，司咽鼓管开闭的肌肉收缩无力、咽鼓管软骨弹性差、头颈部放疗后咽鼓管黏膜的黏液纤毛传输系统功能障碍等亦可导致咽鼓管功能障碍。

2. 感染 中耳轻型或低毒性的细菌感染，常继发于急性上呼吸道感染。

3. 免疫反应 儿童免疫系统尚未完全发育成熟，这可能也是儿童分泌性中耳炎发病率较高的原因之一。中耳积液中有炎症介质前列腺素等的存在，积液中也曾检出过细菌的特异性抗体和免疫复合物，以及补体系统、溶酶体酶的出现等，提示慢性分泌性中耳炎可能是抗感染免疫介导所致。

（二）护理评估

1. 健康史 评估患者发病前有无上呼吸道感染史，是否过度劳累，有无腺样体肥大、鼻炎等病史。

2. 身体状况

（1）症状 听力损失，耳内闭塞感，部分患者有耳痛、耳鸣。

（2）体征 ①耳部：鼓膜色泽异常，呈淡黄、橙红、琥珀色、灰蓝或乳白色。鼓膜内陷，鼓室积液多时外凸，粘连明显时为不张态，光锥弥散或消失，鼓室内可见液平面、气泡（图12-1）。鼓气耳镜检查见鼓膜活动受限。②鼻咽部：可有腺样体肥大或新生物。

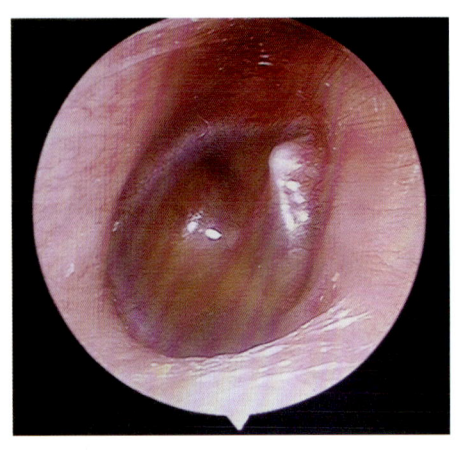

图12-1 鼓室积液

3. 心理-社会状况 本病若处理不当，部分患者可能遗留粘连性中耳炎、鼓室硬化症、胆固醇肉芽肿等并发症，既增加治疗的难度，又会影响患者的生活质量，患者可能会因此产生焦虑、烦躁、抑郁等心理。

4. 辅助检查

（1）纯音听阈测试 多为传导性听力损失，高频气导及骨导听力亦可下降，少数患者合并感音神经性听力损失。

（2）声导抗测试 鼓室导抗图多为B型或C型，声反射引不出。声导抗图对诊断有重要价值，平坦型（B型）为分泌性中耳炎的典型曲线，提示鼓室有积液；负压型（C型）曲线提示咽鼓管功能不良。

（3）电子鼻咽镜检查 成人可排除鼻咽癌，儿童可了解腺样体对咽鼓管咽口阻塞情况。

（4）影像学检查 必要时可选择颞骨CT、鼻咽部CT或鼻咽侧位X线摄片。

考点：分泌性中耳炎的主要症状和体征

（三）治疗要点

查找和治疗病因，改善中耳通气引流及清除中耳积液。

1. 非手术治疗 急性期用抗生素、糖皮质激素等积极控制感染，减少炎症渗出。局部用1%麻黄碱滴鼻或糖皮质激素类喷鼻剂喷鼻。慢性期可行咽鼓管吹张术、鼓膜穿刺抽液。

2. 手术治疗 中耳乳突积液3～6个月未愈者，可行鼓膜置管术。

（四）主要护理诊断/问题

1. 舒适度减弱 与咽鼓管功能障碍导致中耳鼓室负压有关。

2. 语言沟通障碍 与中耳负压及鼓室积液导致听力下降有关。

3. 组织完整性受损 与鼓膜穿刺抽液或鼓膜切开置管引流有关。

4. 有感染的危险 与鼓膜穿刺抽液或鼓膜切开置管引流有关。

5. 知识缺乏：缺乏分泌性中耳炎相关防治及护理知识。

（五）护理措施

1. 用药护理 急性期遵医嘱给予抗生素、糖皮质激素等积极控制感染。遵医嘱正确使用滴鼻剂，改善中耳通气功能。

2. 手术护理 配合医生行鼓膜穿刺抽液、鼓膜置管术，做好术前及术后护理。

（1）术前护理 ①完善各项常规检查；②术前宣教；③遵医嘱用抗生素预防感染；④术日早晨禁水；⑤遵医嘱做好术前准备。

（2）术后护理 ①术后6小时进半流食，卧床休息；②遵医嘱用抗生素预防感染；③密切观察病情变化；④心理护理。

3. 健康指导

（1）积极治疗鼻及鼻咽部病灶，改善咽鼓管功能，成年人应排除鼻咽癌的可能。

（2）增强体质，提高自身免疫力，预防上呼吸道感染，减少发病。

（3）行鼓膜穿刺抽液、鼓膜切开及鼓膜置管术后用消毒棉球堵塞耳道口，避免污水入耳，预防感染。

考点：分泌性中耳炎患者的健康指导

二、急性化脓性中耳炎患者的护理

（一）概述

急性化脓性中耳炎是中耳黏膜的急性化脓性炎症，好发于儿童，冬春季节多见。主要致病菌为肺炎球菌、流感嗜血杆菌、卡他莫拉菌、金黄色葡萄球菌等。常见的感染途径如下所述。

1. 咽鼓管途径 急性上呼吸道感染；急性传染病，如猩红热、麻疹、百日咳等，致病菌可通过咽鼓管入中耳引起本病，急性化脓性中耳炎亦可为上述传染病的局部表现；在污水中游泳或跳水、不适当地咽鼓管吹张、擤鼻或鼻腔治疗等，均可导致致病菌循咽鼓管侵入中耳。婴幼儿的咽鼓管短、宽而平直，比成人更易经此途径引起中耳感染。此外，如哺乳姿势不当，婴儿平卧吮奶或呕吐时，乳汁或呕吐物可经咽鼓管流入中耳。

2. 外耳道-鼓膜途径 鼓膜外伤穿孔、鼓膜穿刺、切开或鼓室置管时，致病菌经穿孔进入中耳可导致感染。

3. 血行感染 极少见。

考点：急性化脓性中耳炎的主要感染途径

（二）护理评估

1. 健康史 评估患者发病前有无上呼吸道感染、急性传染病、不恰当的哺乳姿势、鼓膜外伤穿孔等病史，近期是否进行过鼓膜穿刺等。

2. 身体状况

（1）症状 持续而剧烈的耳痛，婴幼儿常有烦躁、抓耳等耳痛特点，还可伴有高热、哭闹、恶心、呕吐等全身症状，其症状直到耳流脓后才缓解。部分患者早期有耳闷胀感、听力下降。

（2）体征 鼓膜充血区扩大、外凸，鼓膜标志消失，紧张部破溃，形成穿孔，有脓溢出，甚至有时耳后红肿。

3. 心理-社会状况 因剧烈耳痛、听力下降及发热等导致患者烦躁不安，小儿常哭闹不止，引起家长焦虑不安。

4. 辅助检查

（1）耳窥镜检查 见鼓膜炎性充血，鼓膜穿孔后见脓性分泌物。

（2）听力检查 多呈传导性听力障碍，即纯音测听平均言语频率（500～2000Hz）气骨导听阈之差≥20dBHL。

（3）分泌物病原体检测 可明确病原菌。

（4）血常规检查 白细胞总数升高，特别是中性粒细胞占优势，C反应蛋白＞10mg/L，血沉加快。

（三）治疗要点

1. 全身治疗 及早应用足量有效的抗生素控制感染。全身症状重者给予支持治疗。

2. 局部治疗

（1）鼓膜穿孔前 用1%酚甘油滴耳，可抗炎镇痛；用1%麻黄碱溶液滴鼻，减轻咽鼓管咽口肿胀，以利于引流。如全身局部症状较重，鼓膜明显膨出，引流不畅，应在无菌操作下行鼓膜切开术，以利于通畅引流。

（2）鼓膜穿孔后 先以3%过氧化氢溶液清洗并拭净外耳道脓液，局部应用抗生素水溶液滴耳。鼓膜穿孔后严禁使用酚甘油滴耳。恢复期可选用3%硼酸乙醇等滴耳。

考点：化脓性中耳炎鼓膜穿孔后严禁使用酚甘油滴耳

（四）主要护理诊断/问题

1. 急性疼痛 与中耳急性化脓性炎症有关。

2. 体温过高 与中耳急性化脓性炎症引起的全身症状有关。

3. 知识缺乏：缺乏急性化脓性中耳炎疾病及该疾病的治疗护理的相关防治知识。

（五）护理措施

1. 用药护理 遵医嘱使用足量有效抗生素控制感染，指导患者正确使用滴耳药、滴鼻药。禁止用粉剂，以免与脓液结块影响引流。

2. 对症护理 高热者应给予物理降温或药物降温。耳痛剧烈者，遵医嘱给予镇痛药，或局部热敷、理疗等。

3. 手术护理 配合医生行鼓膜切开术。

4. 健康指导

（1）教会患者及家属正确的擤鼻、滴鼻、滴耳方法。

（2）宣传急性化脓性中耳炎的防治知识，如加强锻炼、增强体质、积极防治上呼吸道感染、哺乳姿势要正确等。

（3）鼓膜穿孔未愈者不宜游泳，避免污水入耳。

三、慢性化脓性中耳炎患者的护理

（一）概述

慢性化脓性中耳炎是中耳黏膜、骨膜或深达骨质的慢性化脓性炎症，常与慢性乳突炎合并存在。多因急性化脓性中耳炎延误治疗或治疗不当、迁延而致，病程超过8周。临床上以反复耳流脓、鼓膜穿孔（图12-2）及听力减退为特点。严重者可引起颅内、外并发症而危及生命。

常见致病菌多为金黄色葡萄球菌、变形杆菌、铜绿假单胞菌，以革兰氏阴性杆菌较多，可有两种以上细菌混合感染，近年来无芽孢厌氧菌的混合感染有逐渐增多的趋势。

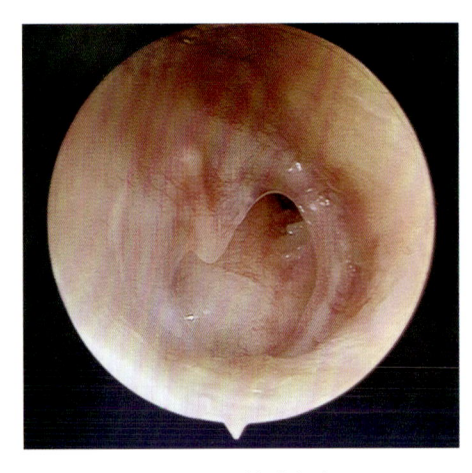

图12-2 鼓膜穿孔

（二）护理评估

1. 健康史 评估患者有无慢性鼻炎、鼻窦炎、扁桃体炎等邻近组织病灶；耳流脓及听力情况。

2. 身体状况

（1）症状 有间断性或持续性耳溢脓病史；不同程度的听力下降。

（2）体征 具备下列项目之一：①鼓膜穿孔，鼓室内可见有脓性分泌物，黏膜可见肿胀、增厚、肉芽形成；②鼓膜内陷，伴中耳胆脂瘤。

3. 心理-社会状况 早期常因患者缺乏相关疾病知识而未能引起重视；后期因流脓且伴有臭味、听力下降等产生自卑心理。部分患者因担心手术及并发症导致焦虑、恐惧等心理。

4. 辅助检查 听力检查多为传导性耳聋，当病变累及内耳，可呈混合性耳聋。颞骨CT提示炎性改变。

（三）治疗要点

去除病因，控制感染，清除病灶，通畅引流，预防并发症。

1. 病因治疗 积极治疗上呼吸道疾病，如慢性鼻窦炎、慢性扁桃体炎。

2. 药物治疗 引流通畅者以局部用药为主。通常以3%过氧化氢溶液洗耳，棉签拭干后再滴抗生素滴耳剂。

3. 手术治疗 脓液引流不畅、疑有并发症或胆脂瘤者应尽早实施乳突根治术+鼓室成形术，酌情行二期听骨链重建术，尽可能重建耳传音结构，保留或改善听力。

> **链 接 胆脂瘤**
>
> 胆脂瘤非真性肿瘤，是由于鼓膜或外耳道上皮内陷入鼓室形成囊袋，囊内充满脱落的上皮、角化物和胆固醇结晶，故称胆脂瘤。随着胆脂瘤增大，压迫破坏周围骨质，炎症向外扩散，可导致一系列耳源性颅内、外并发症。

（四）主要护理诊断/问题

1. 舒适度减弱 与中耳慢性炎症引起的耳流脓、听力下降有关。
2. 自我形象紊乱 与慢性化脓性中耳炎胆脂瘤引起的持续性耳流脓、有恶臭有关。
3. 焦虑 与症状反复发作、对治疗护理不了解、对手术效果不确定有关。
4. 知识缺乏：缺乏与该病有关的防治及护理知识。

（五）护理措施

1. 用药护理 遵医嘱正确使用滴耳剂和滴鼻剂。
2. 手术护理
（1）术前护理 ①术前宣教；②术日早晨禁水；③术前应用抗菌药物；④术前备皮。
（2）术后护理 ①按全麻术后常规护理，术后6小时进半流食；②遵医嘱应用抗菌药；③密切观察患者病情变化；④心理护理。

3. 健康指导
（1）指导患者正确洁耳、滴耳。
（2）鼓室成形术后3个月内保持耳道清洁，防止感染。
（3）加强锻炼，增强机体免疫力，防止上呼吸道感染。
（4）宣传慢性化脓性中耳炎的危害，应早期及时彻底治疗。

第3节 梅尼埃病患者的护理

（一）概述

梅尼埃病（Ménière's disease，MD）是一种原因不明的、以膜迷路积水为主要病理特征的内耳疾病，临床表现为发作性眩晕、波动性听力下降、耳鸣和（或）耳闷胀感。本病一般为单耳发病，可反复发作，女性多于男性（约1.3∶1），40～60岁高发，儿童梅尼埃病患者约占3%。

梅尼埃病病因不明，目前公认可能与内淋巴管机械阻塞及内淋巴吸收障碍、免疫反应、内耳缺血等有关。通常认为本病的发病有多种因素参与，其诱因包括劳累、精神紧张及情绪波动、睡眠障碍、不良生活事件、天气或季节变化等。

（二）护理评估

1. 健康史 评估患者眩晕及耳鸣发作特点，发作时听力有无下降及下降程度，有无诱因，持续的时间，有无反复发作的病史。

2. 身体状况 梅尼埃病是发作性眩晕疾病，分为发作期和间歇期。
（1）眩晕 发作性眩晕多持续20分钟至12小时，常伴有恶心、呕吐等自主神经功能紊乱和走路不稳等平衡功能障碍，无意识丧失；间歇期无眩晕发作，但可伴有平衡功能障碍。双侧梅尼埃病患者可表现为头晕、不稳感、摇晃感或振动幻视。

（2）听力下降 一般为波动性感音神经性听力下降，早期多以低中频为主，间歇期听力可恢复正常。随着病情进展，听力损失逐渐加重，间歇期听力无法恢复至正常或发病前水平。多数患者可出现听觉重振现象。

（3）耳鸣及耳闷胀感 发作期常伴有耳鸣和（或）耳闷胀感。疾病早期间歇期可无耳鸣和（或）耳闷胀感，随着病情发展，耳鸣和（或）耳闷胀感可持续存在。

3. 心理-社会状况 患者可因眩晕反复发作、听力下降等原因有焦虑、悲观等情绪。

4. 辅助检查 ①听力检查：纯音听阈及声导抗测试，为梅尼埃病诊断的基本耳功能测试，根据听力曲线类型及听力损失程度进行临床诊断及临床分期，结合声导抗测试常可发现重振现象存在。②前庭功能检查：眩晕发作的急性期不推荐前庭功能检查；发作间歇期患者有持续头晕不稳感，可根据前庭功能检查所提示的损伤程度、范围，设计对应的前庭康复方案。

考点： 梅尼埃病的身体状况改变

（三）治疗要点

1. 发作期 以控制眩晕、对症治疗为原则。抗组胺类、苯二氮䓬类、抗胆碱能类及抗多巴胺类药物，可有效控制眩晕急性发作。症状严重者可酌情口服或静脉给予糖皮质激素，加强支持治疗。

2. 间歇期 减少、控制或预防眩晕发作，同时最大限度地保护患者现存的内耳功能。包括调整生活方式，规律作息，避免不良情绪、压力等诱发因素；倍他司汀、利尿药等预防性用药；眩晕发作频繁、剧烈，6个月非手术治疗无效的患者可行内淋巴囊手术、三个半规管阻塞术、前庭神经切断术、迷路切除术等手术治疗。

（四）主要护理诊断/问题

1. 舒适度减弱 与膜迷路积水导致的眩晕、恶心、呕吐、听力下降有关。

2. 有外伤的危险 与眩晕患者容易跌倒有关。

3. 焦虑 与疾病反复发作影响生活、工作有关。

4. 知识缺乏：缺乏对疾病的认知及相关防治知识。

（五）护理措施

1. 一般护理 嘱患者卧床休息，保持环境光线稍暗、安静、舒适。不宜随意搬动患者，重症患者应加床档、专人陪护，防止意外跌倒损伤。发作期间应进食高蛋白、高维生素、低脂肪、低盐饮食，适当限水，以免加重眩晕。

2. 病情观察 观察发作时患者的神志、面色、生命体征等。注意发作的次数、持续时间及伴发症状。

3. 用药护理 遵医嘱给予镇静剂、血管扩张剂、神经营养剂、利尿脱水剂等药物，减轻迷路积水，改善内耳微循环及营养。

4. 手术护理 手术患者做好手术前后护理。

5. 心理护理 向患者及家属讲解疾病相关的知识，消除其紧张、恐惧心理，使其精神放松，积极配合治疗和护理。

6. 健康指导 指导患者保持良好心态，缓解心理压力，避免疾病复发。频繁发作的患者尽量不要单独外出，以免意外发生。

自 测 题

A1/A2型题

1. 关于鼓膜外伤的处理，下列错误的是（　　）
   A. 清除外耳道内异物
   B. 外耳道口放置消毒棉球
   C. 禁止游泳
   D. 早期用抗生素滴耳液滴耳
   E. 观察鼓膜愈合情况

2. 急性化脓性中耳炎的感染途径主要为（　　）
   A. 咽鼓管
   B. 鼓膜
   C. 血行
   D. 乳突区
   E. 以上均不是

3. 关于分泌性中耳炎的身体状况不正确的是（　　）
   A. 耳堵塞感
   B. 耳流脓
   C. 听力下降
   D. 透过鼓膜可见液平面
   E. 耳鸣

4. 患儿，男，7岁。反复左耳流脓1年，检查见鼓膜紧张部穿孔，外耳道有脓性分泌物，无臭，轻度传导性耳聋。最有可能的诊断为（　　）
   A. 急性化脓性中耳炎
   B. 慢性化脓性中耳炎
   C. 分泌性中耳炎
   D. 外耳道炎
   E. 外耳道疖

5. 患者，女，40岁，突发旋转性眩晕，伴恶心、呕吐，面色苍白，出冷汗，2小时后减轻，不平衡感持续数天，曾有多次眩晕发作。患者的护理措施不正确的是（　　）
   A. 卧床休息
   B. 高蛋白低盐饮食
   C. 多喝水
   D. 注意防跌倒
   E. 不宜随意搬动患者

A3/A4型题

（6、7题共用题干）

患者，女，30岁，右耳痛伴听力下降2天。患者3天前有上呼吸道感染病史，2天前出现右耳疼痛，右侧头痛，听力下降，耳鸣，无发热，流脓，检查见外耳道正常，鼓膜充血，正常标志消失。经初步诊断为右耳急性化脓性中耳炎。

6. 该患者的护理措施错误的是（　　）
   A. 遵医嘱用足量有效的抗生素
   B. 密切观察有无耳流脓
   C. 1%麻黄碱滴鼻液滴鼻
   D. 鼓膜穿孔后改用1%酚甘油滴耳
   E. 鼓膜穿孔后可用3%过氧化氢溶液清洁外耳道

7. 对该患者进行生活指导时，错误的是（　　）
   A. 指导患者正确滴鼻
   B. 治疗期间适当锻炼身体，如进行游泳等活动
   C. 加强锻炼，预防上呼吸道感染
   D. 积极彻底控制感染，避免迁延为慢性
   E. 鼓膜穿孔未愈时禁止游泳

（黄海芸）

第13章
鼻部疾病患者的护理

> **学习目标**
> 1. **素质目标** 树立人文关怀意识,培养学生的社会责任感。
> 2. **知识目标** 掌握鼻炎、鼻窦炎、鼻出血的护理评估和护理措施;熟悉鼻炎、鼻窦炎、鼻出血的原因;了解鼻炎、鼻窦炎、鼻出血的治疗方法。
> 3. **能力目标** 具有对鼻炎、鼻窦炎、鼻出血患者的护理能力,具备配合医生对鼻炎、鼻窦炎、鼻出血患者的并发症进行防治的能力。

鼻腔是呼吸道的起始部位,容易受到外界环境中致病微生物、理化因子等作用而引起各种各样的疾病,如鼻炎、鼻窦炎、鼻出血等,治疗和护理不当会对身体造成严重危害。

第1节 鼻炎患者的护理

鼻炎是病毒、细菌、变应原、各种理化因子,以及某些全身性疾病引起的鼻腔黏膜的炎症。主要病理改变有黏膜充血、肿胀、增生、萎缩甚至坏死等。临床常见的鼻炎有慢性鼻炎及变应性鼻炎。

一、慢性鼻炎患者的护理

(一)概述

慢性鼻炎(chronic rhinitis)是指鼻腔黏膜和黏膜下层组织的慢性炎症,无明确的致病微生物,分为慢性单纯性鼻炎和慢性肥厚性鼻炎两种。

病因与下列因素有关。

1. 局部因素 急性鼻炎反复发作或治疗不彻底;鼻腔解剖结构变异,邻近组织感染,长期炎症刺激;鼻腔用药不当(如长期滴用鼻用减充血剂)等。

2. 职业及环境因素 长期或反复吸入粉尘或有害气体;生活或生产环境中温度和湿度急剧变化,以及通风不良等。

3. 全身因素 某些全身性慢性疾病(心、肝、肾疾病);营养不良;饮酒过度;内分泌失调(如甲状腺功能减退、肾上腺皮质功能减退)等。

4. 其他 长期劳累、吸烟、变应性鼻炎等。

(二)护理评估

1. 健康史 询问患者有无诱发本病的局部或全身性疾病。

2. 身体状况

(1)慢性单纯性鼻炎 ①鼻塞,呈间歇性、交替性,夏季、白天、运动时减轻或消失,寒冷、夜间、休息时加重。②鼻涕,多呈半透明黏液状,量多,继发感染时可有脓涕。③伴随症状:可伴有咽干、咽痛等症状，偶有头痛、头晕。

（2）慢性肥厚性鼻炎　①鼻塞，较重，呈持续性、单侧或双侧，无交替性。②鼻涕，呈黏液性或黏脓性，量少，不易擤出。③伴随症状，可有闭塞性鼻音、耳鸣、耳闷，并伴有头痛、咽干、咽痛等，少数人有嗅觉减退。

3. 心理-社会状况　患者因久治不愈影响工作和生活而心理负担较重，出现紧张、焦虑等反应。

4. 辅助检查

（1）慢性单纯性鼻炎　前鼻镜下见鼻腔黏膜充血肿胀，下鼻甲黏膜肿胀，呈暗红色，表面光滑，触之柔软而富有弹性，用探针轻压可凹陷，移开后立即复原。对血管收缩剂敏感。

（2）慢性肥厚性鼻炎　前鼻镜下见鼻黏膜肿胀、增生、肥厚，呈暗红色，表面不平，呈结节状或桑葚样，触之有硬实感，不易出现凹陷，或虽有凹陷但不易复原。对血管收缩剂不敏感。

（三）治疗要点

消除病因，局部应用糖皮质激素和减充血剂。对肥厚的下鼻甲可行下鼻甲黏膜下部分切除手术。下鼻甲骨性肥大者，行下鼻甲黏膜-骨膜下切除手术。

（四）主要护理诊断/问题

1. 清理呼吸道无效　与鼻黏膜肿胀、肥厚及分泌物增多有关。

2. 舒适度减弱　与鼻黏膜肿胀、肥厚有关。

3. 有感染的危险：鼻窦炎、中耳炎、泪囊炎　与鼻部炎症蔓延有关。

（五）护理措施

1. 一般护理　鼓励患者多到户外活动，加强体育锻炼，预防感冒。

2. 病情观察　注意观察病情，如出现耳鸣、耳闷、听力下降，可能并发中耳炎；溢泪、溢脓，提示可能并发泪囊炎；脓涕增多，鼻塞、头痛加重，提示可能并发鼻窦炎。

3. 用药护理

（1）遵医嘱局部应用糖皮质激素、减充血剂等。减充血剂（如0.5%～1%麻黄碱）连续使用不超过7天，高血压患者、老年人和孕妇慎用。鼻塞可用生理盐水冲洗鼻腔，改善通气功能。

（2）遵医嘱用中药治疗，观察药物不良反应。

4. 手术护理

（1）术后患者取半卧位，有利于鼻腔引流。

（2）鼻腔填塞物24～48小时取出。

（3）遵医嘱应用抗生素。

5. 心理护理　多鼓励患者，使患者树立信心，积极配合治疗。

6. 健康指导

（1）向患者及家属讲解本病的相关知识，尤其是发病诱因。

（2）及时、彻底治疗急性鼻炎等疾病，避免长期滴用血管收缩剂，以防造成药物性鼻炎。

（3）从事接触有害气体职业者，加强防护设施。

（4）教会患者正确擤鼻方法：紧压一侧鼻翼，轻轻擤出对侧鼻腔的鼻涕，或将鼻涕回吸到咽部后吐出。切忌紧捏双侧鼻翼用力擤鼻，以免引起鼻窦炎或中耳炎。

考点：慢性鼻炎患者的健康指导

二、变应性鼻炎患者的护理

案例 13-1

患者，男，25岁。患者3周前春游后出现阵发性喷嚏、鼻痒鼻塞、清水样鼻涕来院治疗。患者每年春季都会出现鼻痒鼻塞、打喷嚏、流清水样鼻涕症状，持续1个月左右。今年症状比往年更加严重，遂来就诊。鼻腔检查：鼻黏膜水肿，呈浅蓝色，鼻腔内有大量水样分泌物，中鼻甲呈息肉样变，下鼻甲肥大。

问题：1. 请说出此疾病的主要临床表现。
2. 请说出患者的用药护理。
3. 可给患者进行哪些方面健康指导？

（一）概述

变应性鼻炎（allergic rhinitis）又称过敏性鼻炎，是指特异性个体接触变应原后由IgE介导的介质释放，并有多种免疫活性细胞和细胞因子等参与的鼻黏膜慢性炎症反应性疾病，以鼻痒、打喷嚏、大量清水样鼻涕和鼻塞为主要临床特点。可以发生于任何年龄，以儿童、青壮年多见，近年来发病率呈上升趋势。

变应性鼻炎的分类方法有下列3种。

1. 根据发病有无季节性分类 分为常年性变应性鼻炎和季节性变应性鼻炎。花粉过敏引起的季节性变应性鼻炎也称花粉症。

2. 按症状发作时间分类 ①间歇性变应性鼻炎，症状发作＜4天/周，或连续＜4周。②持续性变应性鼻炎，症状发作≥4天/周，且连续≥4周。

3. 按疾病程度分类 ①轻度变应性鼻炎，症状轻微，对生活（包括睡眠、日常生活、工作和学习）质量未产生明显影响。②中-重度变应性鼻炎，症状较重或严重，对生活质量产生明显影响。

> **链 接　变应性鼻炎抗原分类**
>
> 变应性鼻炎抗原分为两大类：吸入性抗原和食物性抗原。吸入性抗原中常见的有螨虫、屋尘、昆虫、羽毛、花粉、真菌、植物纤维、某些化学物质等。食物性抗原有虾、蛋类、花生、奶类、大豆、面粉、某些水果蔬菜等。

（二）护理评估

1. 健康史 了解有无遗传史或家族史，有无对花粉、尘螨、鱼虾等过敏史。

2. 身体状况 本病起病急，消失快。以鼻痒、阵发性喷嚏、大量清水样鼻涕、鼻塞为主要特征。

（1）鼻痒　鼻内发痒，同时可伴有咽痒、眼痒。

（2）喷嚏　阵发性喷嚏，可连续数个到数十个。

（3）清涕　清水样鼻涕，量多。

（4）鼻塞　程度轻重不一，呈间歇性或持续性。

（5）嗅觉减退　多为暂时性，但也可为持续性。

3. 心理-社会状况 大量连续的喷嚏、清涕和久治不愈的困扰，导致患者过度关注自己，患者会表现出焦虑、苦闷、烦躁等情绪。

4. 辅助检查

（1）鼻镜检查　可见鼻黏膜水肿，呈苍白色或浅蓝色，下鼻甲尤为明显。鼻腔内有水样或黏液样分泌物。

（2）变应原皮肤试验查找变应原　为目前临床应用最为便捷可靠的方法。用适宜浓度和微小剂量的各种常见变应原浸液作皮内注射或皮肤点刺，如对某种变应原过敏，则在相应部位出现风团和红晕。

（三）治疗要点

避免接触变应原和各种刺激物；合理使用糖皮质激素等抗过敏药物；吸入性变应原引起的变应性鼻炎可选择免疫治疗。鼻甲黏膜冷冻、激光、微波、封闭等皆可降低鼻黏膜敏感性。其他疗效不理想的做鼻内选择性神经切断术，可降低神经兴奋性，如下鼻甲肥大、鼻息肉可以选择手术切除。

（四）主要护理诊断/问题

1. 清理呼吸道无效：鼻塞、流清鼻涕　与鼻黏膜水肿及分泌物增多有关。
2. 体象紊乱　与鼻痒、打喷嚏、流清鼻涕有关。
3. 知识缺乏：缺乏变应性鼻炎防治及护理知识。

（五）护理措施

1. 一般护理　帮助患者寻找变应原，避免接触变应原。尽量避免吸烟、酗酒。
2. 用药护理

（1）抗组胺药　如西替利嗪、氯雷他定等口服给药，每天1次，疗程不少于2周。注意用药期间药物的副作用。

（2）糖皮质激素　主张局部用药，如糠酸莫米松鼻喷雾剂、布地奈德鼻喷雾剂等，每天喷鼻1～2次，疗程不少于2周；对于中-重度持续性变应性鼻炎是首选药物，疗程在4周以上。

（3）膜保护剂　常用的有色甘酸钠、曲尼司特等，口服或鼻内给药，每天用药3～4次，疗程在2周以上，持续治疗效果更好。

（4）减充血剂　1%麻黄碱（儿童为0.5%）鼻内局部应用，可缓解鼻塞，但不宜长期使用，一般限制在7天。

（5）抗胆碱药　0.03%异丙托溴铵鼻喷雾剂，可明显减少鼻水样分泌物。

（6）鼻腔冲洗　用温生理盐水进行鼻腔冲洗，可减轻鼻黏膜水肿，改善黏膜纤毛清除功能。对于一些特殊人群如孕妇，是十分安全、有效的治疗方法。

考点：变应性鼻炎患者的用药护理

3. 心理护理　加强与患者沟通、交流，帮助寻找变应原，向患者说明疾病的规律、治疗计划及效果，通过治疗，恢复患者自我形象。

4. 健康指导

（1）指导患者避免接触变应原。外出时应戴口罩。

（2）保持环境和家庭卫生。打扫卫生时用湿抹布和湿拖把，避免尘土飞扬。

（3）指导患者适当休息和睡眠、科学起居与饮食。积极锻炼身体，增强机体抵抗力。

第2节　鼻窦炎患者的护理

鼻窦炎（sinusitis）是鼻窦黏膜的化脓性炎症，同时伴有鼻腔黏膜炎症，累及的鼻窦包括上颌窦、筛窦、额窦、蝶窦，是鼻科最常见的疾病之一。

本病的发生与鼻窦的解剖特点有关。鼻窦窦口小、鼻道狭窄而曲折，易引起鼻窦通气和引流障碍。鼻腔黏膜与鼻窦黏膜相延续，各窦口彼此毗邻，炎症时可相互累及。窦口及邻近鼻道的引流和通气障碍是鼻窦炎发生的最主要机制。

一、急性化脓性鼻窦炎患者的护理

案例 13-2

患者，男，48 岁。有吸烟史 20 余年。患者 2 周前因受凉感冒，自行用药后好转，几天后又出现鼻塞、流黄色脓涕、头痛，晨起轻，午后重，且逐渐加重，右侧为甚，表情痛苦。自觉周身不适，无食欲，入院治疗。患者大小便正常，生活能自理，情绪紧张，在治疗过程中多次询问自己的病能否治好。

护理体检：身高 1.70m，体重 80kg，体温 38.8℃，脉搏 90 次/分，呼吸 20 次/分，血压 130/90mmHg，面颊部和尖牙窝处压痛明显。前鼻镜检查见鼻腔黏膜充血、肿胀，中鼻道大量脓性分泌物积聚。鼻窦瓦氏位片示：上颌窦腔高密度影，可见液平面。初步诊断：急性化脓性鼻窦炎。

问题：1. 结合本病例进行护理评估，列出主要的护理问题。
2. 针对列出的护理问题，拟定相应的护理措施。

（一）概述

急性化脓性鼻窦炎（acute suppurative sinusitis）是鼻窦黏膜的急性化脓性炎症，严重者可累及骨质，并可累及周围组织及邻近器官，为鼻部常见病。临床上以上颌窦炎最为多见，因其窦腔大，窦底低，窦口高，不易引流，容易受到其他窦腔炎症的影响。病因有过度劳累、受凉、营养不良等，因导致机体抵抗力下降而易发本病。局部因素有急慢性鼻炎、鼻中隔偏曲、扁桃体炎、咽炎、腺样体肥大、上颌第二前磨牙和第一、二磨牙的根尖感染、拔牙不慎损伤上颌窦、鼻窦开放性骨折、鼻腔内填塞物滞留时间过长等。致病菌多为化脓性球菌，如肺炎链球菌、溶血性链球菌、葡萄球菌等。其次为杆菌，如流感嗜血杆菌、变形杆菌、大肠埃希菌等。临床上多为混合感染。

（二）护理评估

1. 健康史 询问患者有无与本病相关的全身和局部病史。

2. 身体状况

（1）全身症状 可有畏寒、发热、食欲缺乏、全身不适等。小儿可有呕吐、腹泻、咳嗽等症状。

（2）局部症状 以头部或局部疼痛、持续性鼻塞、流脓性或黏脓性鼻涕为主要症状。各种鼻窦炎头痛及局部疼痛有各自的特点。①急性上颌窦炎：眶上额部痛，可伴有同侧面颊部和上磨牙胀痛，晨起轻，午后重。②急性额窦炎：前额部周期性疼痛。晨起即感头痛，逐渐加重，中午最甚，午后减轻，晚间消失，次日重复出现。③急性筛窦炎：一般头痛较轻，局限于内眦或鼻根部疼痛，可放射至头顶部。④急性蝶窦炎：眼球深部或颅底钝痛，可放射至头顶、耳后和枕部，晨起轻，午后重。

考点：各种鼻窦炎头痛及局部疼痛特点

3. 心理-社会状况 因大量流涕，患者心理负担较重，情绪变化较大，患者会表现出紧张、焦虑、暴躁等情绪。

4. 辅助检查

（1）鼻内镜检查（图 13-1） 鼻腔黏膜急性充血、肿胀，尤以中鼻甲和中鼻道黏膜为甚，鼻道有大量积脓。前组鼻窦炎脓涕积于中鼻道，后组鼻窦炎脓涕积于嗅裂或上鼻道。

（2）X 线检查 急性鼻窦炎可显示鼻窦黏膜肿胀，窦腔混浊，透光度减弱。

（3）CT 检查 已经成为诊断鼻窦炎的重要手段。

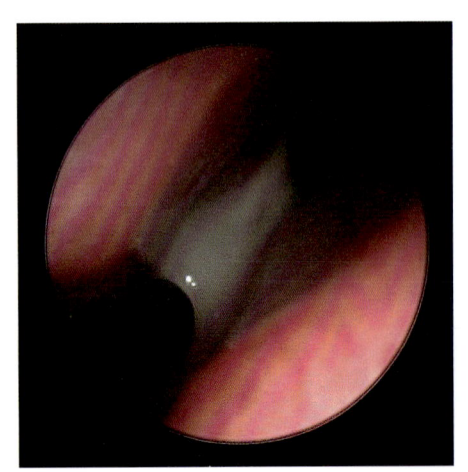

图 13-1 鼻窦炎

（三）治疗要点

去除病因，改善鼻腔的通气引流是关键，控制感染，防止并发症。

（四）主要护理诊断/问题

1. 体温过高 与感染有关。
2. 慢性疼痛：头痛或局部疼痛 与鼻黏膜肿胀、窦腔负压及脓性分泌物存留、毒素吸收有关。
3. 舒适度减弱 与急性化脓性鼻窦炎引起的鼻塞、流涕有关。
4. 清理呼吸道无效：鼻塞 与鼻黏膜肿胀及脓涕增多有关。
5. 知识缺乏： 缺乏急性化脓性鼻窦炎的防治知识。
6. 有感染的危险 急性中耳炎、扁桃体炎、咽炎、喉炎、支气管炎、肺炎、眶内和颅内感染等与鼻窦部感染扩散有关。

（五）护理措施

1. 一般护理 嘱患者多休息，多饮水，保持口腔黏膜清洁湿润。避免寒冷、潮湿的环境。维持正确的体位引流。指导患者进行局部热敷、红外线或超短波透热理疗，促进炎症消退。

2. 病情观察 密切观察病情变化，如体温有无升高，脓涕是否增多，鼻塞、头痛是否加重等，防止发生并发症或转为慢性炎症。

3. 用药护理

（1）足量应用抗生素控制感染，明确致病菌者选择敏感的抗生素。明确厌氧菌感染应用替硝唑或甲硝唑。

（2）鼻腔冲洗，可用0.9%氯化钠溶液或高渗盐水冲洗鼻腔，每天1~2次，促进分泌物排出。

（3）头痛高热者，给予物理降温或解热镇痛药，必要时补充液体。

（4）鼻塞者遵医嘱用血管收缩剂或糖皮质激素滴鼻或喷鼻。

4. 手术护理

（1）鼻窦负压置换 适用于各种鼻窦炎。在全身症状消退和局部炎症基本控制后进行。注意电动吸引器产生的负压不能超过180mmHg（24kPa），吸引时间不能过长，以免引起出血。

（2）上颌窦穿刺冲洗 在全身症状消退和局部炎症基本控制后施行。每周1次，直至无脓液冲洗出为止，冲洗后向窦腔内注入抗生素。当前上颌窦穿刺冲洗已不是主要治疗手段。

5. 心理护理 与患者积极沟通，做好解释，缓解患者的焦虑。

6. 健康指导

（1）增强体质，改善生活和工作环境。

（2）预防感冒和其他急性传染病，积极治疗全身慢性病。

（3）教会患者正确的擤鼻和滴鼻方法。

二、慢性化脓性鼻窦炎患者的护理

（一）概述

慢性化脓性鼻窦炎（chronic suppurative sinusitis）是鼻窦黏膜的慢性化脓性炎症，可单侧发病或单窦发病，双侧或多窦发病极为常见，以上颌窦最为常见。致病原因有鼻腔及鼻窦炎症未彻底治愈，窦口引流不畅；邻近器官的感染病灶，如慢性扁桃体炎；高空飞行等。致病菌常为流感嗜血杆菌、变形杆菌和链球菌混合感染。

（二）护理评估

1. 健康史 询问患者有无急性鼻窦炎反复发作史、牙源性上颌窦炎史，有无鼻部其他疾病或全身疾病病史。

2. 身体状况

（1）全身症状　轻重不一，时有时无。常见症状有头痛、头晕、记忆力减退、易疲倦、注意力不集中等。

（2）局部症状　①鼻塞：为主要症状，可为间歇性、交替性或者持续性。②流涕：量多，为黏液性或黏脓性。前组鼻窦炎易从前鼻孔擤出，后组鼻窦炎多经后鼻孔流入鼻咽部。牙源性上颌窦炎常有腐臭味。③头痛：不明显，多为钝痛、闷痛、头部沉重压迫感，白天重、夜间轻，在低头、咳嗽、用力、吸烟饮酒或情绪激动时加重。④嗅觉：减退或丧失。⑤视力减退、视野缺损或失明：较少见，后组筛窦炎和蝶窦炎偶可引起。

考点：慢性化脓性鼻窦炎局部症状

3. 心理-社会状况
患者心理负担较重，情绪变化较大，患者会表现出紧张、焦虑、暴躁等情绪。

4. 辅助检查

（1）鼻内镜检查　可见鼻黏膜慢性充血、肿胀或肥厚，中鼻甲肥大或息肉样变，中鼻道变窄、黏膜水肿或有息肉。前组鼻窦炎可见中鼻道或嗅裂有脓性分泌物（图13-2），后组鼻窦炎可在嗅裂及鼻咽部见脓性分泌物。

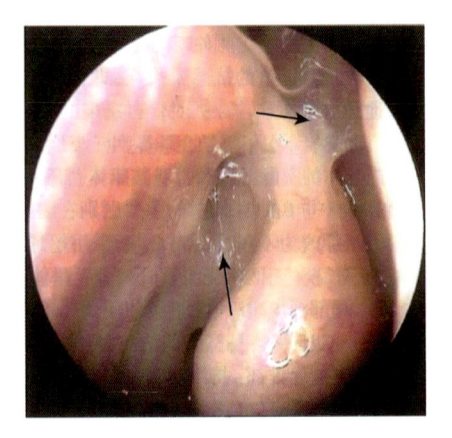

图13-2 脓性分泌物

（2）CT　准确判断窦腔的大小、形态、有无液平面等。冠状位鼻窦CT可准确判断各鼻窦病变范围，鉴别鼻窦占位性和破坏性病变有重要价值。

（三）治疗要点

去除病因，保证鼻腔鼻窦引流和通气通畅。鼻内应用减充血剂和糖皮质激素、鼻腔冲洗改善鼻腔通气。应用抗生素控制感染和预防并发症。行功能性内镜鼻窦手术（FESS），可通过小范围或局限性手术解除广泛的鼻窦病变，使窦口与鼻窦保持通畅引流和通气。

（四）主要护理诊断/问题

1. 清除呼吸道无效　与鼻塞、脓涕有关。

2. 舒适度减弱：头痛、头晕、易倦等　与毒素吸收及窦腔负压有关。

3. 焦虑　与慢性炎症久治不愈和担心手术治疗效果有关。

4. 知识缺乏：缺乏鼻窦炎及手术前后的护理知识。

（五）护理措施

1. 一般护理　嘱患者注意休息，保证充足的睡眠。多饮水，多吃蔬菜水果，保持大便通畅，避免劳累、受寒，戒烟戒酒。

2. 病情观察　注意患者有无剧烈头痛、恶心、呕吐等表现，观察鼻腔分泌物的性质、量，有无出血，有无清水样分泌物流出，有无视力障碍或眼球运动障碍，防止脑脊液漏、颅内感染和球后视神经炎等并发症。

3. 用药护理

（1）鼻部滴药　遵医嘱用血管收缩剂或糖皮质激素，改善鼻腔通气，畅通鼻窦引流。减充血剂使用时间一般控制在7天内。

（2）鼻腔冲洗　可用生理盐水，每天1~2次。

（3）上颌窦穿刺冲洗　每周1次，清除上颌窦腔内脓性分泌物，并可灌入抗生素。患者若出现头晕、无力、出冷汗等反应，则立即停止冲洗，拔出穿刺针，让患者取去枕平卧位。

（4）鼻窦负压置换法　注意正确的操作方法及事项。

4. 手术护理　规范药物治疗无效时可选择内镜鼻窦手术，配合医生做好手术前后护理。主动向患者说明鼻窦手术后鼻腔填塞的必要性及可能出现的疼痛等不适，嘱患者勿自行扯出鼻腔填塞纱条。医生取出填塞物后2小时内卧床休息，减少活动，防止再次出血。

> **链 接　鼻窦负压置换法**
>
> 鼻窦负压置换法是用间歇吸引法抽出鼻窦内空气，在窦腔内形成负压，停止吸引时，滴入鼻腔的药液经窦口流入窦腔，从而达到治疗的一种方法。

5. 心理护理　耐心向患者解释疾病过程和治疗方法，使患者树立治愈疾病的信心，积极配合治疗。

6. 健康指导

（1）避免进食过硬、过烫及辛辣刺激性食物，戒除烟酒。

（2）养成良好的生活起居习惯，避免过度劳累，坚持体育锻炼，增强体质。

（3）平时注意鼻腔卫生，保证充足的睡眠。

（4）讲解本病的相关知识，尤其是诱因。积极治疗鼻部、咽部及口腔的各种疾病，预防上呼吸道感染。

（5）定期随访，术后1个月内避免重体力劳动。

第3节　鼻出血患者的处理

案例 13-3

患者，女，60岁。主诉：鼻部持续出血半小时。患者3天前无明显诱因开始鼻孔出血，在家自行用卫生纸填塞后，出血停止。2小时前患者再次出现右鼻腔出血，不能自行止血。查体：体温36.5℃，脉搏80次/分，呼吸20次/分，血压155/100mmHg，神志清楚，鲜血从右鼻孔流出，量多。鼻内镜检查：右侧鼻中隔后动脉出血。行右后鼻孔填塞止血处理。半小时后检查咽后壁有渗血，立即测血压，并给予重新填塞后未再出血。

问题：1. 请说出鼻出血的常见部位及诱因。
　　　2. 针对本病例制订鼻出血的护理措施。

（一）概述

鼻出血（epistaxis, nasal hemorrhage）是耳鼻咽喉科常见的临床症状，多由鼻腔和鼻窦局部病变引起，少数由全身疾病引起。多数为单侧鼻腔出血，少数为双侧鼻腔出血。儿童及青年人出血多发生在鼻中隔前下方的利特尔动脉丛或克氏静脉丛，中老年患者出血部位多在鼻腔后部的鼻-鼻咽静脉丛及鼻中隔后部动脉。

引起鼻出血的全身因素有心血管疾病、急性发热性传染病、血液病、某些物质缺乏（如维生素C缺乏）、慢性疾病和药物及毒物的影响（如肝硬化、尿毒症、长期服用水杨酸类药物、汞砷中毒等）。局部因素有鼻腔与鼻窦炎症、鼻中隔病变、鼻部及鼻咽部肿瘤、鼻与鼻窦外伤或医源性损伤等。

（二）护理评估

1. 健康史　询问患者有无引起鼻出血的全身或局部疾病，有无家族史，有无在气候干燥地方的生活史。

2. 身体状况 根据不同病因、年龄、出血部位、出血量多少及出血次数不同，鼻出血症状及体征变化较大。

（1）出血部位 儿童及青少年出血多在鼻腔前部，中老年患者出血多在鼻腔中后部。

（2）出血量 多少不一，轻者可为涕中带血、滴血、流血或血流如注。短时间出血量达500ml时，可出现头晕、面色苍白、口渴、乏力等症状；重者可致失血性休克。

（3）长期反复出血可导致贫血。

3. 心理-社会状况 出现大出血或反复出血时，患者心理负担较重，情绪变化较大，患者会表现出紧张、焦虑、暴躁等情绪。

4. 辅助检查

（1）实验室检查 全血细胞计数、出血和凝血时间、凝血酶原时间、毛细血管脆性试验、肝肾功能检查及其他相关检查。

（2）鼻内镜检查 对寻找鼻腔后部的出血部位具有独特的优势。

（3）影像学检查 包括数字减影血管造影（DSA）、CT血管造影。MRI检查可排除鼻腔鼻窦肿瘤。

（三）治疗要点

紧急处理鼻腔的大量出血。临床上常用的止血方法包括烧灼法、电灼法、鼻腔填塞法、血管结扎法、血管栓塞法等。较严重的鼻出血可予以止血药物。失血多的需要补液、补血，必要时抗休克治疗。有贫血时应纠正贫血。

（四）主要护理诊断/问题

1. 恐惧 与鼻出血和担心疾病预后有关。

2. 疼痛 与鼻腔填塞有关。

3. 知识缺乏：缺乏与疾病有关的知识。

4. 有体液不足的危险 与鼻腔大出血有关。

（五）护理措施

1. 一般护理 让患者取坐位或半卧位，嘱其勿将血液咽下，防止刺激胃肠道引起呕吐等。为患者创造安静、舒适的环境。

2. 病情观察

（1）严密观察血压、脉搏、呼吸、神志及出血情况，评估出血量。

（2）对于出血量大、怀疑有休克者，密切监测生命体征，应取平卧位，快速建立静脉通路。

（3）体温升高，出现鼻腔有异味、耳闷、耳鸣等，可能为继发感染，应立即报告医生并协助处理。

3. 心理护理 耐心安慰患者，消除其恐惧心理，稳定患者情绪。

4. 用药护理

（1）针对出血原因，遵医嘱应用止血药物和抗生素。

（2）对于休克患者立即建立静脉通道，遵医嘱给予补液、输血、止血等。

（3）过度紧张者遵医嘱给予镇静药。

5. 止血护理

（1）对于出血量较少者，指压双侧鼻翼10～15分钟，同时冷敷前额或后颈。

（2）鼻腔填塞 前鼻孔纱条填塞及后鼻孔棉球填塞是治疗顽固性鼻出血的主要措施。填塞后嘱患者尽量卧床休息，取半卧位，减少活动；定时向鼻腔滴入维生素AD滴剂或液体石蜡以润滑纱条；鼓励并协助患者进食温凉的流质或半流食，可少量多餐。鼻腔填塞物一般在24～48小时分次取出，抗生素油膏和碘仿纱条可适当延长滞留时间。

（3）将1%麻黄碱或0.1%肾上腺素棉片置于鼻腔（高血压患者禁用），不但可止血，同时便于寻找出血点。

（4）烧灼法　反复少量出血且出血部位明确者，可协助医生进行烧灼止血。先用1%麻黄碱棉片加数滴1%丁卡因收缩和麻醉鼻腔黏膜后，再用30%～50%硝酸银溶液等化学烧灼法、激光、射频或微波烧灼法进行止血，烧灼后涂上抗生素软膏。

（5）大量顽固性出血可采用血管结扎或介入法止血。需行血管栓塞术或结扎术者，向其解释手术的必要性，并快速做好术前准备工作。

> **考点：** 鼻出血患者的止血护理

6. 健康指导

（1）向患者及家属介绍鼻出血的相关知识，教会简易止血法。对中老年人涕中带血丝及反复鼻出血，要高度警惕，应排除鼻咽癌和脑出血的可能。对儿童的反复鼻出血，应尽早诊治，以防贫血和血液病。

（2）保持鼻腔清洁、湿润，避免挤压碰撞鼻部，改掉挖鼻、用力擤鼻等不良习惯。打喷嚏时张嘴以减少鼻腔压力。

（3）注意合理的饮食搭配，选择富含维生素、铁、蛋白质、纤维素的食物，忌食辛辣刺激性食物，戒除烟酒，保持大便通畅。

出院后4～6周内避免重体力劳动或运动。

自 测 题

A1/A2型题

1. 鼻出血部位大多在（　　）
   A. 鼻腔上壁　　　　B. 鼻腔下壁
   C. 鼻中隔　　　　　D. 鼻腔外壁
   E. 鼻腔顶壁

2. 急性鼻窦炎的临床表现，下述哪项是错误的（　　）
   A. 处理以全身应用抗生素为主
   B. 全身症状明显
   C. 头痛重，有时间规律
   D. 常为多窦感染
   E. 立即做上颌窦根治术及筛窦开放术

3. 上颌窦癌较为有效的治疗方案为（　　）
   A. 手术治疗　　　　B. 放射治疗
   C. 化学治疗　　　　D. 手术治疗+放射疗法
   E. 手术治疗+化学治疗

4. 急性额窦炎的症状是（　　）
   A. 头痛以上午较严重
   B. 头痛以下午较严重
   C. 枕部头痛重
   D. 持续性头痛伴面部麻木
   E. 无规律、无定位的头部胀痛

5. 以下属于鼻出血全身因素的是（　　）
   A. 鼻腔异物　　　　B. 鼻腔术后
   C. 鼻腔炎症　　　　D. 鼻腔肿瘤
   E. 高血压

6. 适用于出血较剧、渗出面积较大或出血部位不明确的止血方法是（　　）
   A. 指压法　　　　　B. 鼻腔填塞法
   C. 烧灼法　　　　　D. 血管结扎法
   E. 血管介入法

7. 变应性鼻炎的患者确定变应原的最可靠方法是（　　）
   A. 变应原皮肤试验　B. 鼻黏膜激发试验
   C. 血清特异性IgE　 D. 血清总IgE
   E. 局部活检

8. 鼻塞呈持续性，下鼻甲肥厚，对1%麻黄碱反应不敏感，分泌物黏稠的是（　　）
   A. 急性鼻炎　　　　B. 慢性肥厚性鼻炎
   C. 变应性鼻炎　　　D. 慢性单纯性鼻炎
   E. 萎缩性鼻炎

9. 患者，男，3年前无明显诱因出现夜间鼻痒难忍，晨起喷嚏不止，连续几个甚至数十个，流大量清水样鼻涕，诊断为变应性鼻炎。下列说法不正确的是（　　）
   A. 变应原皮肤试验为确定变应原最常用的方法
   B. 在花粉播散季节，减少外出或外出戴口罩
   C. 应加强与患者沟通，帮助寻找变应原，制订治疗计划，减少发作次数
   D. 变应性鼻炎属于速发型变态反应
   E. 以上都是

（盛晓燕）

第14章
咽部疾病患者的护理

> **学习目标**
> 1. 素质目标　树立学生关怀患者的正确理念。
> 2. 知识目标　掌握扁桃体炎、腺样体肥大、鼻咽癌、阻塞性睡眠呼吸暂停低通气综合征的护理评估和护理措施；熟悉扁桃体炎、腺样体肥大、鼻咽癌、阻塞性睡眠呼吸暂停低通气综合征的原因；了解扁桃体炎、腺样体肥大、鼻咽癌、阻塞性睡眠呼吸暂停低通气综合征的治疗方法。
> 3. 能力目标　具有对扁桃体炎、腺样体肥大、鼻咽癌、阻塞性睡眠呼吸暂停低通气综合征患者的护理能力，具备配合医生对扁桃体炎、腺样体肥大、鼻咽癌、阻塞性睡眠呼吸暂停低通气综合征患者的并发症防治能力。

　　咽是消化和呼吸的共用通道，扁桃体位于其交会处，容易遭到致病微生物侵袭，尤以儿童青少年多见，治疗护理不及时还会引起全身性疾病，严重者甚至会危及生命。

第1节　扁桃体炎患者的护理

> **案例 14-1**
> 　　患者，男，15岁。患者2年前淋雨后出现咽部疼痛，发热，到医院就诊，诊断为急性扁桃体炎，经过治疗后好转，但是反复发作，平时有咽部不适、发干、发痒、异物感、口臭、易感冒、乏力等症状。咽部检查：咽部稍充血，双侧扁桃体肿大，表面不平，隐窝口有黄白色干酪样点状物，挤压可见脓栓溢出。下颌淋巴结肿大。入院后完善相关检查，诊断为慢性扁桃体炎。
> 　　问题：1. 给患者制订护理措施。
> 　　　　　2. 给患者及家属做健康指导。

　　扁桃体炎是腭扁桃体的非特异性炎症，可伴有咽部和淋巴组织炎症，在受凉、过度劳累、潮湿、烟酒过度等机体抵抗力下降时发病，分为急性扁桃体炎和慢性扁桃体炎。

一、急性扁桃体炎患者的护理

（一）概述

　　急性扁桃体炎（acute tonsillitis）为腭扁桃体的急性非特异性炎症，伴有不同程度的咽黏膜和淋巴组织炎症。临床上将急性扁桃体炎分为急性卡他性扁桃体炎和急性化脓性扁桃体炎两类。本病为咽部常见疾病之一，以儿童和青少年多见，春秋季节易发病。

　　正常人咽部及扁桃体隐窝内存留着某些病原体，当机体抵抗力下降时，病原体大量繁殖引起炎症急性发作。主要致病菌为乙型溶血性链球菌，其次为金黄色葡萄球菌、肺炎链球菌、流感嗜血杆菌等。

（二）护理评估

1. 健康史 了解患者有无受凉、感冒、疲劳、饮酒、有害气体刺激等诱因。

2. 身体状况

（1）急性卡他性扁桃体炎 起病急，以咽痛、低热为主要表现，全身其他不适症状较轻。咽部检查：咽部黏膜充血，双侧扁桃体轻微充血肿大，一般无脓性渗出物。

（2）急性化脓性扁桃体炎 全身高热、剧烈咽痛可放射至耳部，畏寒、高热、头痛、乏力，常伴有吞咽困难。

咽部检查，咽部黏膜呈弥漫性充血，以扁桃体及两腭弓最为严重。腭扁桃体肿大，在其表面可见黄白色脓点，或在隐窝口处有黄白色或灰白色片状假膜，易拭去，不易出血；下颌淋巴结肿大，压痛。

考点：急性扁桃体炎患者的身体状况

3. 心理-社会状况 本病常见于儿童青少年，症状重，患者常有恐惧和焦虑心理。

4. 辅助检查

（1）血常规检查 可见白细胞总数和中性粒细胞数明显增多。

（2）细菌培养和药物敏感试验 有助于查明病原微生物和有效地选择抗生素。

（3）有全身并发症者可做血沉、抗链球菌溶血素O、心电图等检查。

（三）治疗要点

全身使用抗生素控制感染，对症支持治疗，预防并发症。

（四）主要护理诊断/问题

1. 疼痛 与扁桃体急性炎症有关。

2. 体温过高 与细菌毒素吸收有关。

3. 有感染的危险 与扁桃体周脓肿、急性肾炎、心肌炎、败血症等有关。

（五）护理措施

1. 一般护理 患者注意休息，避免过度劳累，多饮水，忌烟酒。适当隔离。

2. 病情观察

（1）观察患者体温变化、局部红肿程度。

（2）观察患者有无单侧咽痛加剧、语言含糊、张口受限、单侧软腭及腭舌弓红肿膨隆、腭垂偏向对侧、痛苦面容等扁桃体周脓肿表现，还应注意有无关节痛、心悸胸闷、尿量减少等症状。

3. 用药护理

（1）遵医嘱及时给予足量抗生素。首选青霉素类、头孢菌素类抗生素治疗，静脉滴注，每日1次，连用5～7天，用药前应询问过敏史，做过敏试验。

（2）局部可选用复方硼砂溶液或呋喃西林溶液含漱，保持咽部清洁。

（3）疼痛较为严重时遵医嘱使用镇痛剂。

4. 心理护理 向患者解释病情，减轻烦躁、焦虑情绪。

5. 健康指导

（1）加强体育锻炼，增强体质，避免过度劳累，预防感冒。

（2）少食辛辣刺激性食物，饮食宜清淡，戒烟酒。

（3）对频繁发作的急性扁桃体炎或有并发症者，应建议在急性炎症消退2～3周后行扁桃体摘除术。

二、慢性扁桃体炎患者的护理

（一）概述

慢性扁桃体炎（chronic tonsillitis）是腭扁桃体的慢性炎症。多因急性扁桃体炎反复发作或扁桃体隐窝引流不畅病原体滋生感染演变而来。主要致病菌为溶血性链球菌和葡萄球菌。

（二）护理评估

1. 健康史 询问患者是否有急性扁桃体炎、呼吸道炎症反复发作史。

2. 身体状况 可有咽部轻微疼痛、咽干、发痒、异物感、刺激性咳嗽等症状。若扁桃体过度肥大，可出现睡眠打鼾、吞咽不畅及言语障碍。当扁桃体隐窝内潴留干酪样腐败物或有大量厌氧菌感染时，常出现口臭。并发症有风湿热、风湿性关节炎、风湿性心脏病、慢性肾炎等。咽部检查，咽黏膜和腭舌弓呈慢性充血，黏膜呈暗红色，挤压扁桃体隐窝口可见黄白色干酪样点状物溢出。腭扁桃体呈Ⅰ~Ⅲ度肿大，成人扁桃体多已缩小，但可见瘢痕，表面凹凸不平，与周围组织粘连。

扁桃体大小分度：Ⅰ度，扁桃体不超过腭咽弓；Ⅱ度，扁桃体超过腭舌弓；Ⅲ度，扁桃体接近中线或超过正中线。

3. 心理-社会状况 因需要手术，患者表现出紧张、恐惧等心理状况。

4. 辅助检查 检查尿液、抗链球菌溶血素O、血沉、心电图等，以便观察有无并发症发生。

（三）治疗要点

慢性扁桃体炎反复发作原则上行扁桃体切除术。儿童扁桃体切除会影响免疫功能，要严格掌握手术适应证。有手术禁忌时可用保守疗法，如扁桃体隐窝冲洗、物理疗法、免疫疗法等。

> **链接　慢性扁桃体炎病理**
>
> 1. 炎症反复发生致淋巴组织与结缔组织增生，腺体肥大，突出于腭弓之外。
> 2. 纤维型　淋巴组织和滤泡变性萎缩，纤维组织增生，常见瘢痕收缩，腺体较小，质硬，与周围组织多有粘连。
> 3. 隐窝型　腺体隐窝内有大量脱落上皮细胞、淋巴细胞以及细菌聚集而形成的脓栓，或隐窝口因炎症瘢痕粘连引流不畅，形成脓栓、囊肿、感染灶。

（四）主要护理诊断/问题

1. 疼痛：咽痛 与慢性扁桃体炎急性发作和手术有关。

2. 知识缺乏：缺乏与疾病有关的知识。

3. 有出血的危险 与术后出血有关。

（五）护理措施

1. 一般护理 防止受凉，勿劳累过度。戒烟酒，忌食辛辣刺激性食物。早晚用淡盐水含漱，保持口腔清洁。

2. 病情观察 注意观察有无发热、关节酸痛、尿液变化等，警惕并发症的发生。

3. 用药护理 急性发作时，遵医嘱使用有效抗生素治疗。

4. 手术护理

（1）术前护理　协助医生进行必要的术前检查，妇女经期、妊娠期不宜手术。保持口腔清洁，术前3天开始用漱口液含漱，每天4~6次。术前6小时禁食，遵医嘱术前用药。

（2）术后护理　患者卧床休息，取半卧位，减轻头部充血及创口出血。少说话，避免咳嗽。密切观察口中分泌物的颜色、质、量。术后4小时如无出血，可进冷流食，次日改为半流食，2周内禁忌硬食及粗糙食物，以免损伤伤口引起出血。术后当日禁止漱口、刷牙，次日予以漱口液漱口。观察白膜颜色及形成情况，有无感染出血迹象，勿触动白膜。出血是扁桃体手术后最常见的并发症，应密切观察有无出血。

考点： 慢性扁桃体炎患者手术后护理内容

5. 心理护理 向患者解释本病的发生发展及转归，消除患者的恐惧心理。

6. 健康指导

（1）保持口腔清洁，进食前后漱口。

（2）向患者做好解释工作，有白膜从口中脱出属正常现象，不必惊慌。

（3）术后2周内避免进食粗硬食物，宜进食营养丰富的清淡软性食物。

（4）避免感冒，若出现咽部疼痛、体温升高、口中有血性分泌物吐出等应及时就诊。

第2节　腺样体肥大患者的护理

腺样体位于鼻咽顶壁与后壁交界处，两侧咽隐窝之间，表面呈橘瓣样。人出生后腺样体随着年龄的增长而逐渐长大，6～7岁发育至最大，10岁以后逐渐萎缩。

（一）概述

腺样体肥大（adenoid hypertrophy）因炎症的反复刺激而发生病理性增生，从而引起鼻塞、张口呼吸的症状，多见于3～5岁儿童。常见的原因是急慢性鼻咽炎的反复发作或邻近器官的炎症波及鼻咽部，刺激腺样体组织增生。

（二）护理评估

1. 健康史 了解患者有无急慢性鼻咽炎、鼻窦炎、扁桃体炎等病史。

2. 身体状况 腺样体肥大堵塞后鼻孔及咽鼓管咽口，可引起耳、鼻、咽、喉等处症状。

（1）鼻部症状　腺样体阻塞后鼻孔，分泌物不易擤出，易合并鼻炎、鼻窦炎出现鼻塞、流涕、张口呼吸等症状，是儿童阻塞性呼吸暂停低通气综合征的常见原因之一。

（2）咽、喉和下呼吸道症状　出现夜间阵咳、支气管炎和低热。

（3）耳部症状　引起分泌性中耳炎，导致听力减退、耳闷堵感、耳鸣。

（4）腺样体面容　由于长期张口呼吸，致使面骨发育发生障碍，牙列不齐，上切牙突出，上唇变厚、面容呆板，形成腺样体面容。

3. 心理 - 社会状况 因睡眠打鼾，患者表现出焦虑等心理状况。

4. 辅助检查

（1）口咽检查　硬腭高而窄，咽后壁见黏性分泌物从鼻咽部流下，多伴有腭扁桃体肥大。

（2）纤维鼻咽镜检查（图14-1）　在鼻咽顶部和后壁可见表面有纵行裂隙的分叶状淋巴组织，像半个剥了皮的小橘子。常常堵塞后鼻孔2/3以上。这是目前腺样体检查的最常用方法。

（3）CT　可见鼻咽腔变形变窄，后壁软组织增厚，密度均匀。

（三）治疗要点

1. 积极治疗原发病，注意营养，预防感冒，提高机体免疫力。

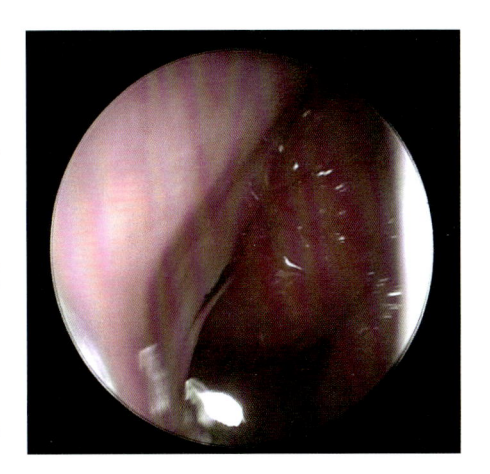

图14-1　腺样体肥大

2. 必要时手术切除腺样体，手术常同扁桃体切除术一并进行，如果扁桃体不大且很少发生炎症则可单独行腺样体切除。

（四）主要护理诊断/问题

1. **舒适度减弱** 与咽鼓管阻塞有关。
2. **气体交换受损** 与腺样体肥大影响通气有关。
3. **睡眠型态紊乱** 与呼吸道阻塞引起打鼾、憋气有关。

（五）护理措施

1. **一般护理** 居室环境空气清新，避免吸入粉尘、有害气体。外出时戴口罩，防止受凉，避免感冒。戒烟酒、忌食辛辣刺激性食物。早晚用淡盐水含漱，保持口腔清洁。
2. **病情观察** 注意观察患者呼吸情况，有无睡眠打鼾。
3. **用药护理** 伴有鼻炎、鼻窦炎的患者，详见第9章第2节有关内容。
4. **心理护理** 向患者解释本病的发生发展及转归，消除患者的恐惧心理。
5. **健康指导**

（1）对腺样体肥大不能轻视。要早期发现，早期治疗。儿童应预防感冒。
（2）多吃新鲜蔬菜、水果、优质蛋白食物。

第3节 鼻咽癌患者的护理

> **案例14-2**
>
> 患者，男，65岁。最近感到耳闷、闭塞感、听力下降，来耳鼻喉科门诊就诊。耳部检查：鼓膜下陷，可见液平，捏鼻鼓气未见鼓膜活动。鼻内镜检查：左侧咽部隆起肿块，表面呈菜花状。病理报告：鳞状细胞癌。诊断：鼻咽癌。患者绝望，拒绝治疗。
>
> 问题：1. 请说出引起鼻咽癌的原因。
> 　　　2. 为患者制订合理的护理措施。

（一）概述

鼻咽癌（nasopharyngeal carcinoma）在我国是常见恶性肿瘤之一，占耳鼻咽喉恶性肿瘤之首，华南沿海地区为高发区，发病年龄在40～60岁，男性多见。

目前认为可能与以下因素有关。①遗传因素：本病有种族易感性和家族史。②病毒感染：人类疱疹病毒4型（HHV-4）在鼻咽癌发病中起着重要的作用。③不良习惯及环境因素：吸烟者发病率较高；亚硝胺类、多环烃类及微量元素镍含量高、性激素失调、空气污染、维生素缺乏等均为鼻咽癌的诱因。

（二）护理评估

1. **健康史** 评估患者的家族史、健康状况，有无EB病毒感染史及接触污染空气史。
2. **身体状况** 鼻咽部位置隐蔽，所以早期症状不典型，且易发生转移。

（1）**鼻部症状** 早期涕中带血丝，时有时无，晚期大出血。肿瘤进行性生长浸润至后鼻孔区，可导致机械性鼻堵塞。

（2）**耳部症状** 肿瘤阻塞或压迫咽鼓管咽口，可引起患者耳鸣、听力减退。

（3）**淋巴结肿大** 颈淋巴结转移是本病重要临床特征之一。淋巴结呈进行性增大，无痛、质硬，相对固定。

（4）**脑神经症状** 肿瘤侵犯破坏颅底结构或经破裂孔转移到颅内，可出现顽固性头痛。若侵犯第

Ⅰ、Ⅲ、Ⅳ、Ⅴ、Ⅵ对脑神经可出现视力下降、上睑下垂、头痛、面部麻木、眼球向外运动受限、复视等症状；若侵犯第Ⅸ、Ⅹ、Ⅻ对脑神经会出现软腭麻痹、声嘶、呛咳、吞咽困难、伸舌偏斜等症状。

（5）远处转移　晚期鼻咽癌可发生肺、肝、骨等处转移，出现相应症状与体征。

考点：鼻咽癌的身体状况

3. 心理-社会状况　鼻咽癌因早期症状不典型，患者常不予重视。确诊后，患者对放疗、化疗均有不同程度的恐惧心理。

4. 辅助检查

（1）间接鼻咽镜检查　是首选方法，可见鼻咽顶后壁或侧咽壁、咽隐窝有菜花状、结节状或溃疡状等不同形态新生物。

（2）影像学检查　CT及MRI检查能显示肿瘤范围及颅底骨质破坏的程度。

（3）内镜检查　能直接发现较小的肿物。

（4）血清学检查　EB病毒衣壳抗原-免疫球蛋白A抗体测定，有助于鼻咽癌的诊断、普查和随访。

（5）组织学检查　病理学检查为确诊的依据。

（三）治疗要点

放射治疗（放疗）是首选的治疗方法，放疗期间可配合化学治疗（化疗）、中医中药治疗及免疫治疗。手术仅用于少数对放疗不敏感或放疗后仍有颈部残存转移灶的患者。

（四）主要护理诊断/问题

1. 疼痛　与肿瘤侵犯脑神经有关。

2. 舒适度减弱　与肿瘤堵塞后鼻孔、咽鼓管有关。

3. 恐惧　与担心预后有关。

4. 营养失调：低于机体需要量　与营养需要量增加有关。

5. 有血管损伤的危险　与肿瘤侵犯血管有关。

（五）护理措施

1. 一般护理　保证充足的睡眠。多食高热量、高蛋白、低脂肪饮食，避免进食辛辣刺激性食物。

2. 病情观察　密切观察患者生命体征、出血等病情变化。

3. 用药护理　头痛明显影响到睡眠者，酌情给予镇痛药、镇静药。颅内压高者遵医嘱给予20%甘露醇快速静脉滴注。

4. 放射治疗护理　放射治疗区域的皮肤不能用化学物品刺激，用清水清洗即可，不可搔抓。

5. 化学治疗护理　化疗引起的脱发是可逆的，外出时可佩戴假发套。

6. 心理护理　关心、体贴患者，帮助患者树立战胜疾病的信心，从而主动配合治疗。

7. 健康指导

（1）普及鼻咽癌的防治知识，做到早发现、早诊断、早治疗。定期对社区易感人群进行鼻咽癌的筛查，重点人员跟踪观察。

（2）养成良好的饮食习惯，勿食含亚硝胺类及镍含量较高的食物和水，以及腌制食物等。

（3）确诊人员定期复查，一般随访时间为3个月、半年、1年。

第4节　阻塞性睡眠呼吸暂停低通气综合征患者的护理

（一）概述

阻塞性睡眠呼吸暂停低通气综合征（obstructive sleep apnea hypopnea syndrome，OSAHS）指睡眠

时上气道塌陷堵塞引起的呼吸暂停和通气不足,是一种睡眠相关呼吸障碍的疾病。其特征是在睡眠过程中反复发生狭窄和阻塞,引起阻塞性呼吸暂停、低通气和呼吸努力相关觉醒。

引起OSAHS的常见因素有上呼吸道狭窄或堵塞、肥胖、老年组织松弛、肌张力下降、脂代谢紊乱、内分泌紊乱、遗传因素等。

(二)护理评估

1. 健康史 询问患者家族史,有无局部及全身疾病等诱发因素;本次疾病发作的时间、方式、伴随症状。

2. 身体状况

(1)日间嗜睡 嗜睡,是指无法在睡眠-觉醒周期的觉醒部分保持完全觉醒或警觉状态,是OSAHS的常见症状。日间嗜睡起病隐匿且呈慢性过程。

(2)睡眠中打鼾和反复呼吸中断。

(3)异态睡眠。

(4)晨起头痛。

(5)并发症 病程较长的患者可并发高血压、心律失常、心绞痛与心肺功能衰竭等。

3. 心理-社会状况 患者因为缺乏相关知识及担心预后而表现出恐惧和焦虑心理。

4. 辅助检查 多导睡眠监测仪可对OSAHS患者进行整夜连续的睡眠观察和检测,得到睡眠监测报告单,被认为是诊断OSAHS及其严重程度的金标准。

(三)治疗要点

采用综合治疗,包括睡眠姿势调整、控制饮食、减轻体重、鼻腔持续正压通气等。必要时可采用手术治疗,如采用腭垂腭咽成形术、激光手术等方法以增加咽腔空间,减少睡眠时上呼吸道的阻力。

(四)主要护理诊断/问题

1. 气体交换受损 与上呼吸道狭窄及阻塞有关。

2. 睡眠型态紊乱 与疾病本身及心理负担过重有关。

3. 知识缺乏:缺乏对本病的防治知识。

4. 有窒息的危险 与呼吸暂停有关。

(五)护理措施

1. 一般护理

(1)调整睡眠姿势 采用侧卧位或半坐卧位,减轻呼吸暂停和鼾声。

(2)减肥 帮助患者制订减肥计划。

(3)禁用镇静催眠药、忌烟酒 乙醇及镇静催眠药可使睡眠呼吸暂停加重。

(4)其他 患者住单人房间,保证睡眠环境安静,同时减少对其他人的影响。

考点:阻塞性睡眠呼吸暂停低通气综合征患者的一般护理

2. 病情观察 密切观察患者的生命体征,特别是呼吸情况,加强巡视,同时准备好抢救用物,以备急用。

3. 用药护理 睡前可用血管收缩剂滴鼻,以减低鼻腔阻力。

4. 手术护理

(1)术后保持呼吸道通畅,遵医嘱决定机械通气拔管时机,并做好相应护理。

(2)术后6小时遵医嘱给予镇痛药、口含冰块、喝冰水等,以减轻疼痛。

(3)遵医嘱给予抗炎、止血、补液等治疗,并注意观察用药后效果。

(4)叮嘱患者吐出口腔内分泌物,以便观察伤口出血情况,如出血量较多,应即刻通知医生处理。

（5）术后3小时开始进偏凉的流食，次日可进半流食，1周后改为软食，再逐渐过渡到普食。

5. 心理护理　向患者讲解疾病相关知识，解答患者的疑问，消除其紧张心理，使患者积极配合治疗。

6. 健康指导

（1）进行体育锻炼，肥胖者制订减肥计划并坚持落实，积极治疗原发病。

（2）术后4周内忌进食干硬、大块，以及酸、辣刺激性食物，忌烟酒，不使用镇静催眠药，睡眠时采取侧卧位。

（3）建议患者避免从事驾驶、高空作业等有潜在危险的工作，以免发生意外。

（4）定期随访，监测心脏功能、血压等，防止发生并发症。

自 测 题

A1/A2型题

1. 引起急性化脓性扁桃体炎的主要致病菌是（　　）
   A. 乙型溶血性链球菌　　B. 葡萄球菌
   C. 肺炎链球菌　　D. 厌氧菌
   E. 柯萨奇病毒

2. 急性扁桃体炎的局部症状主要是（　　）
   A. 咳嗽　　B. 发热
   C. 吞咽困难　　D. 耳痛
   E. 剧烈咽痛

3. 慢性扁桃体炎的主要症状是（　　）
   A. 咳嗽　　B. 发热
   C. 声嘶　　D. 耳痛

   E. 剧烈咽痛

4. 临床上一般将扁桃体肥大分为几度（　　）
   A. Ⅲ度　　B. Ⅱ度
   C. Ⅳ度　　D. Ⅴ度
   E. Ⅵ度

5. 关于扁桃体切除术后护理，下列说法错误的是（　　）
   A. 密切观察有无出血
   B. 用冰袋冷敷下颌部
   C. 发现白膜异常，用棉签擦拭
   D. 2周内禁忌硬食及粗糙食物
   E. 术后当日禁止漱口，次日可用漱口液漱口

（盛晓燕）

第 15 章
喉部疾病患者的护理

> **学习目标**
> 1. 素质目标　树立人文关怀意识,加强喉部健康理念宣传。
> 2. 知识目标　掌握急性喉炎、喉阻塞、喉癌患者的护理评估和护理措施;熟悉急性喉炎、喉阻塞的原因;了解急性喉炎、喉阻塞、喉癌患者的治疗方法。
> 3. 能力目标　具有对急性喉炎、喉阻塞、喉癌患者的护理能力,具备配合医生对急性喉炎、喉阻塞、喉癌患者的并发症进行防治的能力。

喉部疾病包括喉部炎症、喉阻塞、喉癌等疾病,病情一般较紧急,严重时若得不到及时抢救,会危及生命。

第 1 节　急性喉炎患者的护理

> **案例 15-1**
> 患儿,男,2 岁,1 天前受凉后出现发热、咳嗽,自行服用消炎退热药,未见明显好转,今日出现呼吸困难,逐渐加重,入院治疗。检查:体温 39℃,"空、空"样咳嗽,轻度吸气性呼吸困难,轻度"三凹征",脉搏尚正常。诊断为急性喉炎。
> 问题:1. 引起急性喉炎的病因有哪些?
> 　　　2. 急性喉炎的护理要点有哪些?

(一) 概述

急性喉炎(acute laryngitis)为喉黏膜和声带的急性卡他性炎症,是一种常见的急性呼吸道感染性疾病。急性喉炎常发生在急性鼻炎之后,先是病毒感染,后继发细菌感染。而吸入粉尘、有害气体(如氯气等)或烟酒过度、食物刺激等为其诱因。本病冬春季节容易发病,成人、儿童均可发生。

(二) 护理评估

1. 健康史　评估患者发病前有无受凉、感冒、吸烟喝酒、吸入有害气体或粉尘、用声不当等病史。

2. 身体状况　声音嘶哑是急性喉炎的主要症状,初期表现为声音嘶哑,但很快症状加重,严重者可出现发音困难,甚至失声。多伴有咳嗽、咳痰,早期仅为干咳无痰,晚期则有稠厚的黏液痰咳出。小儿患者炎症累及声门下区时,呈犬吠样咳嗽,且夜间加重,为小儿急性喉炎的重要特征。小儿急性喉炎容易引起喉阻塞。

3. 心理-社会状况　患者因为缺乏相关知识及担心预后而焦虑。少数患者对本病缺乏认识,不重视,长期反复发作形成慢性喉炎,或延误诊治而危及生命。

4. 辅助检查

(1) 血常规　病毒感染者白细胞计数正常或偏低;细菌感染者白细胞计数升高,中性粒细胞比例增加。

（2）纤维喉镜检查（图15-1） 可见喉黏膜呈弥漫性充血、肿胀，双侧对称，声带呈红色或粉红色，表面可有黏脓性分泌物附着，发音时声门闭合不全，但两侧声带运动正常。

（三）治疗要点

抗生素、局部雾化治疗。喉部梗阻严重者，立即行气管切开。

（四）主要护理诊断/问题

1. 舒适度减弱 与喉部疼痛、异物感有关。
2. 体温过高 与喉部感染有关。
3. 疼痛 与喉部炎症有关。
4. 有窒息的危险 与小儿急性喉阻塞有关。
5. 知识缺乏：缺乏急性喉炎的防治知识。

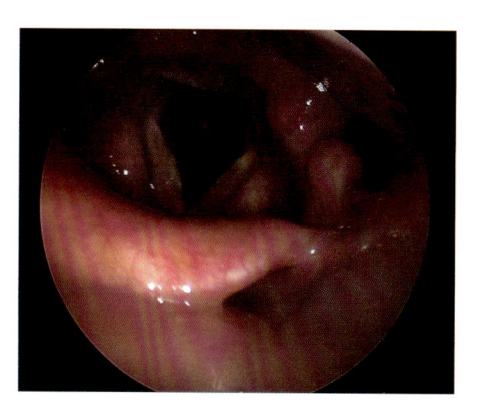

图 15-1 急性喉炎

（五）护理措施

1. 一般护理 卧床休息，减少说话，注意声带休息，以利于炎症消退；注意保持安静，保持病室空气流通；多饮水，饮食宜清淡，应禁烟酒，禁食刺激性食物。

2. 病情观察 密切观察呼吸、脉搏等生命体征的变化，有缺氧表现时，及时吸氧，如有呼吸困难应及时报告医生并配合医生做好应急处理。

3. 用药护理

（1）抗生素治疗 遵医嘱及时使用足量的抗生素，一般使用青霉素，对青霉素过敏的患者可用头孢菌素类或大环内酯类抗生素。

（2）糖皮质激素应用 用糖皮质激素如地塞米松等减轻和消除喉黏膜的肿胀，减少炎性分泌物产生，从而减轻喉阻塞，应尽早使用。

（3）雾化吸入 遵医嘱用庆大霉素和地塞米松超声雾化吸入以抗炎、镇痛，每日1~2次。

（4）应遵医嘱酌情给予镇静镇咳药，尽量减少患者特别是儿童患者的哭闹，避免使用苯巴比妥等有抑制呼吸作用的药物。

考点：急性喉炎患者的用药护理

4. 心理护理 向患者讲解疾病相关知识，解答患者的疑问，消除其紧张心理，使之积极配合治疗。
5. 健康指导
（1）积极宣传急性喉炎的防治知识，加强户外锻炼，增强抗病能力。
（2）儿童患者发生感冒应及时就医，以免发生严重的呼吸困难。
（3）注意正确的发音方法，防止声带小结、声带息肉及本病的发生。

第2节 喉阻塞患者的护理

（一）概述

喉阻塞（laryngeal obstruction）是因喉部或其邻近组织的病变引起喉腔通气道狭窄，导致以吸气性呼吸困难为主要症状的症候群。本病多发生于小儿，如不及时治疗，可引起严重后果。

常见的病因有咽喉部的急性炎症、喉外伤、喉内异物、喉痉挛、喉水肿、喉肿瘤、畸形、声带瘫痪等。

（二）护理评估

1. 健康史 评估患者发病前有无导致喉阻塞的诱因，了解发病时间、伴随症状等。

2. 身体状况

（1）吸气性呼吸困难 是喉阻塞的主要症状。表现为吸气时间延长，但通气量并不增加，吸气深而慢，若无明显缺氧，则呼吸频率不变。

（2）缺氧 因缺氧而面色青紫，吸气时头后仰，坐立不安，烦躁不安，不能入睡，甚至发生心律失常、心力衰竭。

（3）吸气性喉喘鸣 阻塞越重，喉喘鸣越重。

（4）吸气期软组织凹陷 由于吸气困难，胸腔内负压增加，导致胸骨上窝、锁骨上窝、肋间隙、剑突下和上腹部吸气期的凹陷。

（5）声音嘶哑 病变累及声带时，常有声音嘶哑症状。

（6）喉源性呼吸困难的分度 Ⅰ度，安静时无呼吸困难，活动或哭闹时有轻度的吸气性呼吸困难，稍有吸气性喉喘鸣和软组织凹陷。Ⅱ度，安静时有轻度的吸气性呼吸困难、吸气性喉喘鸣和软组织凹陷，活动时加重，但不影响睡眠和进食。Ⅲ度，安静时有明显的吸气性呼吸困难、吸气性喉喘鸣和软组织凹陷如"四凹征"，并出现烦躁不安、不易入睡、厌食、口唇轻度发绀等缺氧症状。Ⅳ度，呼吸极度困难，因严重缺氧，患儿坐立不安、口唇发绀、出冷汗、脉搏细弱、血压下降、昏迷、大小便失禁等。如不及时抢救，则很快发生窒息死亡。

考点：喉源性呼吸困难的分度

3. 心理-社会状况 喉阻塞引起的吸气性呼吸困难，使患者产生焦虑、恐惧心理。

4. 辅助检查

（1）喉镜检查 纤维喉镜或直接喉镜检查有助于诊断和治疗本病。

（2）影像学检查 喉部X线侧位片或CT扫描。

（三）治疗要点

呼吸困难轻微时，以去除病因治疗为主；严重的以抢救生命、保持呼吸道通畅为主。对急性喉梗阻患者，要争分夺秒，首先解除喉阻塞，然后再做进一步的治疗。

（四）主要护理诊断/问题

1. 有窒息的危险 与喉阻塞有关。

2. 低效性呼吸型态 与吸气性呼吸困难有关。

3. 言语沟通障碍：声音嘶哑、失声 与喉阻塞或气管切开术有关。

（五）护理措施

1. 一般护理 患者卧床休息，取半坐卧位。给予富营养、易消化的流食或半流食，保持大便通畅。患儿在诊治时，应注意头、颈、胸的位置不可扭转或过度前俯后仰，以免受挤压而加重呼吸困难。

2. 病情观察 严密监测生命体征，重点观察机体缺氧状况。

3. 用药护理

（1）过敏引起的喉水肿，使用肾上腺素。

（2）喉痛、咳嗽、高热的患者，给予解热镇痛药、止咳药和物理降温等。

（3）炎症引起的喉水肿，使用足量抗生素、糖皮质激素进行抗炎处理。

（4）喉外伤者超声雾化吸入，以减轻喉部水肿。

4. 手术护理 气管插管术和气管切开术是解除喉源性呼吸困难的有效措施。因此要积极备好气管插管和气管切开包等急救用物。气管切开术后注意保持呼吸道通畅，定期呼吸道经气管套管给药、吸痰、雾化吸入。

5. 心理护理 给患者及家属解释病情，说明疾病预后，消除患者的紧张、焦虑、恐惧心理。

6. 健康指导

（1）指导患者及其家属日常生活、饮食等方面的注意事项，防止异物吸入。

（2）指导患者积极治疗上呼吸道感染等相关的疾病。

（3）加强锻炼，增强体质，预防感冒。日常生活中避免吸入有害气体。

第3节 喉癌患者的护理

（一）概述

喉癌（cancer of larynx）是耳鼻咽喉科常见的恶性肿瘤，仅次于鼻咽癌和鼻腔、鼻窦癌，居第三位，多为鳞状细胞癌。男性较女性多见，好发年龄为50～70岁。病因不明，可能与吸烟、喝酒、长期接触有毒化学物质、声带使用过度、喉炎、空气污染、病毒感染、内分泌障碍有关。好发部位以声门上区及声门区最为多见。

（二）护理评估

1. 健康史 评估患者发病前有无相关致病因素。

2. 身体状况

（1）声门上型喉癌 好发于会厌喉面，早期喉部有不适感、异物感、疼痛，随着肿瘤增大出现声音嘶哑、呼吸困难。

（2）声门型喉癌 早期即出现声音嘶哑。后期声音嘶哑逐渐加重，晚期出现呼吸困难。

（3）声门下型喉癌 早期症状不明显，肿瘤向上侵及声带出现咳嗽、咯血、声音嘶哑、呼吸困难。

3. 心理-社会状况 喉癌早期症状不明显，患者常不注意。明确诊断后，出现恐慌、焦虑心理。

4. 辅助检查

（1）喉镜检查 间接喉镜、直接喉镜或纤维喉镜检查可见肿瘤的部位、大小、形态及声带的活动度。

（2）影像学检查 喉断层扫描、CT、MRI检查有利于了解肿瘤侵犯的部位、大小、范围，对于指导手术有一定的意义。

（3）病理学检查 病变部位活检，以便于对喉癌的确诊。

（4）喉动态镜检查 通过观察声带振动情况，能发现早期声带癌肿。

（三）治疗要点

目前多选用手术加放疗的综合治疗。

> **链 接 新喉再造术**
>
> 新喉再造术是黄鹤年教授独创的一种新技术，既能根治病变，又能恢复喉的功能，攻克了迄今国内外尚未能妥善解决其取材和发音、呼吸、吞咽三种功能的协调问题。

（四）主要护理诊断/问题

1. 疼痛 与癌肿侵犯、手术有关。

2. 言语沟通障碍 与肿瘤侵犯声带、喉部手术有关。

3. 营养失调：低于机体需要量 与营养需要量增加有关。

4. 进食自理缺陷 与喉切除术后短期需经鼻饲管进食有关。

5. 体象紊乱 与术后佩戴气管套管及失声有关。

6. 知识缺乏：缺乏出院后自我护理的相关知识。

（五）护理措施

1. 一般护理 限制患者活动范围，避免剧烈活动。进高蛋白、高热量、低脂肪饮食。

2. 病情观察 观察患者生命体征，观察痰液的性状、量，观察疼痛的情况。

3. 手术护理

（1）术前护理 完善其各项检查。备皮范围为颈部从乳突尖、下颌骨下缘及下唇，两侧达颈后方，下至第3肋骨及肩部。男性面部剃除胡须。术前6小时禁食，插鼻饲管，术前30分钟皮下注射阿托品及肌内注射苯巴比妥。

（2）术后护理 ①麻醉清醒、血压平稳后改半卧位，行喉成形术者需平卧，颈部轻度前倾，以减轻吻合口张力，缓解伤口疼痛，必要时遵医嘱给予镇痛镇咳药。术后第3天起用漱口液或1.5%过氧化氢溶液含漱，以促进伤口愈合，注意伤口有无渗血和渗液，注意体温变化，预防吻合口瘘。②发音训练，让患者咽下一口气，然后慢慢排出并做发"呃"音的动作，注意腹部、胸部动作及食管咯气动作和口形动作的有机协调，即可发出声音。③吞咽训练，嘱患者取半卧位，深吸气后屏住，然后进一小口食物，吞咽3次，最后做咳嗽清喉的动作，将停留在声门处的食物咳出。坚持1~2个月，多能恢复正常的吞咽功能。

考点：喉癌患者手术后护理

4. 心理护理 告知患者失去语言功能是暂时的，帮助患者树立信心，使其积极配合治疗。

5. 健康指导

（1）积极宣传喉癌的防治知识，戒掉嗜烟、嗜酒等不良习惯，改善生活和工作环境，加强身体锻炼。

（2）定期到医院复查。

（3）带管出院者，应教会其正确的自我护理方法。患者及家属学会清洁气管套管和更换喉垫的方法，全喉切除患者应佩戴套管以防止造瘘口狭窄。

自 测 题

A1/A2型题

1. 与成人喉炎相比，小儿急性喉炎的特点是（　　）
   A. 起病急　　　　　B. 容易引起全身衰竭
   C. 容易发生喉阻塞　D. 病情轻
   E. 声音嘶哑重

2. 急性喉炎患者的护理，最关键的是（　　）
   A. 禁声和控制感染
   B. 多饮水、通便
   C. 协助医生做气管切开术
   D. 健康教育
   E. 卧床休息

3. 喉阻塞患者的护理，病情观察的重点是（　　）
   A. 生命体征变化　　B. 缺氧是否改善
   C. 监护设备是否正常　D. 咳嗽是否减轻
   E. 声音嘶哑是否好转

4. 喉癌中以下哪种类型多见（　　）
   A. 声门上型　　　　B. 声门型
   C. 声门下型　　　　D. 声门旁型
   E. 喉部继发癌

5. 患者口唇发绀，出冷汗，手足乱动，心律失常，血压下降，昏迷，大小便失禁，定向力丧失等。根据上述喉阻塞所导致的喉源性呼吸困难的病情，该患者喉阻塞应为几度（　　）
   A. Ⅰ度　　　　　　B. Ⅱ度
   C. Ⅲ度　　　　　　D. Ⅳ度
   E. Ⅲ~Ⅳ度

（盛晓燕）

第16章 气管及支气管异物患者的护理

学习目标

1. **素质目标** 运用专业的护理知识精心地护理患者。
2. **知识目标** 掌握气管及支气管异物患者的护理评估和护理措施；熟悉气管及支气管异物的原因；了解气管及支气管异物患者的治疗方法。
3. **能力目标** 具有对气管及支气管异物患者的护理能力，具备配合医生对气管及支气管异物患者进行救治的能力。

案例 16-1

患儿，女，3岁，2小时前患儿进食时被逗笑而发生误吸，随即出现剧烈呛咳、憋气、伴轻度呼吸困难，急诊入院。听诊：右肺呼吸音极低。胸部X线片显示左侧肺不张。

问题：1. 气管、支气管异物临床表现有哪些特点？
　　　2. 气管、支气管异物健康指导有哪些？

（一）概述

气管、支气管异物是外界物体误入气管、支气管引起的疾病，多发生于5岁以下儿童。异物包括外源性和内源性两类。外源性异物指经口、鼻误吸入呼吸道或经气管壁穿通进入的外来物体。内源性异物指呼吸道内的干痂、假膜、干酪样坏死物等。

气管、支气管异物的发病原因：儿童进食时含于口中的食物于嬉笑或哭闹之中因深吸气而被吸入气道；成人玩耍或工作时口中含有小物品（如笔帽、铁钉等），由于嬉笑、追逐、跌倒、惊吓、注意力不集中等原因而被误吸入气管、支气管；全麻或昏迷患者护理不当等将异物误吸入呼吸道。

（二）护理评估

1. 健康史 评估患者发病前有无异物吸入史、昏迷或全麻患者的监护情况。

2. 身体状况

（1）气管异物 立即出现憋气和剧烈呛咳，并有呼吸不畅等症状。较小异物，当异物贴附于气管壁时，症状可暂时缓解或稳定。若为轻质而光滑的异物如瓜子，异物常随呼吸气流在气管内上下活动，并引起阵发性剧烈呛咳、喘鸣和呼吸困难。若为较大异物阻塞声门、气管或隆突，则立即发生极度呼吸困难，甚至窒息死亡。异物进入支气管后咳嗽减轻或消失，可有一段时间的安静期。

（2）支气管异物 早期症状与气管异物相似。当异物进入支气管后，因其活动减少，咳嗽症状略减轻。植物性异物对黏膜刺激大，支气管炎症多较明显，常有发热、咳嗽、多痰等症状。单侧支气管有异物时，多无明显呼吸困难。双侧支气管均有异物时，可出现呼吸困难。

3. 心理-社会状况 本病起病急骤，会引起患者紧张、焦虑、恐惧心理。

4. 辅助检查

（1）X线检查 不透光的气管、支气管异物，可确定异物的形状、大小及其所在部位。透光的异物，因阻塞程度不同有肺气肿或肺不张两种体征。

（2）支气管镜检查　经过X线检查不能明确诊断，而又疑为气管、支气管异物时可以进行支气管镜检查。

（三）治疗要点

取出异物是唯一的治疗方法。

（四）主要护理诊断/问题

1. 有窒息的危险　与异物较大、阻塞气管有关。

2. 焦虑　与担心异物不能取出有关。

3. 有感染的危险　与肺部感染有关。

（五）护理措施

1. 一般护理　患者卧床休息。

2. 病情观察　观察患者生命体征，尤其是呼吸的变化。严密观察咳嗽情况。

3. 手术护理　术前6小时禁食，术后早期进流食，患者平卧休息，少说话，小儿应避免哭闹，以防喉部水肿加重。必要时超声雾化吸入，每天2次。手术后禁用阿托品、阿片类药物。

4. 用药护理

（1）高热时采用冰袋冷敷头部、乙醇擦浴、温湿敷等措施，遵医嘱用解热镇痛药。

（2）遵医嘱及时、准确应用抗生素及糖皮质激素。

5. 心理护理　安慰患者及家属，消除其恐惧心理。

6. 健康指导

（1）小儿进食时不可逗笑、追逐、责骂。积极纠正幼儿口中含物的不良习惯，发现小儿口中含异物玩耍时不要强行夺取，以免哭闹引起呼吸道异物。

（2）一旦发现小儿在进食、玩耍后突然出现呛咳、憋气，即使随之好转，也要及时到医院进行诊治，以免贻误病情。

（3）患儿发生气管、支气管异物意外时，家长应采取及时有效的措施：①倒立拍背法，对于婴幼儿，家长可立即倒提躯体或两腿，使其头向下垂，同时轻拍其背部，这样可以借助异物的自身重力和呛咳时胸腔内气体的冲击力，迫使异物向外排出；②催吐法，用手指伸进口腔，刺激舌根催吐，此法适用于较靠近喉部的气管异物；③压迫挤胃法，救护者抱住患者腰部，用示指、中指顶压其上腹部，用力向后上方挤压，压后放松，如此重复而有节奏地进行，以形成冲击气流，把异物冲出。

考点：气管、支气管异物时的急救方法

自测题

A1/A2型题

1. 气管异物的原因不包括（　　）
　A. 婴幼儿口中含物时哭闹
　B. 幼儿喉保护性反射不健全
　C. 全麻患者误吸
　D. 婴幼儿声门狭小，声门下组织松弛
　E. 气管内假膜脱落

2. 能提示气管异物症状的不包括（　　）
　A. 咳嗽、憋气　　　B. 声音嘶哑
　C. 刺激性干咳　　　D. 喉鸣音
　E. 两侧呼吸音不一致

3. 诊断提示气管、支气管异物的重要依据是（　　）
　A. 咳嗽、憋气　B. 声音嘶哑　C. 异物吸入史
　D. 喉鸣音　　　E. 两侧呼吸音不一致

4. 气管、支气管异物取出手术前后要特别注意观察（　　）
　A. 血压　　B. 脉搏　　C. 体温
　D. 呼吸　　E. 意识

5. 诊断气管、支气管异物最可靠的方法是（　　）
　A. X线检查　B. CT　　　C. 肺部听诊
　D. B超　　　E. 支气管镜检查

（盛晓燕）

第17章 口腔的应用解剖生理

> **学习目标**
> 1. 素质目标　形成良好的医德医风风范，尊重爱护患者，提升综合素养。
> 2. 知识目标　掌握口腔基本结构、牙齿的萌出与命名；熟悉口腔颌面部结构。
> 3. 能力目标　具有正确识别口腔基本结构的能力。

一、口腔基本结构

口腔（oral cavity）是消化道的起始端，由唇、颊、颌骨、口底和腭等结构围成，内有牙齿、舌和唾液腺等器官。口腔的主要生理功能包括进食、吸吮、咀嚼、味觉、消化、吞咽、言语及辅助呼吸等。以牙列为界可将口腔分为口腔前庭和固有口腔，分别位于口腔的前外侧部和后内侧部，口腔前庭可借第三磨牙后方与固有口腔相通。牙关紧闭或颌间固定的患者可经此通道输送营养物质。

（一）口腔前庭

口腔前庭（oral vestibule）是唇、颊与牙列、牙龈及牙槽骨弓之间的潜在腔隙。由唇、颊移行至牙槽的黏膜穹隆部，称为前庭沟或唇沟、颊沟。在前庭沟的正中线，上、下中切牙间，由唇至牙龈的扇形带状黏膜皱襞称唇系带。前庭沟的两侧，相当于上、下前磨牙区域的扇形或带状黏膜皱襞称为颊系带。

1. 唇（lips）　分上唇和下唇，两唇联合处为口角，其间为口裂。唇红与皮肤交界处为唇红缘，上唇中央有一纵向的浅沟称人中（philtrum）。唇从外到内依次有皮肤、浅筋膜、肌层、黏膜下层、黏膜层5层。肌层主要为口轮匝肌，肌层与皮肤之间的浅筋膜层较为疏松，在口唇感染时常出现明显水肿。黏膜下层含许多小黏液腺，为无管腺，唾液排出受阻时易发生黏液腺囊肿。唇部皮肤有丰富的汗腺、皮脂腺和毛囊，是疖、痈的好发部位。

2. 颊（cheek）　位于面部两侧，构成口腔的外侧壁。主要由皮肤、颊部表情肌、颊脂垫、颊肌和颊黏膜组成，此处组织疏松而富有弹性。大张口时，因颊脂垫的衬托而在颊黏膜呈现底在前方的三角形突起，其尖端称颊脂垫尖，是下牙槽神经阻滞麻醉的进针标志。

（二）固有口腔

固有口腔（oral cavity proper）是口腔的主体部分，上界为腭，下界为舌和口底，前界和两侧界为牙弓，后界为咽门。

1. 腭　前2/3为硬腭（hard palate），后1/3为软腭（soft palate）。两中切牙后方的突起称切牙乳头，其下为切牙孔，是鼻腭神经阻滞麻醉时进针的标志。硬腭后缘前约0.5cm及从腭中缝至第二磨牙腭侧缘的外、中1/3交界处，左右各有一孔称为腭大孔，内有腭前神经、血管通过，是阻滞麻醉的常用部位。软腭前与硬腭相连，后为游离缘，其中间有一小舌样物体，称为悬雍垂（腭垂）。

2. 舌（tongue）　附着于口底，舌前2/3为舌体部，舌后1/3为舌根部。舌具有味觉功能，能协助完成语言、咀嚼、吞咽等重要的生理功能。

舌体能灵活进行前伸、后缩、卷曲等多方向活动。舌前2/3的感觉由舌神经支配，舌后1/3的感觉由舌咽神经支配；舌的运动由舌下神经支配；舌的味觉由面神经的鼓索支支配。舌尖部对甜、辣、咸味敏感，舌根部对苦味敏感，舌缘对酸味敏感。舌背黏膜上的乳头状突起称为舌乳头，主要包括丝状乳头、菌状乳头、轮廓乳头及叶状乳头。舌腹正中有一条黏膜皱襞与口底相连称舌系带。临床上常见舌系带过短，限制舌的活动和影响舌尖部肌肉发育而导致发音不清。

3. 口底 指舌体以下和下颌骨体以内的口腔底部。舌系带两侧的乳头状突起为舌下肉阜，是颌下腺导管开口处。口底组织比较疏松，外伤或感染时容易形成较大的血肿、水肿或脓肿，将舌推向后上方容易造成呼吸困难或窒息，应特别警惕。

二、牙体及牙周组织

（一）牙

1. 牙的名称及萌出时间 人的一生中共萌出2副牙齿，称为乳牙（deciduous teeth）和恒牙（permanent teeth）。

（1）乳牙 共20个。出生后6～8个月开始萌出乳中切牙，其后依次萌出乳侧切牙、第一乳磨牙、乳尖牙和第二乳磨牙，2岁左右全部萌出。上、下颌的左、右侧各有5个乳牙，从中线开始名称依次为乳中切牙、乳侧切牙、乳尖牙、第一乳磨牙、第二乳磨牙。6～7岁开始乳牙逐渐脱落被恒牙替换，12～13岁乳牙全部脱落。乳牙是儿童的咀嚼器官，对消化和营养物质吸收、刺激颌骨正常发育、引导恒牙的正常萌出都极为重要。

（2）恒牙 共28～32个。上、下颌的左、右侧各7～8个恒牙，从中线开始名称依次为中切牙、侧切牙、尖牙、第一前磨牙、第二前磨牙、第一磨牙、第二磨牙、第三磨牙（俗称智齿）。智齿的萌出时间一般在18～25岁，但也有先天缺失者。人类因进化而使颌骨发育逐渐退化变小，第三磨牙常因间隙不足而萌出困难或位置不正，称为智齿阻生。

考点： 乳牙和恒牙的名称及萌出时间

图 17-1 乳牙牙位的记录方法

2. 牙位的记录方法 临床上常用"十"符号将牙弓分为4个区，横线区分上、下，纵线区分左、右。其中纵线左侧代表患者的右侧，纵线右侧代表患者的左侧。通常乳牙牙位用罗马数字表示（图17-1），恒牙牙位用阿拉伯数字表示（图17-2）。

考点： 临床常用的牙位记录方法

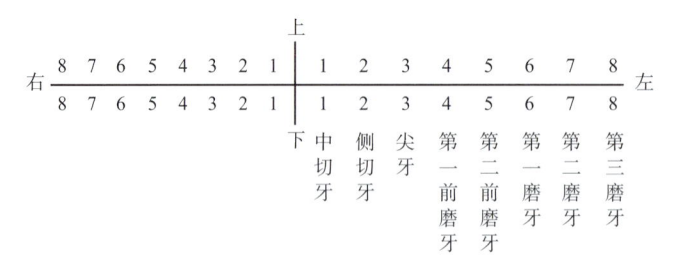

图 17-2 恒牙牙位的记录方法

3. 牙的形态 牙齿由牙冠、牙根及牙颈3部分组成。

（1）牙冠 是牙体外层由牙釉质覆盖的部分，是牙齿发挥咀嚼功能的主要部分，大部分显露在口腔中。牙冠由5个面构成：唇面或颊面、舌面、近中面和远中面、𬌗面或切缘。

（2）牙根 是牙体外层由牙骨质覆盖的部分，数目有单根、双根、多根。牙根尖端有小孔通过牙髓血管、神经，称根尖孔。

（3）牙颈　位于牙冠与牙根的交界处，呈弧线。

4. 牙的组织结构　牙齿由牙釉质、牙本质、牙骨质和牙髓组成。

（1）牙釉质　位于牙冠表面，呈乳白色、有光泽、半透明的组织，含无机物达96%以上，是人体内钙化程度最高、最硬、最耐磨的组织，起着保护牙本质和牙髓的作用。

（2）牙本质　构成牙齿的主体，颜色呈浅黄色，含70%左右的无机物，较硬，硬度低于牙釉质。牙本质内有牙本质基质和牙本质小管。牙本质暴露后，牙本质小管中的神经末梢受到外界冷、热、酸、甜刺激会产生酸痛。

（3）牙骨质　是牙根表层色泽较黄的硬组织。接近牙颈部的牙骨质较薄，根分叉处及根尖部的牙骨质较厚。

（4）牙髓　是位于牙髓腔内的疏松结缔组织，含有丰富的细胞、血管、淋巴和神经纤维。其功能是形成牙本质和营养牙体组织（图17-3）。

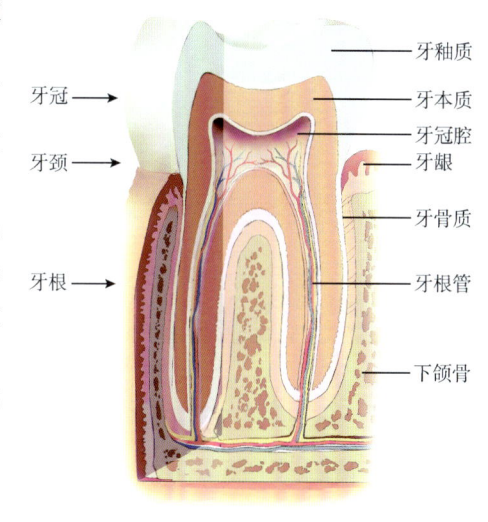

图17-3　牙的构造

考点：牙的组织结构及特点

（二）牙周组织

牙周组织包括牙周膜、牙槽骨和牙龈，又称为牙周支持组织。

1. 牙周膜（periodontal membrane）　为介于牙根和牙槽骨之间的致密纤维结缔组织，将牙齿固定在牙槽窝内。牙周膜能调节牙齿所承受的咀嚼压力，并有形成和营养牙骨质的功能。

2. 牙槽骨（alveolar bone）　又称牙槽突，是颌骨包绕和支持牙根的部分，通过牙周膜与牙根紧密相连。

3. 牙龈（gingiva）　是覆盖于牙颈部和牙槽骨的口腔黏膜组织，呈粉红色，有光泽，质地坚韧。两邻牙之间突起的部分称龈乳头，牙龈的边缘称为游离龈，游离龈与牙面间的空隙称龈沟，正常深度1~2mm。龈沟过深提示有牙周病变。

三、颌面部结构要点

口腔颌面部位于头颅下前方，是机体的主要显露部分，由颌骨、颞下颌关节、涎腺及周围的软组织构成，有呼吸、咀嚼、吞咽、消化、言语、表情等功能。

（一）颌骨

1. 上颌骨　为颜面部中1/3最大的骨，左、右各一，互相对称。上颌骨外形极不规则，由1体（上颌骨体）及4突（额突、颧突、牙槽突、腭突）所组成（图17-4）。

2. 下颌骨　是颌面部唯一可活动的、最坚实的、两侧对称的骨骼，在正中线融合成弓形。下颌骨分水平部和垂直部。水平部为下颌骨体，垂直部为左、右两下颌支（图17-5）。

下颌骨是颌面部体积最大、面积最广、位置也最突出的骨体，髁状突颈部、下颌角、颏孔、正中联合等处结构比较薄弱，为骨折的好发部位。

（二）肌肉

与口腔颌面部有关的面部肌肉可分为浅部表情肌、深部咀嚼肌两部分，其主要功能为管理人体的咀嚼、语言、表情和吞咽动作。

图17-4　上颌骨　　　　　图17-5　下颌骨

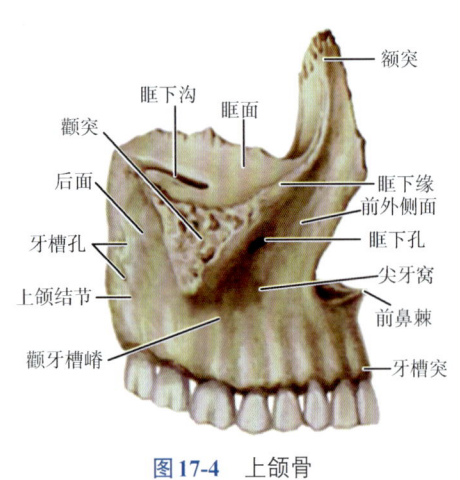

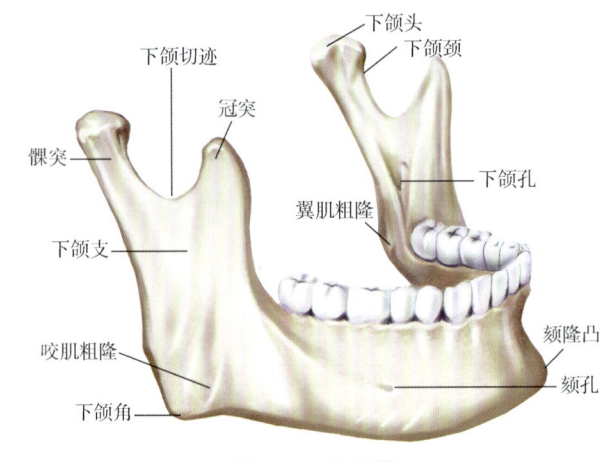

1. 表情肌　一般薄而短小，收缩力较弱。主要肌肉有眼轮匝肌、口轮匝肌、上唇方肌、额肌、笑肌、三角肌和颊肌等。外伤和手术切开皮肤后应注意逐层缝合，以免形成内陷瘢痕。面部表情肌的运动由面神经支配，若面神经受到损伤，则可引起表情肌瘫痪。

2. 咀嚼肌　主要附着在下颌骨上，管理开口、闭口和下颌骨的前伸与侧方运动。可分为闭口肌群和开口肌群两组。闭口肌群主要包括咬肌、颞肌和翼内肌。开口肌群主要包括二腹肌、下颌舌骨肌和颏舌骨肌。

（三）血管

1. 动脉　颌面部血液供应主要来源于颈外动脉的分支——舌动脉、颌外动脉、颌内动脉、颞浅动脉和甲状腺上动脉。这些动脉分支相互交织成密集的血管网，因此颌面部血供丰富，手术与外伤时出血较多，同时血运充足又能促进伤口愈合和提高组织的抗感染能力。

2. 静脉　口腔颌面部的静脉系统分支较多且细小，常互相吻合。一般分为浅、深两个静脉网，浅静脉网由面前静脉和面后静脉组成，深静脉网主要为翼静脉丛。面部静脉的特点是静脉瓣少或缺失，不能阻挡回流，当肌肉收缩或挤压时，易致血液反流。故颌面部的感染，特别是鼻根与两侧口角连线三角区内的感染，若处理不当（如挤压、手术等）则易逆行传入颅内，引起海绵窦血栓性静脉炎等严重并发症。通常将此三角称为面部的危险三角区。

（四）神经

与口腔颌面部有关的神经，主要分为运动神经和感觉神经两组。

1. 运动神经　与口腔颌面部有关的运动神经主要有面神经、舌下神经和三叉神经第3支的前股纤维。

（1）面神经　是第Ⅶ对脑神经，主要是运动神经，伴有味觉和分泌神经纤维。面神经的主要功能包括支配颜面部表情肌的运动、舌前2/3的味觉及唾液的分泌。

（2）舌下神经　是第Ⅻ对脑神经，分布至所有的舌肌，支配舌的运动。

（3）三叉神经　是第Ⅴ对脑神经，起于小脑中脚，司颌面部的感觉和咀嚼的运动。

2. 感觉神经　与口腔颌面部有关的感觉神经主要是三叉神经。三叉神经的感觉神经自颅内三叉神经半月节分出3大支，分别为眼神经、上颌神经和下颌神经。其中上、下颌神经与口腔科关系最为密切。

（五）涎腺

涎腺又称唾液腺，功能有湿润口腔黏膜、消化食物、杀菌、调和食物便于吞咽，以及调节机体水分平衡等。唾液腺分大、小两种。小唾液腺又称无管腺，分布在唇、舌、颊、腭等处的黏膜固有层和黏膜下层。大唾液腺有3对，即腮腺、颌下腺和舌下腺，分别有导管开口于口腔。

1. 腮腺 是涎腺中最大的一对。位于两侧外耳前下方和颌后窝内。导管开口位于上颌第二磨牙正对的颊黏膜上。

2. 颌下腺 呈扁椭圆形，位于颌下三角内。导管开口于舌系带两旁的舌下肉阜。

3. 舌下腺 位于口底舌下，由若干小腺构成，各小腺泡均有其单独的短小导管，直接开口于口底。

考点：大唾液腺的组成

自 测 题

A1/A2型题

1. 哪个是人体内钙化程度最高、最硬、最耐磨的组织（　　）
   - A. 牙釉质
   - B. 牙髓
   - C. 牙骨质
   - D. 牙根
   - E. 牙本质

2. 儿童在2岁全部萌出的牙齿不包括以下哪颗（　　）
   - A. 乳侧切牙
   - B. 乳中切牙
   - C. 第一磨牙
   - D. 乳尖牙
   - E. 第二乳磨牙

（曹丽华）

第18章 口腔科患者护理概述

> **学习目标**
> 1. 素质目标 形成良好的医德医风风范，尊重爱护患者，提升综合素养。
> 2. 知识目标 掌握口腔科患者护理评估内容、口腔科常用护理诊断；熟悉口腔科护理管理；了解口腔科疾病基本特征。
> 3. 能力目标 具有对口腔科患者进行护理评估的能力，具备配合医生对口腔常见疾病患者进行防治的能力。

一、口腔科护理工作特点

1. 发病率高 口腔科疾病大多是常见病、多发病，并且患者在性别、年龄、职业上没有明显区别，男女老幼均可发病。

2. 多与全身性疾病相关 例如，白血病可出现牙龈出血的症状，维生素C缺乏可发生牙龈炎，维生素B缺乏可发生复发性口疮或口角炎等。

3. 局部易损伤 口腔颌面部处在人体的暴露部位，易受损伤且损伤广泛，伤情复杂，特别是出现出血、淤血、肿胀、缺损等情况时，会影响患者张口、呼吸及语言功能，严重时还可并发颅脑损伤、呼吸道梗阻、休克、感染等。

4. 手术创口易感染 手术造成的组织缺损会影响口腔的自洁功能，创口存在感染的潜在风险。口腔中的分泌物及食物残渣也加重了口腔的不洁，更易造成手术创口的感染。

二、口腔科患者护理评估

对口腔科患者进行护理评估是确定护理诊断、制订护理计划、采用科学而合理的护理措施的必要手段和重要依据。为做出全面而正确的护理评估，不仅要了解患者的身体健康状况，同时也要关心其心理、社会、文化及经济等状况。

（一）护理病史评估

1. 一般情况 了解患者的姓名、性别、年龄、职业、民族、联系方式等。

2. 现病史 是疾病的发生、发展过程。要询问患者的主要症状、体征，发病时间，严重程度，诱发、加重或缓解病情的因素，是否做过治疗及其治疗效果等。

3. 既往病史 是患者过往的患病情况。口腔疾病的发生、发展及预后与全身健康状况有关。了解患者的全身病史有助于治疗计划的拟定，帮助判断是否有必要在临床检查或治疗前进行会诊或预防性用药。

4. 生活、环境与职业 生活、环境与职业和口腔疾病的发生有密切联系。例如，制酸厂工作的工人防护不当时容易发生牙酸蚀症。

5. 家族史 过去的某些疾病、家族情况等与现患疾病可能有关时，应对家族史进行询问并记录。

（二）身心状况评估

1. 症状与体征

（1）牙痛　常是口腔科患者的主要症状和就诊原因。疼痛的特点主要有自发性钝痛、自发性剧痛、激发痛和咬合痛等。引起牙痛的原因很多，常见原因有深龋、牙髓炎、根尖周炎、冠周炎、坏死性龈炎、牙周脓肿、颌骨骨髓炎、三叉神经痛等。

（2）牙龈出血　多在刷牙或进食硬物时发生，常见原因有牙龈炎、牙周炎、坏死性龈炎、牙龈肿瘤、血液病、肝硬化等。

（3）口臭　可由多种原因引起，常见的有口腔卫生状况不佳、龋齿、残冠残根、牙周炎、冠周炎、上颌窦炎、胃肠疾病等。

（4）张口受限　成人正常张口度约3.7cm。凡不能达到正常张口度者，均称为张口受限。常见原因有口腔颌面部炎症、颞下颌关节疾病、口腔颌面部外伤、口腔颌面部肿瘤、破伤风、癔症等。

（5）牙齿松动　正常情况下，牙齿只有极轻微的生理动度约0.02mm，超过生理动度的，通常是病理性原因所致。常见原因有牙周病、外伤、颌骨骨髓炎、牙体牙髓疾病、颌骨肿瘤等。

（6）牙齿着色和变色　正常牙齿呈乳黄色或乳白色，有光泽。①牙齿着色，是指牙齿表面有外来的色素沉积。着色是外来的，经洁治、磨光等物理性处理后大都能除去。②牙齿变色，分个别牙变色和全口牙变色两种。个别牙变色常见于局部原因，如牙外伤、牙髓坏死等，牙齿可变成青灰色、暗黄色并失去光泽。全口牙变色常因在牙齿发育期间受环境和全身情况影响所形成，如氟斑牙等。

考点：口腔科常见的临床症状、体征与原因

2. 心理-社会状况　牙体、牙周疾病早期症状常不明显，患者容易忽视，导致诊治时机延误。疾病发展到后期可导致牙齿脱落或需拔牙，影响患者形象及咀嚼功能。某些患者因为害怕开髓、拔牙等，不敢就医，直到牙痛剧烈难以忍受时，又表现为求治心切，但往往对治疗和护理措施不能充分理解和配合。口臭、言语功能障碍和颜面部毁损的患者多不愿意与社会群体接触，自卑心理严重。

（三）口腔科常用检查

口腔科检查主要检查牙齿、牙周、口腔黏膜、舌、系带、腭、口底及涎腺等。诊室要安静、整洁，在光源充足、调整椅位合适的情况下进行检查。要求操作时动作轻柔、细微、细致、主次分明。

1. 常用检查器械　口腔内检查常用器械为口镜、镊子和探针（图18-1）。

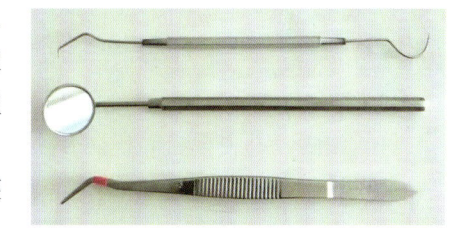

图18-1　口镜（中）、镊子（下）、探针（上）

（1）口镜　通过镜面反光和映像作用检查直视不到的部位，如牙齿的远中面、舌腭面；还可牵拉口角、唇、颊等软组织及推压舌体，平头金属口镜柄末端还可用于叩诊牙齿。

（2）镊子　是口腔科专用镊子。用来夹持药物及敷料、腐败组织及小块异物；也可夹持牙齿测量其松动度；平头金属镊柄也用于叩诊牙齿。

（3）探针　普通探针一端呈弧形，另一端呈尖角形。用来检查牙各面的沟裂、点隙、缺陷、龋洞及敏感部位；探测是否有龈下牙石；检查充填物及修复体的密合程度、皮肤或黏膜的感觉功能。另外，还有一种钝头圆柱形有刻度（以毫米计）的专用于牙周检查的牙周探针。

考点：口腔科常用检查器械

2. 检查方法

（1）一般检查　先对患者做一般观察，如患者意识及精神状态、体质、发育、营养状况是否正常，身体及颌面部有无畸形、皮肤色泽等。一般观察后，则可进行问诊和其他客观检查。①问诊，主要是

针对患者的主诉、现病史、既往史和家族史等进行询问，全面了解疾病的发生、发展、病因、诊治经过、效果及与本次疾病有关的病史。②视诊，通过眼睛观察获取与疾病有关信息。观察患者的表情、神态、发育、营养、颜色、功能性活动等。③探诊，利用探针检查和确定病变部位、范围、程度、疼痛反应等。如可用探针探查龋洞部位及深浅、牙髓暴露情况、充填物边缘密合程度、有无继发龋等。④叩诊，利用平头金属器械末端轻轻叩击牙齿。应先叩正常牙作为对照。叩诊的主要目的是检查牙周膜的炎症反应，叩痛的程度用（−）、（±）、（+）、（++）、（+++）表示。垂直叩诊主要检查根尖部是否有炎症；水平叩诊主要检查牙齿周围组织是否有炎症。⑤扪诊，是用手指或器械按压或触摸检查部位，用来观察病变部位、范围、大小、形状、硬度、压痛、波动、溢脓、热感、振动的大小等。⑥嗅诊，某些口腔疾病患者口腔中有特殊臭味，如坏疽性牙髓炎及坏死性龈炎具有特殊腐败臭味。⑦咬诊，主要用于检查牙隐裂。急性根尖周炎时咬诊也可能出现疼痛。

（2）特殊检查及辅助检查　①牙髓活力检查，正常牙髓对温度或电流刺激有一定的耐受性。牙髓发生病变后，对刺激可以表现为敏感、迟钝或无反应等。临床常用检查方法有温度测验和电活力测验，其中温度测验又分为冷诊法和热诊法。测试时应以对侧同名牙、对颌同名牙或相邻健康牙作为对照。②影像学检查，主要有X线、CT、磁共振、超声等检查方式，主要用于检查牙体、牙周、关节、涎腺和颌骨等组织，以了解其病变部位、范围及程度。

三、口腔科主要护理诊断/问题

1. 急性疼痛　常见为牙齿疼痛，与龋病、牙髓炎、急性根尖周炎、外伤、骨折、溃疡等有关。

2. 有感染的危险　与颌面部外伤、术后口腔不易清洁及机体抵抗力降低等有关。

3. 言语沟通障碍　与口腔颌面部炎症引起局部肿胀、张口困难有关；也与唇腭裂、外伤、骨折等有关。

4. 口腔黏膜完整性受损　与手术、外伤、溃疡等有关。

5. 营养失调：低于机体需要量　与颌面部外伤、术后进食障碍等有关。

6. 体温过高　与急性根尖周炎、智齿冠周炎等炎症有关。

7. 体象紊乱　与颌面部外伤、术后颜面结构受损等有关。

8. 知识缺乏：缺乏口腔疾病预防、治疗、护理等知识。

9. 组织完整性受损　与颌面部外伤、肿瘤、手术、炎症等有关。

10. 焦虑　与畏惧口腔疾病及疾病引起的不适等有关。

四、口腔科患者手术护理常规

（一）术前护理

1. 一般准备

（1）心理护理　向患者解释疾病治疗程序及术前、术后注意事项。主动关心患者，消除其紧张情绪，助其树立治疗信心。

（2）口腔卫生保健　指导患者进行口腔清洁或药液含漱。

2. 术前　做药物过敏试验、备血、备皮。遵医嘱指导患者术前用药。

3. 术日晨

（1）全麻患者禁食、禁水要求　成人术前8小时禁食、4小时禁水；小儿患者术前6小时禁食、2小时禁水；6个月以下婴儿术前3小时禁奶、2小时禁水。

（2）其他　嘱患者取下口内活动修复体及饰物、术前排空大小便。

（二）术后护理

1. 一般护理 与外科常规术后护理一致。

2. 病情观察 严密监测患者生命体征并记录，有异常情况及时报告医师处理。

3. 切口护理 密切观察切口有无出血，保持切口清洁干燥，防止感染。

4. 引流护理 保持引流管畅通，注意观察引流物的量、颜色及性状并记录。

5. 饮食护理 可分为流食、半流食、软食和普食。具体安排应根据手术不同情况和医嘱决定。进食后指导患者及时进行口腔清洁。

6. 口腔护理 保持口腔卫生，每天口腔护理2～3次。

考点：口腔科患者术后护理常规

五、口腔科护理管理

口腔科护理管理的主要工作内容之一是进行口腔门诊护理，口腔门诊护理的主要任务是做好开诊前准备、分诊、椅旁护理、健康教育与护理指导等。

1. 开诊前准备工作 保持诊室整洁，检查设备运转是否正常，备好常用物品及药品等。

2. 分诊 初步问诊患者后对其按病种进行分诊，优先安排急重症、年老体弱及残疾人就诊。

3. 椅旁护理 指导患者就位，调整合适椅位，诊治过程中配合医师进行四手操作。

4. 预约登记 做好检查、治疗、门诊手术、复诊患者的预约登记工作。

5. 设备的维护 治疗后及时清点器械并按要求进行清洗和消毒，对器械进行定期检查和保养。

6. 健康教育 积极宣传口腔常见疾病的防治知识。

7. 安全管理 防止患者发生跌倒等安全隐患，下班后及时关闭水、电、门窗等设施。

自 测 题

A1/A2型题

1. 牙齿松动乃至脱落的最主要原因是（　　）
   A. 颌骨内肿物　　B. 根尖周炎
   C. 外伤　　D. 牙周病
   E. 颌骨骨髓炎

2. 口腔手术后的护理操作评估内容不包括（　　）
   A. 患者一般情况　　B. 环境温度和湿度
   C. 患者病情　　D. 患者心理状况
   E. 口腔卫生知识

（曹丽华）

第19章
牙体、牙髓及牙周组织疾病患者的护理

> **学习目标**
>
> 1. 素质目标 增强职业责任感，树立人文关怀意识，锤炼"敬佑生命、救死扶伤、甘于奉献、大爱无疆"的医者精神。
> 2. 知识目标 掌握龋病、牙髓病、根尖周病、牙周病等疾病的概念及护理措施；熟悉龋病、牙髓病、根尖周病、牙周病等疾病的护理评估内容及主要护理问题；了解龋病、牙髓病、根尖周病、牙周病等疾病的病因、临床表现、治疗要点。
> 3. 能力目标 具有对牙体、牙髓及牙周组织疾病患者的护理能力，具备配合医生对牙体、牙髓及牙周组织疾病患者进行防治的能力。

龋病是在以细菌为主的多种因素影响下，牙体硬组织发生慢性进行性破坏的疾病，它是口腔的常见病和多发病。牙髓组织和根尖周围组织通过狭窄的根尖孔密切相连，牙髓组织中的病变产物、细菌及其毒素等很容易通过根尖孔扩散到根尖周围组织，引起根尖周病。牙周病是牙齿支持组织发生的慢性非特异性、感染性疾病，也是人类最常见的口腔疾病之一。

第1节 牙体及牙髓病患者的护理

> **案例 19-1**
>
> 患儿，男，7岁，喜食甜食，近来牙齿不适，进冷食后疼痛，去除刺激后疼痛立即消失。其父母发现患儿口内有牙齿变黑且有洞，遂来就诊。检查：右侧下颌第二乳磨牙可见龋洞，色黑。
>
> 问题：龋病的病因有哪些？处理原则是什么？龋病如何预防？

一、龋病患者的护理

（一）概述

龋病是牙齿在多种因素作用下，其硬组织出现无机物脱矿、有机物破坏的一种慢性进行性疾病。患龋的牙齿称为龋齿。龋齿不仅妨碍咀嚼功能，影响美观，而且可引起牙髓炎、根尖周炎、颌骨及颌周组织炎症，甚至成为病灶，影响全身健康（图19-1）。

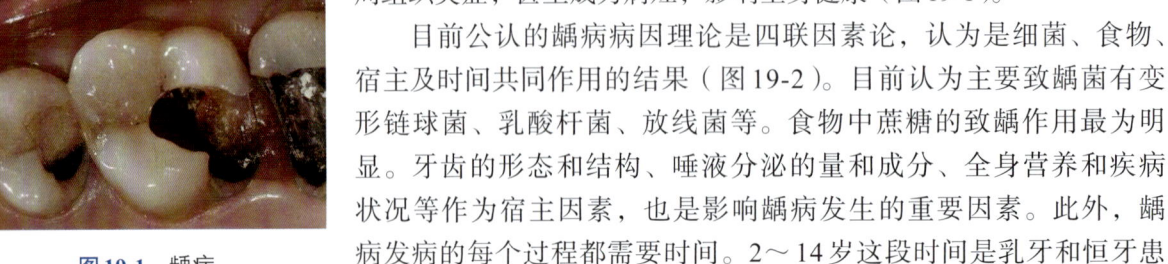

目前公认的龋病病因理论是四联因素论，认为是细菌、食物、宿主及时间共同作用的结果（图19-2）。目前认为主要致龋菌有变形链球菌、乳酸杆菌、放线菌等。食物中蔗糖的致龋作用最为明显。牙齿的形态和结构、唾液分泌的量和成分、全身营养和疾病状况等作为宿主因素，也是影响龋病发生的重要因素。此外，龋病发病的每个过程都需要时间。2～14岁这段时间是乳牙和恒牙患

图19-1 龋病

龋的易感期。

考点：龋病病因四联因素论

（二）护理评估

1. 健康史 询问患者全身健康状况、口腔卫生及饮食习惯、患病后的诊疗经过等。

2. 身体状况 龋病的临床特征是牙体硬组织颜色、形状、质地的改变。临床上根据龋损深度将龋病分为浅龋、中龋及深龋。

（1）浅龋 病损位于牙釉质或牙骨质。早期一般呈白垩色点或斑，继之颜色加深，患者无自觉症状。探诊有粗糙感。

（2）中龋 病损达牙本质浅层，形成龋洞，遇冷、热、酸、甜等刺激较为敏感。但外界刺激去除后症状立即消失。

（3）深龋 病损达牙本质深层，龋洞较深，对温度和化学刺激更为敏感，但无自发痛。

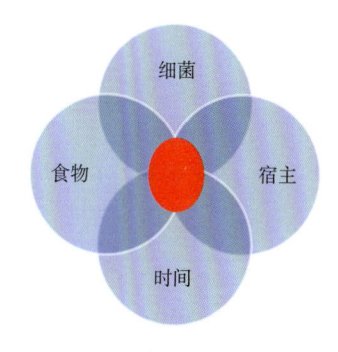

图19-2 龋病发病的四联因素

考点：龋病的临床特征

3. 心理-社会状况 龋病早期症状不明显，患者多不重视。患者对牙齿治疗普遍存在恐惧心理，就诊意愿不强。

4. 辅助检查 可借助X线检查等辅助检查手段检查隐蔽部位的龋病及评估龋病的严重程度等。

（三）治疗要点

处理原则是终止病变进展，恢复牙齿的外形和功能。常用窝沟封闭术、充填术等。

（四）主要护理诊断/问题

1. 组织完整性受损 与牙体出现龋洞、牙体缺损有关。

2. 潜在并发症：牙髓炎、根尖周炎等 与龋病进行性发展、患者抵抗能力差有关。

3. 知识缺乏：缺乏龋病早期防治知识。

（五）护理措施

1. 手术护理 目前治疗龋病的常用方法是充填术。要求去除龋坏组织，制备洞形，然后选用充填材料修复缺损，恢复牙齿的形态、功能和美观。护士应做好以下配合。

（1）术前护理 准备好治疗所需的器械、药品和充填材料。常用的有口镜、镊子、探针、咬合纸、成形片、75%乙醇溶液、各种水门汀材料、银汞合金、复合树脂等。

（2）术中配合 根据手术进展进行四手操作配合，包括调整椅位、使用吸唾管、配合隔湿消毒和调拌充填材料等。

（3）术后指导 告知患者注意事项及预约复诊时间。如银汞合金充填的牙齿24小时内不能咀嚼硬物，以免充填物脱落等。

考点：龋病的手术护理措施

2. 心理护理 向患者解释病情，消除患者的恐惧心理。

3. 健康指导

（1）口腔卫生宣教 指导患者正确漱口、刷牙、使用牙线，保持口腔清洁。

（2）合理饮食 少吃精致食物，鼓励多吃富含纤维的食物。

（3）定期口腔检查 一般2～12岁每半年检查1次，12岁以上每年检查1次，以便早期发现龋病，及时治疗。

考点：龋病患者的健康指导

二、牙髓病患者的护理

(一) 概述

牙髓病是指发生在牙髓组织的疾病,包括牙髓充血、牙髓炎、牙髓坏死等,其中以牙髓炎最为常见。下面主要以牙髓炎为例进行介绍。常见的病因如下。

1. 感染因素 牙髓炎多由细菌感染引起。深龋是引起牙髓感染的主要途径,其次是牙周组织疾病的逆行感染。

2. 理化因素 可刺激牙髓导致充血,进而转化为牙髓炎。常见的物理因素包括温度、电流、创伤等刺激,化学因素主要来自治疗时使用的消毒药物如酚类等。

(二) 护理评估

1. 健康史 询问患者有无全身性疾病,如心脏病、糖尿病等。

2. 身体状况

(1) 急性牙髓炎 发病急,疼痛剧烈。其疼痛特点为:自发性、阵发性剧痛;疼痛不能定位;夜间疼痛明显;温度刺激可引起或加剧疼痛。检查时可见深龋洞或其他牙体硬组织疾病,探痛明显。

(2) 慢性牙髓炎 一般疼痛较轻,为隐痛、钝痛或胀痛。疼痛呈间歇性发作,时常反复。患牙咬合不适,检查可见穿髓孔或牙髓息肉,有轻微叩痛。

考点:急性牙髓炎和慢性牙髓炎患者的身体状况

3. 心理-社会状况 疼痛症状不明显时患者不重视,急性牙髓炎发作时疼痛剧烈,影响进食及睡眠,患者认识到其严重性,求治心切,但又畏惧牙钻。

4. 辅助检查 牙髓活力测试可帮助确定患牙、X线检查评估病变情况等。

(三) 治疗要点

1. 镇痛 应急处理为开髓减压或药物镇痛。

2. 专科治疗 遵循保存原则,尽量保存活髓,保存患牙。恒牙牙髓病一般建议进行根管治疗术。

(四) 主要护理诊断/问题

1. 急性疼痛 与炎症导致牙髓腔压力增加,压迫神经有关。

2. 恐惧 与患者惧怕疼痛及治疗器械有关。

3. 焦虑 与疼痛反复发作有关。

4. 睡眠型态紊乱 与疼痛干扰睡眠有关。

5. 知识缺乏:缺乏牙髓炎早期防治知识。

(五) 护理措施

1. 病情观察 观察患者开髓及根管治疗后疼痛的变化。

2. 手术护理

(1) 应急处理的护理 ①开髓减压,开髓术是最有效的镇痛方法。局麻下开髓后,配合医生用温生理盐水冲洗髓腔,冲洗完毕,去除全部或大部牙髓后放置无菌小棉球并暂封髓腔。②药物镇痛,遵医嘱备丁香油酚小棉球置于龋洞中,同时指导患者口服镇痛药。

(2) 保存牙髓治疗的护理 对年轻恒牙或炎症只波及冠髓的牙,常采用盖髓术或活髓切断术,术前备好手术器械及药物。

(3) 保存牙体治疗的护理 目前根管治疗术是治疗牙髓炎最为有效和常用的方法。术前向患者解释治疗方式,术中配合医生备好器械及药物。

考点:牙髓炎患者的手术护理

3. 心理护理 开髓前稳定患者情绪，消除其恐惧、紧张心理。

4. 健康指导

（1）向患者介绍牙髓炎的病因、治疗目的和方法。

（2）告知患者根管治疗后要及时行牙冠修复，避免患牙崩裂。

> **链接 爱牙日**
>
> 1989年由国家卫生部、国家教委等9个部委联合签发文件，确定每年的9月20日为全国的爱牙日。其宗旨是通过爱牙日活动，广泛动员社会力量，在群众中进行牙病防治知识的普及教育，增强口腔健康观念和口腔自我卫生保健意识，建立良好的口腔卫生保健行为，从而提高全民族的口腔健康水平。在国家相关部门的大力支持下，爱牙日活动每年以不同主题如期开展，对提高国民口腔保健意识起到了极好的导向作用。

第2节 根尖周病患者的护理

（一）概述

根尖周病是指牙齿根尖部及其周围组织发生病变的总称。最常见的是根尖周炎，临床上分为急性根尖周炎和慢性根尖周炎。引起根尖周病的原因有以下几方面。

1. 感染 根尖周炎最常见的原因是感染，主要来自于牙髓炎。

2. 创伤 急性外伤，如跌倒、碰撞等造成根尖周围组织受损。

3. 化学刺激 牙髓治疗中药物应用不当，如砷剂失活、用量过大或封药时间过长等可引起化学性根尖周炎。

（二）护理评估

1. 健康史 询问患者全身健康状况、口腔卫生状况及卫生习惯、患牙有无治疗史等。

2. 身体状况

（1）急性根尖周炎 主要表现为牙齿自发性持续性疼痛。炎症初期，患牙有浮起感，咀嚼时疼痛，患者能定位患牙，叩痛明显，当形成化脓性根尖周炎时有跳痛。若病情加重，颌面部相应区域肿胀、疼痛剧烈，可伴有发热、畏寒、体温升高、全身不适等症状。脓肿可扩散至骨膜或黏膜下，骨膜下脓肿疼痛最为剧烈，黏膜下脓肿可扪及波动感。

（2）慢性根尖周炎 多无明显自觉症状，常有反复肿胀疼痛的病史。口腔检查可发现患牙变色，牙髓无活力，有轻微叩痛，根尖区牙龈可有瘘管。

考点：急性根尖周炎和慢性根尖周炎患者的身体状况

3. 心理-社会状况 急性根尖周炎牙痛剧烈，求治心切，但又惧怕钻牙，表现为紧张、恐惧。慢性根尖周炎自觉症状不明显，常被患者忽视，延误治疗。

4. 辅助检查 急性根尖周炎X线检查根尖部无明显改变。慢性根尖周炎X线检查根尖区有不同程度牙槽骨破坏形成的透影区。

（三）治疗要点

急性根尖周炎应先开髓引流以缓解疼痛，急性期症状缓解后进行根管治疗术。慢性根尖周炎主要采取根管治疗术。

（四）主要护理诊断/问题

1. 急性疼痛：牙痛　与根尖周感染有关。

2. 焦虑　与疼痛反复发作有关。

3. 知识缺乏：缺乏根尖周炎的防治知识。

（五）护理措施

1. 一般护理　嘱患者注意休息，保持口腔卫生，服用药物需遵医嘱。

2. 病情观察　观察患者根管治疗后疼痛的变化；脓肿切开后症状是否缓解、体温是否恢复等。

3. 手术护理

（1）开髓引流的护理　开髓引流是缓解急性根尖周炎剧烈疼痛最有效的方法。局麻下开髓拔髓，初步清理扩大根管，引流炎症渗出物，配合医生用次氯酸钠溶液冲洗髓腔，根管内无脓液渗出后暂封髓腔。如根管内脓液持续渗出，可在髓室内放无菌棉球开放1～2天。

（2）脓肿切开的护理　对急性根尖周炎骨膜下或黏膜下脓肿应实施切开引流术。遵医嘱准备局麻药物，协助医生进行术区清洁、消毒、隔湿等。

（3）根管治疗的护理　根管治疗分为根管预备、根管消毒、根管充填3个步骤。术前需准备手术器械及药物等。术中配合医生进行四手操作，协助医生抽取麻醉药、隔湿、吸唾、清理碎屑，准备暂封材料、根管封闭剂、牙胶尖等，遵医嘱准备合适的充填材料；术后向患者交代注意事项，预约复诊时间。

考点：根尖周炎患者的手术护理

4. 心理护理　耐心解释病情，消除患者的恐惧心理，使其积极配合治疗，按时复诊。

5. 健康指导　向患者解释根尖周病的发病原因及危害，增强其预防保健意识，还需让其明白开髓引流及脓肿切开只是应急处理，根治疾病还需进行根管治疗术。

第3节　牙周病患者的护理

案例 19-2

患者，女，65岁，1个月前发现刷牙时出血，未曾诊治，2天前右下颌牙龈红肿，疼痛剧烈，口臭明显。检查：右下颌牙龈肿胀，呈暗红色，探诊易出血。右下第一磨牙Ⅱ度松动，有牙周袋，局部呈卵圆形突起，肿胀发红，按压有脓液溢出，叩痛明显。

问题：患者患了什么疾病？应采取什么护理措施？如何预防该疾病？

牙周病是牙齿周围组织，包括牙龈、牙周膜、牙槽骨及牙骨质等发生的慢性、非特异性、感染性疾病，以牙龈炎和牙周炎多见，也是人类最常见的口腔疾病之一。

一、牙龈炎患者的护理

（一）概述

牙龈炎指炎症只局限于游离龈和龈乳头。牙龈炎病变是可逆的，但牙龈炎症如未得到有效控制，部分可发展为牙周炎。常见的病因有以下几个。

1. 局部因素　牙菌斑是最主要病因，其他如软垢、牙石、食物嵌塞、不良修复体等局部刺激均能导致牙龈炎。

2. 全身因素　某些全身因素如内分泌紊乱、营养障碍、维生素缺乏及系统性疾病可引起或加重牙龈炎。

（二）护理评估

1. 健康史 了解患者的口腔卫生状况及全身健康状况。

2. 身体状况

（1）症状 一般无明显自觉症状，多数患者刷牙、咀嚼时牙龈出血，可有口臭。

（2）体征 ①牙龈红肿出血：牙龈充血、水肿呈暗红色，质地松软脆弱。②假性牙周袋形成：炎症刺激导致牙龈增生肥大，形成假性牙周袋，龈沟探诊深度可达3mm以上，但未发生附着丧失，这是区别牙龈炎和牙周炎的重要标志（图19-3）。

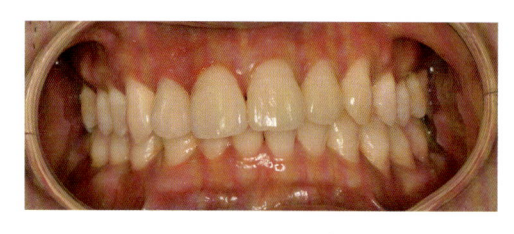

图19-3 牙龈炎

考点：牙龈炎患者的身体状况

3. 心理-社会状况 牙龈炎一般无明显自觉症状，常被患者忽视。部分患者因口臭影响其社会交往而产生自卑心理。

4. 辅助检查 X线检查显示牙槽骨无明显破坏。

（三）治疗要点

1. 药物治疗 用1%～3%过氧化氢溶液、0.12%～0.2%氯己定溶液及碘制剂等药物进行局部冲洗或含漱。

2. 祛除病因 通过洁治术和抛光或配合刮治术清除牙结石，控制菌斑。

（四）主要护理诊断/问题

1. 有口腔黏膜完整性受损的危险 与炎症引起牙龈乳头充血、红肿有关。

2. 社会交往障碍 与牙龈出血、口臭有关。

3. 知识缺乏：缺乏口腔卫生保健知识，对牙龈炎的预防及早期治疗的重要性认识不足。

（五）护理措施

1. 一般护理 指导患者加强营养，增加维生素A、维生素C的摄入。

2. 手术护理

（1）龈沟冲洗术的护理 协助医生用1%～3%过氧化氢溶液或0.12%～0.2%氯己定溶液冲洗龈沟，冲洗后局部涂碘甘油。

（2）洁治术与刮治术的护理 龈上洁治术或龈下刮治术是去除牙结石和牙菌斑的基本治疗手段，术中配合医生进行器械传递、牵拉口角、吸唾、止血等操作。

考点：牙龈炎患者的手术护理

3. 心理护理 治疗前向患者解释病情和治疗程序，增强其治疗信心。

4. 健康指导

（1）指导患者采取正确的口腔卫生保健措施，并定期复查，以巩固疗效。

（2）让患者了解牙龈炎不及时治疗发展到牙周炎后的危害，增强患者的防病意识。

二、牙周炎患者的护理

（一）概述

牙周炎和牙龈炎的主要区别在于牙龈炎不侵犯支持组织，而牙周炎则侵犯牙周支持组织，可出现附着丧失、牙周袋形成和牙槽骨吸收。病因与牙龈炎基本相同。

（二）护理评估

1. 健康史 了解患者的全身健康状况及口腔卫生状况等。

2. 身体状况

（1）牙龈红肿、出血 检查可见牙龈充血、水肿，颜色深红，点彩消失。在刷牙、咀嚼、说话时可出现牙龈出血。

（2）牙周袋形成 附着丧失，牙槽骨吸收，形成牙周袋，探诊深度超过2mm。

（3）牙周袋溢脓及牙周脓肿 牙周袋出现慢性化脓性炎症，常伴有口臭。当机体抵抗力下降或牙周袋渗出液引流不畅时可出现急性炎症，形成牙周脓肿。局部表现为近龈缘处局部呈卵圆形突起，红肿疼痛，严重者可出现全身不适等全身症状。

（4）牙齿松动 牙周膜破坏，牙槽骨吸收，牙周支持组织减少，牙齿出现松动、移位甚至脱落，咀嚼功能受损（图19-4）。

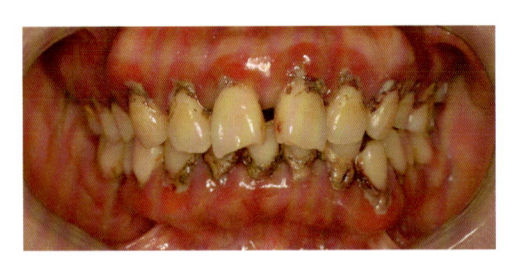

图19-4 牙周炎

考点：牙周炎患者的身体状况

3. 心理-社会状况 牙周炎早期症状不明显，不能引起患者重视，病情加重出现牙周脓肿、咀嚼功能下降、牙齿松动时才来就诊，此时治疗效果较差。牙齿因病情严重拔除后，严重影响功能及美观，患者常表现出自卑及焦虑情绪。

4. 辅助检查 X线检查显示牙槽骨吸收和破坏。

（三）治疗要点

去除病因，彻底清除菌斑、牙结石等刺激物。常采用龈上洁治术、龈下刮治术、牙周手术等。

（四）主要护理诊断/问题

1. 有口腔黏膜完整性受损的危险 与牙龈炎症有关。

2. 急性疼痛 与牙周脓肿有关。

3. 体象紊乱 与牙齿缺失、口臭有关。

4. 知识缺乏：缺乏口腔卫生保健知识。

（五）护理措施

1. 一般护理 指导患者合理饮食，禁烟酒。

2. 病情观察 观察患者术中出血情况、术后创面愈合情况，如有局部红肿加重等感染情况应及时报告医生。

3. 手术护理

（1）手术前护理 术前要经过洁治、刮治等去除病因和抗炎治疗。

（2）手术后护理 术后向患者说明可能出现的疼痛反应，并给予镇痛剂。术后菌斑控制是手术成功的最重要因素，术后可让患者暂时用抗菌剂漱口。

考点：牙周炎患者的手术护理

4. 心理护理 向患者解释牙周炎的治疗程序，消除患者的心理压力，增强患者治疗信心。

5. 健康指导

（1）介绍牙周炎的危害，使患者明确良好口腔卫生习惯的重要性。

（2）指导牙周手术的患者术后定期复诊，维持牙周治疗的疗效。

> **链 接　龈上洁治术**
>
> 　　龈上洁治术是指用洁治器械去除龈上牙石、菌斑和色渍，并磨光牙面，以延迟菌斑和牙石再沉积。洁治术是去除龈上菌斑和牙石的最有效方法。龈上洁治术的适应证主要包括龈炎、牙周炎、牙周预防性治疗和口腔内其他治疗前的准备。洁治器械分为超声波洁牙机和手用洁治器。超声波洁牙机是一种高效去除牙石的设备，具有省时、省力的优点，已成为龈上洁治的常规首选仪器。

自 测 题

A1/A2型题

1. 食物中特别容易致龋的物质是（　　）
   A. 肉类　　　　　　B. 脂肪
   C. 蔗糖　　　　　　D. 蔬菜
   E. 矿物质
2. 关于急性牙髓炎的疼痛特点，以下哪项不妥（　　）
   A. 自发性阵发性疼痛　B. 夜间疼痛加重
   C. 疼痛不能定位　　　D. 咬合痛
   E. 温度刺激疼痛加剧
3. 急性牙髓炎镇痛最有效的方法是（　　）
   A. 药物镇痛　　　　B. 摘除牙髓
   C. 拔除患牙　　　　D. 开髓引流
   E. 直接或间接盖髓
4. 中龋是龋坏进展到牙体组织的哪一层（　　）
   A. 牙釉质层　　　　B. 牙本质浅层
   C. 牙本质深层　　　D. 牙髓
   E. 牙骨质层
5. 根管治疗的3步骤是（　　）
   A. 根管预备、根管冲洗、根管充填
   B. 根管预备、根管消毒、根管充填
   C. 根管预备、根管充填、牙体修复
   D. 根管预备、根管冲洗、牙体修复
   E. 根管扩大、根管冲洗、根管充填
6. 牙龈炎与牙周炎的主要区别是（　　）
   A. 牙龈炎症程度　　B. 牙结石的量
   C. 有无牙槽骨吸收　D. 发病率
   E. 口腔卫生不良
7. 引起牙髓炎的主要原因是（　　）
   A. 化学因素　　　　B. 物理因素
   C. 感染因素　　　　D. 自身免疫
   E. 牙外伤
8. 在龋病发生过程中有多种因素相互起作用，除了（　　）
   A. 微生物　B. 遗传　　C. 饮食
   D. 时间　　E. 宿主
9. 龋病的主要治疗方法是（　　）
   A. 充填治疗　　　　B. 自行修复
   C. 药物涂擦　　　　D. 根管治疗术
   E. 再矿化疗法
10. 牙周炎的临床表现是（　　）
    A. 牙齿松动　　　　B. 牙槽骨破坏
    C. 牙周袋形成　　　D. 牙龈红肿
    E. 以上均有
11. 按龋坏程度可将龋病分为（　　）
    A. 急性龋、慢性龋、静止龋
    B. 浅龋、中龋、深龋
    C. 窝沟龋、平滑面龋
    D. 牙釉质龋、牙本质龋、牙骨质龋
    E. 以上都不对
12. 患者，女，36岁，因牙龈出血、口臭、牙齿松动就诊，检查见患者口腔卫生不良，牙周探针探及龈沟深度4mm，牙齿活动度Ⅱ度。患者可能的诊断是（　　）
    A. 牙髓炎　　　　　B. 牙周炎
    C. 牙龈炎　　　　　D. 牙齿敏感症
    E. 以上都不是

A3/A4型题

（13～15题共用题干）

　　患者，男，13岁，因发现牙齿变黑，出现空洞，牙痛，近期加重，父母带其到医院就诊。

13. 根据以上所述，该患者最可能的诊断是（　　）
    A. 智齿冠周炎　　　B. 根尖周炎
    C. 牙龈炎　　　　　D. 龋病
    E. 急性牙髓炎
14. 该病的病因不包括（　　）
    A. 细菌　　B. 炎症　　C. 饮食
    D. 时间　　E. 宿主
15. 如果患者不治疗，最有可能诱发以下哪种疾病（　　）
    A. 颌面部感染　　　B. 口腔黏膜病
    C. 牙龈炎　　　　　D. 牙周炎
    E. 牙髓炎

（曹丽华）

第20章
口腔黏膜病患者的护理

> **学习目标**
>
> 1. 素质目标　形成严谨的职业习惯，树立人文关怀意识和职业责任感。
> 2. 知识目标　掌握复发性阿弗他溃疡、口腔念珠菌病的概念、类型及护理措施；熟悉复发性阿弗他溃疡、口腔念珠菌病的护理评估内容及主要护理问题；了解复发性阿弗他溃疡、口腔念珠菌病的健康指导。
> 3. 能力目标　具有对口腔黏膜病患者的护理能力，具备配合医生对口腔黏膜病患者进行防治的能力。

口腔黏膜病是主要累及口腔黏膜组织的类型多样、种类众多的疾病的总称。口腔黏膜病病因与疾病基本特点复杂，但大多数预后较好。

第1节　复发性阿弗他溃疡患者的护理

> **案例20-1**
>
> 患者，男，55岁，反复发生口腔溃疡2年，每次发作持续1周左右，可自愈。2天前发生溃疡，自觉口腔内灼痛难忍，影响进食及工作。查体：患者上下唇内侧黏膜及舌腹部可见数个溃疡，散在分布，呈圆形，直径2～3mm，边缘光整，中央稍凹陷，表面覆以灰黄色假膜，周围红晕。
>
> 问题：1. 该患者患了什么疾病？
> 　　　2. 对该患者如何护理？
> 　　　3. 对该患者应进行哪些健康指导？

（一）概述

复发性阿弗他溃疡又称复发性阿弗他口炎、复发性口腔溃疡，是最常见的口腔黏膜溃疡类疾病，人群患病率在10%～25%。本病具有周期性、复发性及自限性特征，溃疡病损灼痛明显，一般10～14天溃疡可愈合。

本病存在明显的个体差异，病因及发病机制目前尚不明确。"三联因素论"认为本病发病是遗传背景加上适当的环境因素（生活工作环境、社会环境、精神体质、心理行为状态等）引发的异常免疫反应。"二联因素论"认为本病发病是外源性感染因素（病毒、细菌）和内源性诱导因素（激素变化、营养元素缺乏、精神心理因素、免疫功能紊乱、系统性疾病）相互作用的结果。目前学术界的趋同看法是本病的发生是多种因素综合作用的结果。

考点：复发性阿弗他溃疡的特征

（二）护理评估

1. 健康史　询问患者有无复发性阿弗他溃疡家族史、消化道疾病或功能紊乱、细菌或病毒感染、免疫功能异常等,是否有紧张焦虑情绪、精神压力大、不健康饮食及作息不规律等诱因。

2. 身体状况 临床上将此病分为轻型、重型和疱疹样型。

(1) 轻型复发性阿弗他溃疡 患者初次发病时大多为此型。占复发性阿弗他溃疡的75%~85%。病损好发于无角化或角化较差的黏膜,如唇、颊、舌、软腭等部位。初起表现为黏膜局部充血水肿,有粟粒大小红点,有明显灼痛,随之形成浅表溃疡,形状圆形或椭圆形,直径小于10mm。溃疡表面覆盖黄色假膜,周围有红晕带,中央凹陷,疼痛明显,具有"黄、红、凹、痛"的临床特征。5天左右溃疡开始愈合,10~14天溃疡可愈合且无瘢痕。溃疡一般散在分布,数目为3~5个。本病全身症状不明显,但病程常反复发作,间歇期长短不一。

(2) 重型复发性阿弗他溃疡 又称腺周口疮。占复发性阿弗他溃疡的10%~15%。初始好发于口腔,其后趋向口腔后部移行。溃疡数目通常为1~2个,直径可大于10mm。病损可深及黏膜下层,溃疡大而深似"弹坑状"损害,愈合后留有瘢痕。本型疼痛剧烈,病程可达1~2个月或更久。

(3) 疱疹样型复发性阿弗他溃疡 又称口炎型口疮。占复发性阿弗他溃疡的5%~10%。好发部位和病程同轻型相似。溃疡小而多,直径2~5mm,数目可达10个以上甚至几十个,散在分布似"满天星"。相邻溃疡可融合成片,黏膜充血发红,疼痛最重,唾液分泌量增加。可伴有头痛、低热等全身不适,周围淋巴结可有肿痛。溃疡愈合后不留瘢痕。

> **考点:** 复发性阿弗他溃疡的身体状况

3. 心理-社会状况 溃疡反复发作,疼痛明显,且尚无根治方法,患者十分痛苦。溃疡发作期间,因说话、进食可加重疼痛,患者求治心切。

4. 辅助检查 目前本病病因及致病机制仍不明确,因此尚无确切的辅助检查指标可作为诊断依据。

(三) 治疗要点

1. 全身治疗 目的在于消除致病因素、减少溃疡复发、争取缓解。可用糖皮质激素、免疫抑制剂、免疫增强剂或中医中药等。

2. 局部治疗 目的在于抗炎、镇痛、防止继发感染和促进愈合。可用抗炎类药物、镇痛类药物、促进愈合类药物、糖皮质激素、局部封闭及激光治疗等方法。

(四) 主要护理诊断/问题

1. 急性疼痛 与口腔黏膜病损、饮食刺激有关。
2. 口腔黏膜完整性受损 与口腔内溃疡病损有关。
3. 焦虑 与溃疡反复发作,无法根治有关。
4. 知识缺乏: 缺乏口腔黏膜病的防治知识。

(五) 护理措施

1. 一般护理 嘱患者充分休息,给予易消化的全流质或半流质温凉饮食,禁食刺激性食物。若疼痛剧烈影响进食时,饭前可用0.5%盐酸达克罗宁液或1%丁卡因溶液涂布溃疡面。

2. 用药护理

(1) 口腔溃疡药膜敷撒,每天数次。

(2) 中药散剂局部敷撒,常用养阴生肌散、锡类散、冰硼散等。

(3) 对严重患者,可使用糖皮质激素。对免疫功能减退者,可选用转移因子。适当补充维生素C和复合维生素B。

3. 心理护理 对于反复发作的患者,特别是对重型复发性阿弗他溃疡患者,应耐心解释疏导,消除其烦躁、焦虑情绪,使其树立信心,积极配合治疗。

4. 健康指导

(1) 向患者介绍本病特点,使其了解本病有自限性,缓解其紧张、焦虑情绪。

（2）嘱患者调整作息，保证睡眠时间和质量，保持乐观心态。
（3）提倡健康的生活方式，清淡饮食，营养均衡，保持口腔环境卫生。

> **考点**：复发性阿弗他溃疡的护理措施

第2节　口腔念珠菌病患者的护理

（一）概述

口腔念珠菌病是由念珠菌属感染所引起的口腔黏膜病。可发生于任何年龄，以"幼、老、病"人群多见。

病原菌主要是白念珠菌，该菌为条件致病菌，健康人可携带该病菌但不发病。皮肤黏膜屏障作用受损、免疫功能下降、长期滥用广谱抗生素致菌群失调、内分泌紊乱等可成为个体发病的易感因素，如大手术后、人类免疫缺陷病毒感染、糖尿病、头颈部放疗后等。

（二）护理评估

1. 健康史　了解患者的健康状况，询问是否有抗菌药物、糖皮质激素等免疫抑制剂用药史；头颈部放射治疗史；义齿戴用史；贫血等血液系统疾病；糖尿病及免疫功能低下等病史。婴幼儿应询问母亲的身体状况及哺乳卫生状况。

2. 身体状况　本病好发于婴幼儿的唇、颊、舌、腭等黏膜处。其临床症状和体征是口干、疼痛、烧灼感；口腔黏膜出现白色凝乳状假膜（假膜型）；舌背乳头萎缩、口角炎、口腔黏膜发红（红斑型）；或有白色角化斑块及肉芽肿样增生（增殖型）。患儿常烦躁不安、啼哭、拒食。

3. 心理-社会状况　患儿烦躁不安、啼哭、哺乳困难，家属易有烦躁、焦虑心理，求治心切。

4. 辅助检查　可采取涂片法、培养法和活检法等实验室检查方法。

（三）治疗要点

局部治疗可以去除局部刺激因素和使用局部抑/抗真菌药物治疗，如2%～4%碳酸氢钠溶液可起到抑制念珠菌生长繁殖的作用。全身治疗可进行抗真菌治疗或调整机体免疫力，并治疗相关疾病。增殖型口腔念珠菌病经抗真菌药物治疗效果不佳者可考虑行手术治疗。

（四）主要护理诊断/问题

1. 有口腔黏膜完整性受损的危险　与真菌感染引起的口腔黏膜发红、形成假膜有关。
2. 吞咽障碍　与病损导致口干、口腔黏膜烧灼疼痛有关。
3. 知识缺乏：患者及家属缺乏口腔念珠菌病的防治知识。

（五）护理措施

1. 用药护理

（1）念珠菌喜酸恶碱，指导患儿家属哺乳前用2%～4%碳酸氢钠溶液清洗乳头后用白开水拭净，可以起到抑制念珠菌生长繁殖的作用。婴儿口腔经常用温开水拭洗。
（2）局部可使用氯己定进行涂布、冲洗或含漱。
（3）局部抗真菌药物可使用制霉菌素、咪康唑、西地碘等。指导患者正确涂布、贴敷或含化药物。全身抗真菌药物可指导患者口服氟康唑、伊曲康唑等药物。
（4）对身体衰弱、有免疫缺陷或长期使用免疫抑制剂的患者，可辅助支持治疗，如注射胸腺肽、转移因子等。

> **考点**：口腔念珠菌病患者的用药护理

2. 健康指导

（1）介绍口腔念珠菌病的病因及防治知识。

（2）注意口腔卫生，婴儿喂养时注意奶具或餐具的清洁与消毒，经常清洁婴儿口腔。

（3）新生儿避免产道交叉感染。

（4）长期应用抗菌药物和免疫抑制剂者应警惕念珠菌感染。

> **链 接　口腔黏膜病与全身健康的关系**
>
> 　　口腔黏膜病中除少数病种是局部原因引起外，大多数与全身状况联系密切，有些口腔黏膜病损是全身性疾病不同时期的一部分特征。因此有一定比例的全身性疾病是由口腔黏膜病科的医务人员首先诊断的，如艾滋病、天疱疮等，因此从事口腔黏膜病工作的医务人员，在这些系统性疾病的早期发现、早期诊断及早期治疗中发挥着极为重要的作用。这就要求临床医务人员一定要有严谨认真的工作态度，用精湛的医术服务患者。

自 测 题

A1/A2 型题

1. 轻型复发性阿弗他溃疡特点下列哪项不符合（　　）
   A. 有自限性
   B. 反复发作
   C. 一般无明显全身症状
   D. 7～10天可自愈
   E. 愈合后留有瘢痕

2. 复发性阿弗他溃疡患者疼痛难忍，为了镇痛，可在进食前选用下列哪项含漱或涂布（　　）
   A. 3%过氧化氢溶液　　B. 呋喃西林液
   C. 1%丁卡因溶液　　　D. 高锰酸钾溶液
   E. 以上都不是

3. 口腔念珠菌病多发生于（　　）
   A. 婴幼儿　　　　　　B. 青少年
   C. 中年人　　　　　　D. 老年人
   E. 中老年人

4. 复发性阿弗他溃疡临床表现中错误的是（　　）
   A. 本病有自限性，7～10天自愈
   B. 本病可反复发作
   C. 溃疡中央凹陷，上覆一层灰黄色假膜
   D. 多见于青壮年，男性多于女性
   E. 愈合后不留瘢痕

5. 对口腔念珠菌病的描述不正确的是（　　）
   A. 白念珠菌适于酸性环境生存
   B. 治疗一般用抗生素
   C. 黏膜损害不能擦除
   D. 治疗用碱性含漱剂
   E. 好发于口腔的任何部位

（曹丽华）

第21章 口腔颌面部疾病患者的护理

> **学习目标**
> 1. 素质目标　形成严谨的职业习惯，树立人文关怀意识和职业责任感。
> 2. 知识目标　掌握智齿冠周炎、口腔颌面部损伤的病因及护理措施；熟悉智齿冠周炎、口腔颌面部损伤的护理评估内容及主要护理问题；了解智齿冠周炎、口腔颌面部损伤的健康指导。
> 3. 能力目标　具有对口腔颌面部疾病患者的护理能力，具备配合医生对口腔颌面部疾病患者进行防治的能力。

第1节　口腔颌面部炎症患者的护理

口腔颌面部炎症以牙源性感染最常见，是口腔科的常见病。导致口腔颌面部炎症的病原菌主要为口腔内的正常菌群，通常为金黄色葡萄球菌、溶血性链球菌等，临床上以智齿冠周炎、颌面部间隙感染、颌骨骨髓炎等较多见。

本节主要以智齿冠周炎为例讲述口腔颌面部炎症患者的护理内容。

> **案例21-1**
> 患者，男，18岁，4天前感冒后出现左侧下方磨牙后区轻微胀痛，未曾用药或就诊医治，1天前疼痛加重，咀嚼困难就诊。查体：左下颌第三磨牙萌出不全，牙冠周围龈瓣红肿糜烂，有明显触痛。探针可探及阻生牙，压迫龈袋可有脓液、脓血溢出。
> 问题：1. 该患者患了什么病？
> 　　　2. 对该患者如何护理？

（一）概述

智齿冠周炎是指智齿（第三磨牙）萌出不全或阻生时，牙冠周围软组织发生的炎症。临床上以下颌智齿冠周炎多见。

智齿冠周炎的病因主要考虑为人类精细化饮食的演变，导致人类进化过程中咀嚼器官退化，颌骨量与牙量不协调，第三磨牙常萌出空间不足，出现阻生。牙冠部分或全部被牙龈组织覆盖，形成盲袋，有利于食物残渣的潜藏和细菌滋生（图21-1），加上来自咀嚼的机械性损伤，使龈瓣及附近组织易受感染。全身抵抗力下降、局部细菌毒力增强时，可引起冠周炎的急性发作。

考点：智齿冠周炎的概念

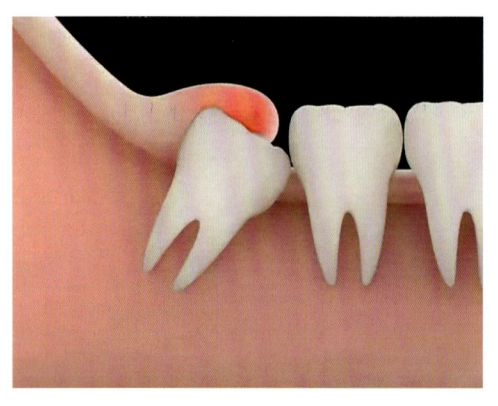

图21-1　阻生牙引起的盲袋

（二）护理评估

1. 健康史　询问患者有无全身性疾病、反复牙痛史、过敏史等。

2. 身体状况

（1）症状　常以急性炎症出现。初期一般无全身症状，患者患侧磨牙后区自觉胀痛不适，咀嚼、吞咽、开口等活动时疼痛加重。若病情继续发展，局部可呈自发性跳痛或有放射性痛。炎症侵犯咀嚼肌时可引起张口受限。全身症状可有发热、畏寒、头痛、食欲减退等。

（2）体征　口腔检查可见智齿萌出不全，智齿周围龈瓣红肿糜烂、触痛明显。盲袋可挤压出脓液或脓血（图21-2）。病情严重者炎症可向周围扩散，累及咽侧壁等结构，此时常伴有开口受限。患侧下颌下淋巴结肿胀、压痛。

考点： 智齿冠周炎的身体状况

3. 心理-社会状况　疾病初期由于症状轻微，常被患者忽视，感染迅速扩散症状严重后才急于就诊。患者因疼痛、张口受限、进食困难或病情反复而感到痛苦和焦虑。当需拔除患牙时，患者因惧怕手术疼痛产生恐惧心理。

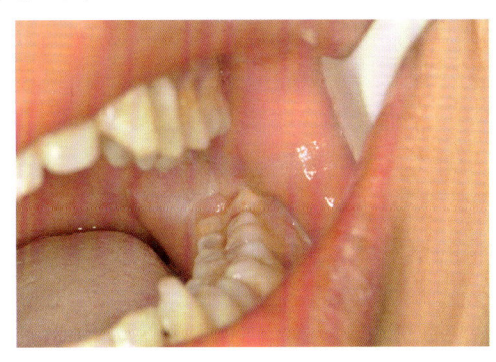

图21-2　智齿冠周炎

4. 辅助检查　X线检查可见阻生智齿。

（三）治疗要点

急性期抗炎、镇痛、切开引流、增强全身抵抗力。炎症转为慢性后尽早拔除无法萌出的智齿。

（四）主要护理诊断/问题

1. 急性疼痛　与冠周组织炎症有关。

2. 焦虑　与病情反复、疼痛有关。

3. 言语沟通障碍　与疼痛、张口受限有关。

4. 潜在并发症：颌面部间隙感染。

5. 知识缺乏：与患者缺乏智齿冠周炎的防治知识有关。

（五）护理措施

1. 一般护理　嘱患者注意休息，进流食或半流食，清淡饮食。

2. 病情观察　密切观察患者体温、张口受限情况、有无呼吸困难。

3. 手术护理

（1）协助医生用1%～3%过氧化氢溶液和生理盐水反复冲洗盲袋，直至溢出液干净。局部擦干后探针蘸碘甘油或碘伏液送入盲袋内，每天1～3次。

（2）如龈瓣附近形成脓肿，协助医生及时切开引流。

（3）急性炎症消退后，对萌出位置足够且牙位正常的智齿，协助医生局麻下行冠周龈瓣切除术，以消除盲袋。

（4）局部炎症及全身反应较重者，指导患者遵医嘱使用抗生素。

考点： 智齿冠周炎的手术护理

4. 心理护理　向患者介绍本病的防治方法，消除其恐惧、焦虑心理，树立治疗信心。

5. 健康指导

（1）向患者宣传智齿冠周炎早期防治的重要性，告知患者对无保留价值的阻生牙应待急性炎症消退后尽早拔除。

（2）嘱患者保持口腔卫生，指导患者正确刷牙、用温热水等含漱剂漱口。

第 2 节　口腔颌面部损伤患者的护理

口腔颌面部损伤是口腔颌面部的常见病和多发病，病因多为工伤、交通事故和意外伤害等。

一、口腔颌面部损伤的特点

人体遭受损伤后，受伤部位出现肿胀、疼痛、出血、功能障碍和相应的全身反应，这是损伤的共同特点。口腔颌面部损伤由于其解剖和生理功能的特殊性，损伤后的表现也有其特点。

1. 血液循环丰富　一方面，损伤后出血多易形成血肿。另一方面，由于血运丰富，组织的抗感染和再生修复能力强，伤口易于愈合。

2. 易发生窒息　口腔颌面部在呼吸道上端，损伤时可因组织移位、肿胀、舌后坠、血凝块和分泌物的堵塞而影响呼吸或引起窒息。

3. 易发生感染　口腔颌面部腔窦多，这些腔窦内存在大量细菌，如与伤口相通，易发生感染。

4. 易并发颅脑损伤　口腔颌面部上接颅脑，上颌骨或面中 1/3 部位损伤易并发颅脑损伤，包括脑震荡、脑挫伤、颅内血肿和颅底骨折等。

5. 易致功能障碍和面部畸形　颌骨骨折或颞下颌关节损伤均可影响咀嚼功能。颌面部受损伤后，可出现不同程度的面部畸形，患者常有极大的心理压力。

考点：口腔颌面部损伤的特点

二、口腔颌面部损伤的分类与护理

口腔颌面部损伤的类型很多，临床上以软组织损伤、牙和牙槽突损伤、颌骨骨折最常见。

（一）护理评估

1. 健康史　了解损伤原因，评估患者的全身情况。

2. 身体状况

（1）口腔软组织损伤　可分为擦伤、挫伤、刺割伤、撕裂或撕脱伤、咬伤等；根据伤后皮肤是否完整分为闭合性损伤与开放性损伤，前者常表现为局部疼痛、肿胀、皮下淤血等，后者常表现为不同程度的肿胀、出血、疼痛，甚至出现咀嚼功能障碍、皮肤缺损等。

（2）牙和牙槽突损伤　多发生在前牙及上颌牙槽突，多为跌打损伤和意外损伤。牙损伤分为牙挫伤、牙脱位和牙折 3 类，可导致牙体硬组织、牙髓或牙周组织急性损伤。牙槽突损伤主要指牙槽突骨折，常伴有唇和牙龈组织的撕裂、肿胀、牙松动、牙折或牙脱落。

（3）颌骨骨折　下颌骨位置突出，骨折发生率较高，且好发于解剖结构较薄弱的区域，如正中联合、颏孔区、下颌角、髁突颈部。主要表现为疼痛、肿胀、出血、骨折移位、感觉异常和功能障碍，同时还可能有咬合关系紊乱。

3. 心理-社会状况　口腔颌面部损伤不仅给患者造成语言、进食、呼吸等功能上的障碍，还常引起严重的面部畸形，给患者带来巨大的心理压力，出现不同程度的恐惧与焦虑情绪。

4. 辅助检查　X 线检查或 CT 检查可显示骨折情况。

（二）治疗要点

颌骨骨折治疗时应尽早进行复位和固定，恢复正常的咬合关系，同时镇痛、防感染，促进骨折尽早愈合。还需密切注意全身部位损伤，待全身情况稳定后再进行处理。

（三）主要护理诊断/问题

1. 急性疼痛　与外伤导致皮肤黏膜受损、骨折有关。

2. 营养失调：低于机体需要量　与咀嚼及吞咽困难、张口受限有关。

3. 组织完整性受损　与外伤导致组织损伤有关。

4. 潜在并发症：出血、窒息、感染。

5. 恐惧　与外伤创伤及手术有关。

6. 知识缺乏：缺乏口腔颌面部损伤防治知识。

（四）护理措施

1. 一般护理　患者一般取平卧位，头偏向一侧，保持呼吸道通畅，及时清除口鼻分泌物、呕吐物及血凝块，防止窒息。必要时行气管插管或气管切开术。

2. 病情观察　密切观察患者的生命体征、神志及瞳孔的变化，有异常情况及时上报医生处理。

3. 手术护理

（1）遵医嘱用药，及时输血、输液，应用抗生素，及时按医嘱注射破伤风抗毒素。

（2）缺氧患者及时给氧。患者情况好转后，协助医生及早进行清创术。

（3）用夹板或栓结丝进行骨折固定的患者，定期检查结扎物有无松动、移位。

（4）根据患者损伤的部位和伤情不同，给予流食、半流食、软食或普食等。另外根据病情需要，可给予患者高蛋白、高热量和营养丰富的饮食。

（5）指导口腔护理。能含漱的患者可用氯己定溶液漱口。颌间固定的患者口腔自洁受限，需用冲洗器、棉签或小牙刷进行口腔清洁。

考点：口腔颌面部损伤的手术护理

4. 心理护理　评估患者疼痛程度，向患者解释病情，缓解患者的焦虑和恐惧情绪。

5. 健康指导

（1）对颌骨骨折患者　指导其掌握张口训练的时机与方法，促进咀嚼功能的恢复。

（2）对全身状况良好的患者　鼓励其早期下床活动，改善血液循环，促进早期愈合，减少并发症的发生。

（3）出院指导　指导患者合理饮食，勿进食粗硬食物，使患牙暂时休息，按医嘱定期复查。

自 测 题

A1/A2型题

1. 智齿冠周炎是指什么牙位发生的炎症（　　）
   A. 下颌第一磨牙　　B. 下颌第二磨牙
   C. 下颌第三磨牙　　D. 上颌第一磨牙
   E. 上颌第三磨牙

2. 智齿冠周炎一般不出现（　　）
   A. 冠周牙龈红肿　　B. 张口受限
   C. 发热乏力　　　　D. 冷热刺激痛
   E. 面部肿胀

3. 智齿冠周炎冲洗盲袋后可涂（　　）
   A. 复方硼砂液　　　B. 复方碘甘油
   C. 复方黄金散　　　D. 75%乙醇
   E. 以上都不是

4. 口腔颌面部损伤最有效的防治感染措施是（　　）
   A. 使用大剂量抗生素
   B. 尽早进行清创缝合
   C. 使用大剂量磺胺类药物
   D. 及时注射破伤风抗毒素
   E. 包扎伤口，防止细菌继续侵入

5. 关于口腔颌面部损伤的特点下列不正确的是（　　）
   A. 血运丰富，伤口易愈合、不易感染、预后好
   B. 易并发颅脑损伤
   C. 血运丰富，易发生组织血肿和水肿
   D. 易发生面部畸形
   E. 易发生窒息

（曹丽华）

第22章
先天性唇裂与腭裂患者的护理

> **学习目标**
> 1. 素质目标　形成严谨的职业习惯，具有高尚的医德素养，树立人文关怀意识和职业责任感。
> 2. 知识目标　掌握唇裂、腭裂的概念、分类及护理措施；熟悉唇裂、腭裂的护理评估内容及主要护理问题；了解唇裂、腭裂的健康指导。
> 3. 能力目标　具有对先天性唇裂与腭裂患者的护理能力，具备配合医生对先天性唇裂与腭裂患者进行防治的能力。

第1节　先天性唇裂患者的护理

（一）概述

唇裂是胎儿在发育过程中，受到某种因素的影响使胚突的发育和融合受到干扰，出现唇部的裂隙。唇裂是口腔颌面部最常见的先天性畸形，常与腭裂伴发，新生儿唇腭裂患病率约为1/1000。唇裂不仅会影响容貌，还会引起吸吮、咀嚼、语言、表情等功能障碍。

目前尚不明确引起胚突发育和融合障碍的确切原因和发病机制，可能与遗传、营养、病毒感染、应用某些药物等因素有关。

（二）护理评估

1. 健康史　了解患儿全身发育、营养情况，询问有无其他先天性疾病、过敏史、传染病史及家族史等。

2. 身体状况

（1）症状：患儿吸吮及进食困难，呼吸时冷空气直接进入口咽部，容易发生呼吸道感染，患儿的生长发育常受影响。唇裂常影响患儿发音，可有吐字不清现象。

（2）体征：出生时即发现上唇部裂开（图22-1，图22-2），分类方法有两种。①按裂隙部位分为单侧唇裂（不完全唇裂和完全唇裂）和双侧唇裂（不完全唇裂、完全唇裂及混合唇裂）。②按裂隙程度分为Ⅰ度唇裂（仅限于红唇裂开）、Ⅱ度唇裂（上唇部分裂开，但鼻底尚完整）、Ⅲ度唇裂（整个上唇至鼻底完全裂开）。

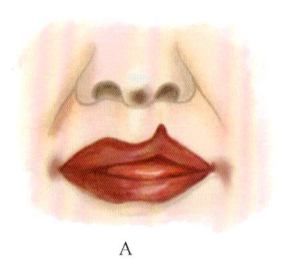

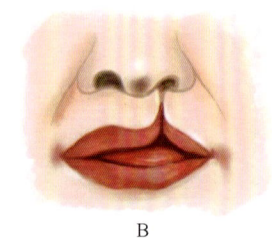

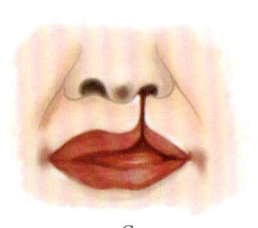

图22-1　先天性单侧唇裂
A. Ⅰ度唇裂（不完全性）；B. Ⅱ度唇裂（不完全性）；C. Ⅲ度唇裂（完全性）

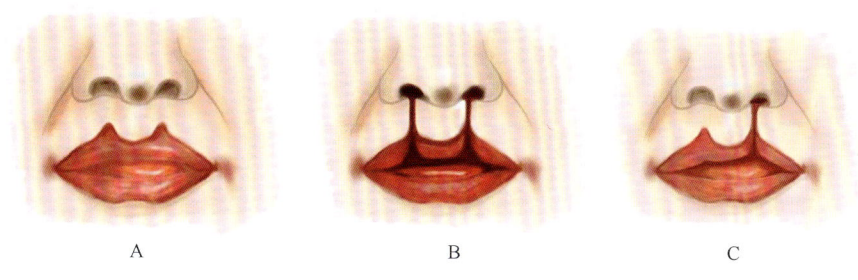

图 22-2 先天性双侧唇裂

A. 双侧Ⅱ度唇裂（双侧不完全性）；B. 双侧Ⅲ度唇裂（双侧完全性）；C. 左侧Ⅲ度右侧Ⅰ度混合唇裂（双侧混合性）

3. 心理-社会状况　如不及时进行手术修复，患儿随年龄增长常有自卑和孤独感，不愿与人交往。患儿父母心理压力较大，求治心切且对手术期望高。

4. 辅助检查　X线检查、实验室检查等。

（三）治疗要点

手术是修复唇裂的最有效手段，单侧唇裂整复术的最佳年龄为3~6个月，双侧唇裂整复术一般在6~12个月施行。

> **考点**：手术修复唇裂的最佳时机

（四）主要护理诊断/问题

1. 组织完整性受损　与先天性唇部畸形有关。

2. 有感染的危险　与唇部切口暴露、未及时清除鼻涕、食物残渣等有关。

3. 言语沟通障碍　与唇部畸形影响发音有关。

4. 潜在并发症：窒息、出血、伤口裂开等。

5. 焦虑　与患者及家属担心手术效果有关。

6. 知识缺乏：与父母对疾病认识不足及缺乏正确的喂养知识有关。

（五）护理措施

1. 手术护理

（1）术前护理　①对患儿进行健康评估，进行全面体检，包括体重、营养状况、心肺情况、相关实验室检查及影像学检查等。②预防上呼吸道感染，注意保暖，避免延误手术。③皮肤准备，术前1天用肥皂水清洗上下唇及鼻部，用生理盐水擦洗口腔，成人应剪短鼻毛、剃须、洁牙等。④心理护理，向患儿父母及成年患者介绍手术基本情况，缓解其焦虑情绪，消除其自卑感和心理创伤。⑤饮食指导，指导患儿父母改变喂养方式，术前3天停止母乳和奶瓶喂养，改用汤匙或滴管喂养。婴幼儿术前4小时给予10%葡萄糖溶液口服或进食糖水100~150ml；成人术前8~12小时禁饮食。

（2）术后护理　①体位，全麻术后未醒前，患儿平卧，头偏向一侧，避免误吸。②营养支持，全麻患儿清醒后4小时，可给予少量流食或母乳。③防止伤口感染，创口当天用敷料覆盖，以后应暴露创口，遵医嘱涂敷少量抗生素软膏，保持伤口湿润。④防止伤口裂开，适当限制患儿活动，避免抓伤创口。如创口愈合良好，可在术后5~7天拆线，注意防止唇部外伤，以免创口裂开；创口张力较大时，可使用唇弓固定。唇弓应松紧适度，密切观察胶布的过敏反应和皮肤压伤。

> **考点**：唇裂患者的手术护理

2. 健康指导

（1）术后指导　指导患儿父母掌握唇部伤口的清洁方法。

（2）喂养指导　婴幼儿术后用汤匙喂食流食，喂食时避免接触伤口，预防伤口感染。术后10天可以吸吮母乳或奶瓶。

（3）保护创口　拆线后防止患儿跌跤，避免唇部碰伤。

（4）定期复诊　术后3个月内复诊，如发现唇部或鼻部的修复仍有缺陷，择期行二期整复术。

第2节　先天性腭裂患者的护理

（一）概述

腭裂是指软硬腭部分或完全裂开。腭裂可单独发生，也可与唇裂同时伴发。腭裂不仅有软组织畸形，还可有骨组织缺损。腭裂患者的吸吮、语言等生理功能障碍比唇裂更严重。

腭裂的病因是胎儿在发育过程中，因某种因素的影响，使面部突起的连接受阻而形成的裂隙。多数是遗传和环境两种因素共同作用的结果。

（二）护理评估

1. 健康史　询问有无家族史，了解胚胎发育期母体的健康状况、患儿发育及营养状况、有无其他先天性疾病或过敏史等。

2. 身体状况

（1）症状　①腭裂语音，由于腭咽闭合不全，发元音时带有过度鼻音，发辅音时清晰度不佳，影响社交。②吸吮障碍，腭裂造成口鼻相通，口腔内不能或难以产生负压，吸吮母乳易从鼻孔溢出。③口鼻腔自洁作用的改变，腭裂使口鼻腔相通，进食食物容易发生逆流，影响卫生，易引起局部感染。④听力功能的影响，腭裂患者咽鼓管开放能力受损，易发生分泌性中耳炎；同时由于腭咽闭合不全，吞咽进食时容易导致食物反流，易造成咽鼓管及中耳的感染。⑤颌骨发育障碍，患者可有上颌骨发育不足，面中部凹陷。

（2）体征　①腭部裂开，出生时即发现腭部裂开，临床可分为软腭裂、不完全性腭裂、单侧完全性腭裂、双侧完全性腭裂4种类型（图22-3）。②面部畸形，患者上颌骨常发育不足，随年龄增长变明显，出现反𬌗或开𬌗，面中部凹陷畸形。

考点：腭裂患者的身体状况

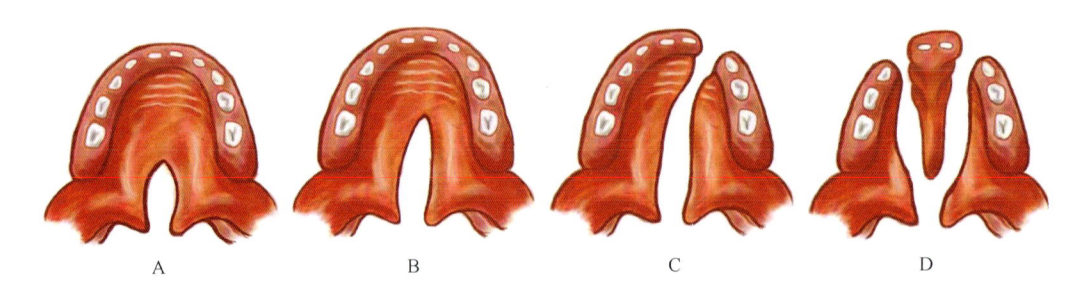

图22-3　腭裂的类型
A.软腭裂；B.不完全性腭裂；C.单侧完全性腭裂；D.双侧完全性腭裂

3. 心理-社会状况　腭裂可导致咀嚼、吞咽、呼吸、语言等功能障碍，部分患者可有面部畸形，影响正常生活，患者性格常受影响，甚至出现身心障碍。患者父母存在焦虑状态，担忧手术效果或期望值较高。

4. 辅助检查　CT检查、实验室检查等。

（三）治疗要点

提倡个性化序列治疗原则。治疗方法包括外科手术恢复腭部的解剖形态和生理功能，纠正面形和咬合关系。另外还需采用非手术治疗，如正畸治疗、缺牙修复、语音治疗及心理治疗等。

（四）主要护理诊断/问题

1. 有窒息的危险　与全麻手术后体位及喂养不当有关。
2. 婴儿吮吸吞咽反应无效　与腭裂造成口鼻腔相通有关。
3. 言语沟通障碍　与腭裂缺陷及术后疼痛有关。
4. 潜在并发症：出血、感染、窒息、咽喉部水肿等。
5. 焦虑　与担心手术效果有关。
6. 知识缺乏：对腭裂疾病的认识不足。

（五）护理措施

1. 语音治疗　腭裂术后患者能获得清晰的语音是腭裂整体治疗的理想效果，需根据患者异常语音特点和程度制订治疗计划。常用的语音治疗方法包括发音器官的训练和语音训练，主张一对一训练，最初每周训练1次，每次20～30分钟，家长配合时间每天不少于60～160分钟，以后可每2～4周1次。

2. 手术护理

（1）术前护理　①对患儿进行全面查体，完善实验室检查。②注意保暖，预防上呼吸道感染。③皮肤准备，同唇裂术前准备。④口腔清洁，保持口鼻腔清洁，术前3天开始用1∶5000呋喃西林液漱口，用呋喃西林麻黄碱液滴鼻，每天3次。⑤试戴腭护板，腭裂较大者术前1周制作腭护板，用于术后保护创面，要求试戴合适。⑥心理护理，向患者及家属介绍腭裂愈合情况，缓解患者及家属的焦虑情绪，增强治疗信心。⑦饮食指导，指导患儿父母改变喂养方式，采用汤匙或滴管喂养，以适应术后进食。

（2）术后护理　①体位，全麻术后未醒前，患儿平卧，头偏向一侧，避免误吸。②病情观察，密切观察伤口出血情况和填塞纱条情况。注意保持腭护板固定，防止松脱。③口腔护理，保持口腔清洁，成人用漱口剂漱口，患儿餐后多饮水。④饮食护理，麻醉清醒后2～4小时，可喂少量糖水，观察30分钟，如无呕吐可进流食。术后1周进流食，2周后可进普食。⑤伤口护理，避免患儿大声哭闹和将手指等物放入口腔，以防损伤创口，导致伤口裂开。术后7～9天可抽除两侧松弛切口内填塞的碘仿油纱条，创口缝线可让其自行脱落。⑥遵医嘱术后应用抗生素1～3天，预防感染。

考点：腭裂患者的手术护理

3. 健康指导

（1）做好优生宣教，注意孕期补充营养，避免病毒感染，戒除不良生活习惯。
（2）指导患儿父母采取正确的喂养方法。
（3）遵医嘱复诊，如有不适随时就诊。

自 测 题

A1/A2型题

1. 单侧唇裂术的最好整复时间是（　　）
   A. 出生后1个月　　B. 3～6个月
   C. 1～2岁　　D. 5～6岁
   E. 6岁后

2. 唇裂患儿术后麻醉清醒回到病房，应采取的卧位是（　　）
   A. 头高侧卧位　　B. 半卧位
   C. 俯卧位　　D. 屈膝侧卧位头偏向一侧
   E. 仰卧位

3. 关于腭裂不常见的临床表现有（　　）
   A. 营养不良　　B. 面部畸形
   C. 发音障碍　　D. 吸吮进食障碍
   E. 鼻窦炎

（曹丽华）

实训指导

第1节 眼科护理技术实训

任务1 滴滴眼液技术+涂眼药膏技术

【任务目标】 学会为患者眼部滴用滴眼液或涂眼药膏,用于治疗眼部疾病、表面麻醉、术前散大或缩小瞳孔等。

【操作用物】 滴眼液、眼药膏、棉块。

【任务实施和评价】 见实训表1-1。

实训表1-1 滴滴眼液技术+涂眼药膏技术操作流程及评分

操作流程	操作要点	分值	评分标准	得分
准备	说明用药目的	1分	讲解用药目的和方法(0.5分) 了解药物性质、作用(0.5分)	
	评估患者	1分	了解病情、合作程度、眼部情况(1分)	
	检查滴眼液标签、药品名称、质量、有效期	1分	物品准备齐全、放置合理(0.5分) 检查物品标签、规格、质量、有效期(0.5分)	
	手部消毒	0.5分	依据六步洗手法洗手(0.5分)	
操作过程	患者取坐位或仰卧位	0.5分	协助患者取坐位或仰卧位(0.5分)	
	滴滴眼液:将患者下睑向下扒开,嘱患者向上看,充分暴露结膜下穹,滴1~2滴滴眼液 涂眼药膏:用手指分开下眼睑,将眼药膏直接挤入下穹隆部	2分	核对眼别、药物名称(0.5分) 擦去眼部分泌物,暴露下穹隆部位(0.5分) 滴眼液或眼药膏瓶口不能触及眼睛任何部位,距离眼2~3cm(0.5分) 滴眼液或眼药膏不能直接点在角膜上(0.5分)	
	按压泪囊区1~2分钟	1分	按压泪囊部位准确(1分)	
完善	用棉块擦去多余滴眼液或眼药膏	1分	滴滴眼液或涂眼药膏后嘱患者轻轻闭眼(0.5分) 每次点1~2滴(0.5分)	
	按压泪囊的棉块放入医疗垃圾桶	0.5分	操作后用物处理得当(0.2分) 嘱患者按压完毕后将棉块放入医疗垃圾桶(0.3分)	
	手部消毒	0.5分	依据六步洗手法洗手(0.5分)	
人文关怀	动作轻柔	0.5分	动作轻柔,操作娴熟(0.2分) 操作过程中保护患者安全(0.3分)	
	语言沟通	0.5分	交流语言得当,态度和蔼(0.2分) 操作过程有效沟通(0.3分)	
总分		10分	实际得分	

【注意事项】

(1)滴眼液或眼药膏专人专用。打开后的滴眼液或眼药膏应尽快用完,有效期为1个月。

（2）滴眼液或眼药膏使用后拧紧瓶盖，一经开启，宜放于阴凉避光处保存，部分生物制剂眼药需放冰箱冷藏保存。

（3）滴眼液或眼药膏瓶口不与眼球直接接触，保持2~3cm的距离。滴眼液或眼药膏尽量不滴到角膜上，避免瞬目反射将滴眼液或眼药膏挤出。滴入滴眼液或眼药膏后压迫泪囊区1~2分钟。

（4）用药时应先用滴眼液，再涂眼药膏。滴用两种滴眼液或眼药膏时，间隔5~10分钟后再应用另一种。

任务2 泪液分泌试验（Schirmer试验）

【任务目标】 学会正确为患者做泪液分泌试验，用于流泪、溢泪、干眼患者疾病的辅助诊断。

【操作用物】 泪液检测滤纸条、表面麻醉剂、棉签、计时器。

【任务实施和评价】 见实训表1-2。

实训表1-2 泪液分泌试验操作流程及评分

操作流程	操作要点	分值	评分标准	得分
准备	说明检查目的	0.5分	讲解泪液分泌试验目的及方法（0.5分）	
	评估患者	0.5分	了解患者年龄、眼部情况、合作程度（0.5分）	
	检查物品标签、有效期 检查计时器	1分	物品准备齐全、放置合理（0.5分） 检查物品标签、规格、有效期（0.2分） 检查计时器是否正常工作（0.3分）	
	手部消毒	0.5分	依据六步洗手法洗手（0.5分）	
操作过程	患者取坐位	0.5分	协助患者取坐立位（0.3分） 环境安静、舒适、避风（0.2分）	
	将泪液检测滤纸条前端开口处进行折叠	1分	核对眼别（0.5分） 检查前用棉签将眼睑分泌物、残余药液、泪液擦拭干净（0.2分） 将滤纸条开口处折叠（0.3分）	
	无表面麻醉检查：将泪液检测滤纸条前端夹持于下眼睑内侧结膜囊内的中外1/3交界处，另一端垂挂在下睑外部 行表面麻醉检查：检查前滴入表面麻醉剂，待5分钟后步骤与无表面麻醉检查步骤相同	2.5分	滤纸放置位置正确（1分） 放滤纸过程中未触碰结膜和角膜，放置后嘱患者轻轻闭眼（1分） 放泪液检测滤纸条前，擦去表面麻醉剂余液或泪液（0.2分） 计时器设定5分钟倒计时，确保结果准确性（0.3分）	
	5分钟后取下泪液检测滤纸条，读取试纸浸湿的长度，记录结果	1分	检查结果记录准确（1分）	
完善	行表面麻醉剂检查后，嘱患者勿揉眼	0.5分	向患者解释行表面麻醉剂检查后，不能揉眼的原因（0.5分）	
	使用后将泪液检测滤纸条放入医疗垃圾桶	0.5分	操作后用物处理得当，使用后棉签和泪液检测滤纸条放入医疗垃圾桶（0.5分）	
	手部消毒	0.5分	依据六步洗手法洗手（0.5分）	
人文关怀	动作轻柔	0.5分	动作轻柔，操作娴熟（0.5分）	
	语言沟通	0.5分	交流语言得当，态度和蔼（0.5分）	
总分		10分	实际得分	

【注意事项】

（1）行表面麻醉检查前应先擦去多余表面麻醉剂或泪液，再进行检查。无表面麻醉检查者检查动作应轻柔熟练，避免因刺激原因造成反射性泪液分泌，影响检查结果。

（2）检测时患者坐于避风处，避免影响检测结果。检查后嘱患者不揉眼。

任务3　结膜囊冲洗技术

【任务目标】　学会进行结膜囊冲洗，以清除结膜囊内分泌物、异物、酸碱化学物，掌握眼科手术前准备。

【操作用物】　表面麻醉剂、冲洗液、抗生素滴眼液、一次性结膜囊冲洗器、受水器、治疗巾、棉签、消毒桶、消毒液。

【任务实施和评价】　见实训表1-3。

实训表1-3　结膜囊冲洗技术操作流程及评分

操作流程	操作要点	分值	评分标准	得分
准备	说明操作目的	0.5分	讲解结膜囊冲洗目的及方法（0.5分）	
	评估患者	0.5分	了解患者病情、眼部情况、合作程度（0.5分）	
	检查物品标签、药品名称、质量、有效期	0.5分	物品准备齐全、放置合理（0.2分） 检查物品标签、质量、规格、有效期（0.3分）	
	自行清洁面部	1分	清洗去除护肤品、眼影、睫毛膏（0.2分） 急诊患者清洗眼睑皮肤污渍（0.5分） 化学烧伤患者清洗稀释化学试剂（0.3分）	
	手部消毒	0.5分	依据六步洗手法洗手（0.5分）	
操作过程	患者取坐位或平卧位	0.5分	根据病情确定体位（0.5分）	
	治疗巾铺于患者洗眼侧肩侧，嘱患者头向洗眼侧倾斜	0.5分	核对眼别（0.2分） 治疗巾使用方法正确（0.3分）	
	患者自持受水器，将受水器内侧边缘与颧骨下缘对齐	0.5分	摆放位置正确，利于操作（0.5分）	
	用左手拇指分开患者上下眼睑，充分暴露患者眼球，嘱患者向各个方向转动眼球，并用左手将患者上下眼睑翻开，使结膜囊各部分充分暴露，使用冲洗液彻底冲洗	3分	滴表面麻醉剂1~2滴（0.5分） 一次性结膜囊冲洗器前端距眼球距离3~4cm（0.5分） 冲洗顺序为先冲洗眼睑皮肤，再冲洗结膜囊内，结膜囊各部分充分暴露冲洗（1分） 冲洗完毕后滴抗生素滴眼液（1分）	
完善	为患者整理衣物，用棉签擦拭多余冲洗液	0.5分	擦净面颊部液体（0.2分） 用物处理方法正确（0.3分）	
	受水器放入消毒桶内浸泡消毒	0.5分	消毒液量、浓度准确（0.5分）	
	手部消毒	0.5分	依据六步洗手法洗手（0.5分）	
人文关怀	动作轻柔	0.5分	动作轻柔，操作娴熟（0.5分）	
	语言沟通	0.5分	交流语言得当，态度和蔼（0.5分）	
总分		10分	实际得分	

【注意事项】

（1）内眼手术后3天内、角膜溃疡或角膜穿孔患者，不建议结膜囊冲洗。

（2）冲洗液温度适宜，一般以35~40℃为宜，避免过冷或过热。

（3）冲洗时动作轻柔，避免挤压眼球。冲洗液不能直接冲洗在角膜上。冲洗压力不宜过大，冲洗头距离眼部3~4cm，防止冲洗头触及眼睑、睫毛，避免污染。

（4）传染性眼病患者冲洗后，冲洗用具应按感染性消毒措施处理。

任务4　泪道冲洗技术

【任务目标】　学会正确冲洗泪道，用于泪道疾病的诊断、治疗及内眼手术前的泪道清洁。

【操作用物】　一次性冲洗针、泪点扩张器、表面麻醉剂、生理盐水、抗生素滴眼液、棉签。

【任务实施和评价】　见实训表1-4。

实训表1-4　泪道冲洗技术操作流程及评分

操作流程	操作要点	分值	评分标准	得分
准备	说明操作目的	0.5分	讲解泪道冲洗目的及方法（0.5分）	
	评估患者	0.5分	了解患者年龄、眼部情况、合作程度（0.5分）	
	检查物品标签、药品名称、质量、有效期	0.5分	物品准备齐全、放置合理（0.2分） 检查物品标签、规格、有效期（0.3分）	
	手部消毒	0.5分	依据六步洗手法洗手（0.5分）	
操作过程	患者取坐位或平卧位	0.5分	根据病情确定体位（0.5分）	
	用棉签压迫泪囊区，排除泪囊分泌物	1分	核对眼别（0.5分） 压迫位置正确（0.5分）	
	使用一次性冲洗针抽取生理盐水2～3ml	0.5分	抽取方法正确（0.5分）	
	一手用棉签拉开下眼睑，暴露下泪点，另一手持冲洗针，将冲洗针头垂直插入泪点1～2mm，再将针头转向鼻侧，沿泪小管走行3～5mm，将冲洗液注入泪道，冲洗中询问患者鼻腔或口咽部有无液体流入，并观察泪点处有无液体流出及分泌物的性质和量	3分	暴露下泪点方法正确，下泪点处滴表面麻醉剂（1分） 嘱患者向外上方向注视（0.5分） 针头插入和转向正确（0.5分） 液体反流方向及脓液反流判断正确（0.5分） 冲洗完毕，滴抗生素滴眼液（0.5分）	
	泪点狭小者，先用泪点扩张器扩大后再冲洗，方法同前	0.5分	暴露泪点方法正确（0.2分） 泪点扩张器使用正确（0.3分）	
完善	用棉签擦拭流出液体	0.5分	用物处理方法正确（0.3分） 用棉签擦净面颊部液体（0.2分）	
	记录冲洗结果	0.5分	记录结果正确（0.5分）	
	手部消毒	0.5分	依据六步洗手法洗手（0.5分）	
人文关怀	动作轻柔	0.5分	动作轻柔，操作娴熟（0.5分）	
	语言沟通	0.5分	交流语言得当，态度和蔼（0.5分）	
总分		10分	实际得分	

【注意事项】

（1）下泪点闭锁者可选择上泪点进行冲洗。急性泪囊炎禁忌行泪道冲洗。

（2）动作轻柔，避免损伤角膜及结膜。进针时若遇阻力不可强行进针，以免形成假道。

任务5　眼部包扎技术

【任务目标】　学会正确眼部包扎，用于保护患眼，杜绝外界光线进入眼内，使患眼充分休息；止血，促进伤口愈合；眼睑闭合不全、角膜暴露者避免角膜干燥，保护眼球；局部加压包扎可以促使浅前房患者的前房形成。

【操作用物】　绷带、无菌纱布、胶布、眼药膏、棉签。

【任务实施和评价】　见实训表1-5。

实训表1-5　眼部包扎技术操作流程及评分

操作流程	操作要点	分值	评分标准	得分
准备	说明操作目的	0.5分	讲解眼部包扎目的及方法（0.5分）	
	评估患者	0.5分	了解患者年龄、眼部情况、合作程度（0.5分）	
	检查物品标签、药品名称、质量、有效期	0.5分	物品准备齐全、放置合理（0.2分） 检查物品标签、规格、有效期（0.3分）	
	手部消毒	0.5分	依据六步洗手法洗手（0.5分）	
操作过程	患者取坐位	0.5分	根据病情确定体位（0.5分）	
	遵医嘱涂眼药膏后用无菌纱布覆盖，用胶布固定	0.5分	核对眼别（0.2分） 涂眼药膏方法正确，无污染（0.2分） 遮盖无菌纱布方法正确（0.1分）	
	单眼包扎法：绷带起始端20cm长度反折垂直留置在健眼处，绷带卷缠绕方向是从健侧至患侧，从前额耳上缠绕一圈后，拉紧至健侧耳上，向下经枕后部，由患侧耳下经患眼斜至健侧前额2～4圈，再经前额水平缠绕，重复至绷带末端留在患侧耳上，与垂直留置起始端绷带结扎固定，暴露健眼 双眼包扎法：从右侧耳上开始，经前额、耳上水平缠绕两周，由右侧耳上向后下斜，经枕后至对侧耳下向上斜过前额水平缠绕半圈，由左耳上向下斜至对侧耳下，如此往复，以"8"字形包扎双眼，缠绕数周后在前额水平缠绕固定	4分	缠绕绷带方法正确（2分） 松紧适中（1分） 保证患者安全（1分）	
完善	需做加压包扎者，可在缠绕绷带前眼部加用无菌纱布	0.5分	未说明扣分（0.5分）	
	手部消毒	0.5分	依据六步洗手法洗手（0.5分）	
人文关怀	动作轻柔	1分	动作轻柔，操作娴熟（1分）	
	语言沟通	1分	交流语言得当，态度和蔼（1分）	
总分		10分	实际得分	

【注意事项】

（1）长发患者包扎前将头发扎起，避免包扎后绷带滑脱。

（2）包扎时注意患者的感受，不宜过松过紧。绷带固定部位应在前额部，避免仰卧或侧卧时发生松脱。充分暴露鼻孔及耳郭等部位。

（3）双眼包扎可因视觉剥夺产生不良心理反应，应予以注意。

（马张芳）

第2节　耳鼻咽喉科护理技术实训

任务1　外耳道滴药

【任务目标】　学会为患者耳部滴用液体药物，用于软化耵聍、治疗耳道及中耳疾病等。

【操作用物】　长棉签、滴耳药液、生理盐水或3%过氧化氢溶液、棉块。

【任务实施和评价】　见实训表2-1。

实训表2-1　外耳道滴药操作流程及评分

操作流程	操作要点	分值	评分标准	得分
准备	评估患者	0.5分	了解患者病情、合作程度（0.3分） 正确评估耳部情况（0.2分）	
	告知患者操作目的、方法及注意事项	0.5分	正确讲解操作目的、方法（0.3分） 告知相关注意事项（0.2分）	
	核对医嘱及治疗单	0.5分	正确核对医嘱及治疗单（0.5分）	
	检查滴耳药液标签、药品名称、质量、有效期，药液温度适宜	1分	物品准备齐全、放置合理（0.5分） 正确检查物品标签、规格、质量、有效期，温度适宜（0.5分）	
	仪表合格，洗手、戴口罩	0.5分	仪表合格（0.2分） 洗手、戴口罩（0.3分）	
操作过程	再次核对患者信息，做好解释工作	0.5分	正确核对患者信息（0.3分） 做好解释工作（0.2分）	
	患者取坐位或卧位，头偏向健侧，患耳朝上	1分	协助患者取坐位或卧位（0.5分） 头偏向健侧，患耳朝上（0.5分）	
	用长棉签清洁外耳道分泌物，必要时用生理盐水或3%过氧化氢溶液充分清洁	1分	正确清洁患者外耳道（0.5分） 用物正确处理（0.5分）	
	轻轻牵拉耳郭，暴露外耳道，滴入药液3～5滴，轻压耳屏，使药液充分与耳道黏膜接触	2分	正确牵拉耳郭，暴露外耳道（0.5分） 药液温度适宜（0.5分） 正确滴入药物（0.5分） 轻压耳屏（0.5分）	
完善	将棉块放入外耳道口，避免药液流出	0.5分	正确将棉块放入外耳道口（0.5分）	
	保持原位3～5分钟	0.5分	保持原位3～5分钟（0.5分）	
	整理用物，协助患者恢复舒适体位，洗手、记录	0.5分	正确处理用物（0.1分） 协助患者恢复舒适体位（0.2分） 正确洗手、记录（0.2分）	
人文关怀	动作轻柔	0.5分	动作轻柔，操作娴熟（0.2分） 操作过程中保护患者安全（0.3分）	
	语言沟通	0.5分	交流语言得当，态度和蔼（0.2分） 操作过程有效沟通（0.3分）	
总分		10分	实际得分	

【注意事项】

（1）鼓膜外伤性穿孔患者禁止滴药液。

（2）药液温度应接近正常体温，不能过热或过冷，以免引起迷路刺激症状。

（3）滴药液时，应充分暴露外耳道，儿童应将耳郭向下牵拉，成人则向后上牵拉。注意观察患者有无头晕等不适。

任务2　鼻腔滴药法

【任务目标】　学会为患者鼻腔滴用液体药物，用于改善鼻腔鼻窦黏膜状况，达到促进引流、抗炎、减轻水肿、改善通气等作用。

【操作用物】　棉签、滴鼻药液、生理盐水。

【任务实施和评价】　见实训表2-2。

实训表2-2 鼻腔滴药法操作流程及评分

操作流程	操作要点	分值	评分标准	得分
准备	评估患者	0.5分	了解患者病情、合作程度（0.3分） 正确评估鼻腔情况（0.2分）	
	告知患者操作目的、方法及注意事项	0.5分	正确讲解操作目的、方法（0.3分） 告知相关注意事项（0.2分）	
	核对医嘱及治疗单	0.5分	正确核对医嘱及治疗单（0.5分）	
	检查滴鼻药液标签、药品名称、质量、有效期，药液温度适宜	1分	物品准备齐全、放置合理（0.5分） 正确检查物品标签、规格、质量、有效期，温度适宜（0.5分）	
	仪表合格，洗手、戴口罩	0.5分	仪表合格（0.2分） 洗手、戴口罩（0.3分）	
操作过程	再次核对患者信息，做好解释工作	0.5分	正确核对患者信息（0.3分） 做好解释工作（0.2分）	
	指导患者擤鼻，患者取仰卧头低位（肩下垫枕或头伸出床沿外下垂），也可取侧卧位头下垂（头偏向患侧，并向肩部下垂）	1分	正确指导患者擤鼻（0.5分） 协助患者取正确体位（0.5分）	
	用棉签清洁患者鼻腔	1分	正确清洁患者鼻腔（0.5分） 用物正确处理（0.5分）	
	轻推患者鼻尖，充分暴露鼻腔，在距离鼻孔2cm处，滴入药液3～5滴，轻捏鼻翼两侧，使药液充分与鼻腔黏膜接触	2.5分	正确推患者鼻尖（0.5分） 充分暴露鼻腔（0.5分） 药液温度适宜（0.5分） 正确滴入药物（0.5分） 轻捏鼻翼两侧（0.5分）	
完善	保持原位3～5分钟	0.5分	保持原位3～5分钟（0.5分）	
	整理用物，协助患者恢复舒适体位，洗手、记录	0.5分	正确处理用物（0.1分） 协助患者恢复舒适体位（0.2分） 正确洗手、记录（0.2分）	
人文关怀	动作轻柔	0.5分	动作轻柔，操作娴熟（0.2分） 操作过程中保护患者安全（0.3分）	
	语言沟通	0.5分	交流语言得当，态度和蔼（0.2分） 操作过程有效沟通（0.3分）	
总分		10分	实际得分	

【注意事项】

（1）药液温度应接近正常体温，不能过热或过冷，以免引起不适。

（2）滴药液时，患者鼻孔应尽量与身体垂直。瓶口不能触及患者鼻部，以免药液污染。注意观察患者有无头晕等不适。

任务3 鼻腔冲洗术

【任务目标】 学会正确鼻腔冲洗，用于清洁鼻腔，清洗过敏原、分泌物及术后干痂等，并起到湿润鼻腔黏膜、促进鼻腔黏膜内血液循环等作用。

【操作用物】 可调式鼻腔冲洗器、冲洗液、毛巾。

【任务实施和评价】 见实训表2-3。

实训表2-3　鼻腔冲洗术操作流程及评分

操作流程	操作要点	分值	评分标准	得分
准备	评估患者	0.5分	了解患者病情、合作程度（0.3分） 正确评估鼻部情况（0.2分）	
	告知患者操作目的、方法及注意事项	0.5分	正确讲解操作目的、方法（0.3分） 告知相关注意事项（0.2分）	
	核对医嘱及治疗单	0.5分	正确核对医嘱及治疗单（0.5分）	
	检查冲洗器及药液标签、质量、有效期，冲洗液温度适宜	1分	物品准备齐全、放置合理（0.5分） 正确检查物品标签、规格、质量、有效期，温度适宜（0.5分）	
	仪表合格，洗手、戴口罩	0.5分	仪表合格（0.2分） 洗手、戴口罩（0.3分）	
操作过程	再次核对患者信息，做好解释工作	0.5分	正确核对患者信息（0.3分） 做好解释工作（0.2分）	
	指导患者擤鼻，协助患者取坐位或站立位，低头，身体微向前倾30°，头部位于盥洗池上方	1分	正确指导患者擤鼻（0.5分） 患者体位摆放正确（0.5分）	
	打开鼻腔冲洗器，协助患者握住瓶体，调整鼻塞端口至合适的出水位置	1分	正确打开鼻腔冲洗器（0.5分） 正确指导患者手持冲洗器，并调整出水端口（0.5分）	
	指导患者将鼻腔冲洗器出水端口严密堵住需冲洗的鼻孔，握住清洗器瓶体挤压冲洗	1分	鼻腔冲洗器出水端口严密堵住需冲洗的鼻孔（0.5分） 正确挤压冲洗（0.5分）	
	指导患者低头前倾30°，张口缓慢平静呼吸，勿说话及做吞咽动作	1分	指导患者保持低头前倾30°（0.5分） 张口缓慢平静呼吸，勿说话及做吞咽动作（0.5分）	
完善	为患者清洁面部	0.5分	正确为患者清洁面部（0.5分）	
	协助患者恢复舒适体位	0.5分	协助患者恢复舒适体位（0.5分）	
	整理用物，洗手、记录	0.5分	正确处理用物（0.2分） 正确洗手、记录（0.3分）	
人文关怀	动作轻柔	0.5分	动作轻柔，操作娴熟（0.2分） 操作过程中保护患者安全（0.3分）	
	语言沟通	0.5分	交流语言得当，态度和蔼（0.2分） 操作过程有效沟通（0.3分）	
总分		10分	实际得分	

【注意事项】

（1）脑脊液鼻漏、鼻腔有急性炎症及出血时禁止冲洗，以免炎症扩散或逆行感染。

（2）冲洗液温度以接近体温为宜，不能过冷或过热。用手挤压冲洗器时注意用力不可过猛。

（3）冲洗时勿与患者谈话，以免发生呛咳。严密观察患者冲洗时的反应，如冲洗时发生鼻腔出血，应立即停止冲洗。

任务4　鼻窦负压置换疗法

【任务目标】　学会正确进行鼻窦负压置换，用于吸引鼻腔及鼻窦内分泌物，使窦腔形成负压，药液进入窦腔以达到治疗目的。

【操作用物】　负压吸引器、负压液、橄榄式接头、1%麻黄碱滴鼻液、治疗碗、滴管、棉签、面巾纸。

【**任务实施和评价**】 见实训表2-4。

实训表2-4　鼻窦负压置换疗法操作流程及评分

操作流程	操作要点	分值	评分标准	得分
准备	评估患者	0.5分	了解患者病情、合作程度（0.3分） 正确评估鼻部情况（0.2分）	
	告知患者操作目的、方法及注意事项	0.5分	正确讲解操作目的、方法（0.3分） 告知相关注意事项（0.2分）	
	核对医嘱及治疗单	0.5分	正确核对医嘱及治疗单（0.5分）	
	检查负压吸引器及药液标签、质量、有效期	0.5分	物品准备齐全、放置合理（0.3分） 正确检查负压吸引器及药液标签、规格、质量、有效期（0.2分）	
	仪表合格，洗手、戴口罩	0.5分	仪表合格（0.2分） 洗手、戴口罩（0.3分）	
操作过程	再次核对患者信息，做好解释工作	0.5分	正确核对患者信息（0.3分） 做好解释工作（0.2分）	
	协助患者取仰卧头低位（肩下垫枕，头尽量后垂），或取头低垂位（下颌部与两外耳道口连线与水平线垂直）	0.5分	患者体位摆放正确（0.5分）	
	左手轻推鼻尖，右手持滴管，沿两侧鼻孔徐徐滴入1%麻黄碱滴鼻液3～5滴（萎缩性鼻炎患者禁用），以利于窦口打开	0.5分	正确滴入1%麻黄碱滴鼻液（0.5分）	
	2～3分钟后指导患者擤尽鼻涕，保持卧位同前，每侧鼻腔滴入2～3ml负压液，嘱其张口呼吸	1分	指导患者擤尽鼻涕，保持卧位同前（0.5分） 正确滴入负压液，嘱其张口呼吸（0.5分）	
	连接负压吸引器（负压一般为20～24kPa），将橄榄式接头紧塞一侧鼻孔，1～2秒后急速移开，同时指压另一侧鼻翼以封闭该侧前鼻孔	1分	负压吸引器连接正确，负压压力适宜（0.5分） 橄榄式接头放置正确，正确移开并封闭另一侧鼻孔（0.5分）	
	吸引期间指导患者连续发"开、开、开"音，使软腭上举以关闭咽腔，随即进行间断吸引	1分	正确吸引（0.5分） 指导患者正确发音（0.5分）	
	重复6～8次，双鼻孔交替进行，将鼻窦分泌物吸出同时，药液进入鼻窦	0.5分	重复操作规范（0.2分） 鼻窦分泌物吸出同时，药液进入鼻窦（0.3分）	
完善	为患者清洁面部	0.5分	正确为患者清洁面部（0.5分）	
	协助患者休息3～5分钟后恢复舒适体位	0.5分	患者休息3～5分钟（0.2分） 协助患者恢复舒适体位（0.3分）	
	整理用物，洗手、记录	0.5分	正确处理用物（0.2分） 正确洗手、记录（0.3分）	
人文关怀	动作轻柔	0.5分	动作轻柔，操作娴熟（0.2分） 操作过程中保护患者安全（0.3分）	
	语言沟通	0.5分	交流语言得当，态度和蔼（0.2分） 操作过程有效沟通（0.3分）	
总分		10分	实际得分	

【注意事项】

（1）幼儿等不能合作者，其哭泣时软腭已自动上举，封闭鼻咽部，即使不发"开、开、开"音，也可以达到治疗效果。

（2）负压不可过大，抽吸时间不能过长，以免损伤鼻黏膜引起出血或引起真空性头痛。

（3）吸引过程中若患者出现头痛、鼻出血等不良反应，应立即停止吸引，并给予相应处理。

任务5　经口氧气雾化吸入法

【任务目标】　学会正确经口氧气雾化吸入，用于湿化气道、解除支气管痉挛、治疗呼吸道疾病、改善通气功能等。

【操作用物】　氧气流量表、雾化吸入装置、雾化药物、注射器、治疗巾。

【任务实施和评价】　见实训表2-5。

实训表2-5　经口氧气雾化吸入法操作流程及评分

操作流程	操作要点	分值	评分标准	得分
准备	评估患者	0.5分	了解患者病情、合作程度（0.3分） 正确评估咽喉部情况（0.2分）	
	告知患者操作目的、方法及注意事项	0.5分	正确讲解操作目的、方法（0.3分） 告知相关注意事项（0.2分）	
	核对医嘱及治疗单	0.5分	正确核对医嘱及治疗单（0.5分）	
	检查氧气流量表、雾化吸入装置及雾化药物的标签、质量、有效期	1分	物品准备齐全、放置合理（0.5分） 正确检查物品及药品（0.5分）	
	仪表合格，洗手、戴口罩	0.5分	仪表合格（0.2分） 洗手、戴口罩（0.3分）	
操作过程	再次核对患者信息，做好解释工作	0.5分	正确核对患者信息（0.3分） 做好相关解释工作（0.2分）	
	协助患者取坐位或半坐卧位，颌下铺治疗巾	1分	患者体位摆放正确（0.5分） 正确铺治疗巾（0.5分）	
	连接氧气流量表与供氧接口，连接雾化吸入装置各配件，并检查装置密闭性	1分	连接氧气流量表、雾化吸入装置连接正确（0.5分） 正确检查装置密闭性（0.5分）	
	遵医嘱正确抽吸雾化药物，注入雾化器，打开氧气流量调节阀，确认有气雾喷出	1分	正确抽吸药物注入雾化器（0.5分） 正确打开氧气流量表，观察出雾情况（0.5分）	
	协助患者将口含嘴放入口中，指导患者用口吸气，用鼻呼气	1分	患者口含嘴放置正确，口唇严密包裹（0.5分） 患者正确呼吸（0.5分）	
完善	取下口含嘴，关闭氧气流量调节阀，为患者清洁面部	0.5分	正确取下装置，并关闭氧气（0.3分） 为患者清洁面部（0.2分）	
	协助患者恢复舒适体位	0.5分	协助患者恢复舒适体位（0.5分）	
	整理用物，洗手、记录	0.5分	正确处理用物（0.2分） 正确洗手、记录（0.3分）	
人文关怀	动作轻柔	0.5分	动作轻柔，操作娴熟（0.2分） 操作过程中保护患者安全（0.3分）	
	语言沟通	0.5分	交流语言得当，态度和蔼（0.2分） 操作过程有效沟通（0.3分）	
总分		10分	实际得分	

【注意事项】

（1）每次雾化吸入治疗时间15～20分钟，如需连续使用，中间宜间隔30分钟。

（2）注意用氧安全，操作中严禁接触明火。观察患者有无胸闷等不良反应。观察评估雾化效果，如呼吸道分泌物较多时，应及时清理。

（3）停止雾化吸入时，应先移除雾化装置，再关闭氧气流量表。

（马张芳）

第3节　口腔科护理技术实训

任务1　口腔四手操作技术（龈下刮治术）

【任务目标】 学会与医生配合完成口腔技术操作，以缩短单个患者诊疗时间，并增加患者的舒适感，节省口腔科医生、护士的体力，提高工作效率和医疗质量。

【操作用物】

（1）常规物品　一次性检查盘、口杯、纸巾、镜子、吸唾管、棉签、口腔专用注射器、一次性注射针头。

（2）器械　超声洁治机柄、P尖/PS尖、龈下刮治器（常用型号：5/6号、7/8号、11/12号、13/14号）、牙周探针。

（3）过氧化氢、安尔碘、碘甘油、漱口水、麻醉药品。

【任务实施和评价】 见实训表3-1。

实训表3-1　龈下刮治术操作流程及评分

操作流程	操作要点	分值	评分标准	得分
准备	说明操作目的	0.2分	讲解操作目的（0.2分）	
	评估患者	0.3分	了解患者病情、合作程度、口腔情况（0.2分） 确认患者治疗牙位（0.1分）	
	用物准备	0.5分	物品准备齐全、放置合理（0.5分）	
	手部消毒	0.5分	依据六步洗手法洗手（0.5分）	
术前护理	环境准备符合要求，综合治疗椅功能正常	0.2分	评估诊室整洁、明亮、安全、舒适（0.1分） 检查综合治疗椅功能正常（0.1分）	
	患者术前准备完善，防护措施到位，诊疗体位合适，正确指导术中配合	0.6分	正确接诊患者，安排就位，戴好胸巾、防护镜（0.2分） 准备纸巾、口杯，指导患者术前漱口（0.2分） 对患者进行评估并进行有效的沟通，做好心理护理（0.2分）	
	检查无菌物品、材料、药品、治疗仪器	0.8分	核对无菌物品包装、有效期（0.3分） 核对药品、材料品名、有效期、品质（0.3分） 检查治疗仪器功能正常（0.2分）	
	调节椅位和灯光	0.6分	调整合适的椅位（0.2分） 正确移动光源至口腔相应位置（0.2分） 正确摆放牙周检查表（0.2分）	
术中护理	符合无菌技术要求	1.5分	器械传递方法正确，及时、准确、无误（0.5分） 遵循无菌操作原则（0.5分） 仪器使用正确、操作熟练（0.5分）	

续表

操作流程	操作要点	分值	评分标准	得分
术中护理	保持术野清晰、明亮	0.6分	吸唾方法正确，不影响医生视野和口内器械操作（0.3分） 及时调节光源，高度不影响医护操作（0.3分）	
	心理护理	0.4分	治疗中及时观察患者反应，对疼痛或不适做好解释和安抚，消除患者紧张情绪，积极配合医生完成操作（0.4分）	
术后护理	妥善安置患者，清洁患者面部	0.5分	及时取下胸巾、防护镜，调整椅位，嘱患者漱口（0.3分） 递镜子、纸巾协助患者整理容貌（0.2分）	
	物品分类处理	1分	正确处理用物，去除治疗盘、器械、一次性用物并进行初步处理后分类放置（0.5分） 去除防污膜、冲洗痰盂和口腔综合治疗椅排水管道（0.3分） 弃去吸唾管、口杯（0.2分）	
	清洁消毒	0.3分	物表消毒顺序正确，遵循从上到下、从洁到污的擦拭原则（0.3分）	
	手部消毒	0.5分	依据六步洗手法（0.5分）	
	健康指导，预约复诊	0.5分	正确指导患者治疗后注意事项（0.3分） 协助预约复诊时间（0.2分）	
人文关怀	动作轻柔	0.5分	动作轻柔，操作娴熟（0.2分） 操作过程中保护患者安全（0.3分）	
	语言沟通	0.5分	交流语言得当，态度和蔼（0.2分） 操作过程有效沟通（0.3分）	
总分		10分	实际得分	

【注意事项】

（1）设备配备合理，操作前注意检查器械的性能及手机、吸唾系统等的功能情况。

（2）护理操作前、中、后均应做好"三查七对"，核对患者治疗牙位，确保护理操作安全。

（3）操作过程要做好职业防护及患者的防护。

（4）以患者口腔为中心，合理安排医护患的位置。操作时严禁从患者的头面部传递物品。常用握笔式直接传递法平行交换器械。

（5）操作中侵入性治疗和接触破损黏膜的治疗，应严格执行无菌操作技术。接触正常黏膜的检查与治疗遵循消毒水平护理操作流程。一次性用品保证一人一份，一用一更换。反复使用的器械应按规范消毒、灭菌，保证一人一机，一用一灭菌。

（6）及时吸唾，保持术野清晰，吸引器注意勿紧贴黏膜，避免损伤黏膜和堵塞管口。

（7）使用后的器械及时做好预清洁，防止残留材料或有机物干涸而增加清洁难度。

（8）患者准备、物品准备、整理物品、综合治疗台清洁消毒顺序要因地制宜，从而方便快捷、有效控制交叉感染。

任务2　口腔材料调拌操作技术（玻璃离子调拌）

【任务目标】 学会口腔材料调拌技术，用于窝洞的充填、垫底、暂时性封药，调配成品符合要求，方便医生使用。

【操作用物】 无菌镊子罐、酒精棉球、纱布、塑料调拌刀、调拌纸、手套、小铺巾、玻璃离子粘固粉和液。

【任务实施和评价】 操作流程见实训表3-2。

实训表 3-2　玻璃离子调拌操作流程及评分

操作流程	操作要点	分值	评分标准	得分
准备	说明操作目的	0.2分	讲解操作目的（0.2分）	
	评估患者	0.3分	了解洞型大小、合作程度（0.3分）	
	用物准备	0.5分	物品准备齐全、放置合理（0.5分）	
	手部消毒	0.5分	依据六步洗手法洗手（0.5分）	
操作前	环境准备	0.2分	诊室整洁、明亮、安全、舒适，温度湿度适宜（0.2分）	
	用物准备	0.3分	准备操作区域，备齐用物，放置合理（0.3分）	
	检查无菌物品、材料	0.6分	核对无菌物品包装、有效期（0.3分） 核对材料品名、有效期、品质（0.3分）	
操作过程	遵守无菌操作原则	0.6分	调拌纸摆放方向正确（0.2分） 持非工作端将调拌刀取出（0.2分） 调拌刀工作端放于调拌纸上（0.2分）	
	材料用量合适，不浪费，粉、液比例合适	1分	按1平匙粉：1滴液比例取粉和液（0.5分） 放置距离1～2cm（0.3分） 及时盖好瓶盖，清洁瓶口（0.2分）	
	调拌方法正确，操作熟练、轻巧	2分	粉剂分2次加入（0.5分） 用推拉和（或）旋转研磨的方法（0.5分） 调拌时间30～45秒（1分）（每增加或减少2秒扣0.2分，扣完为止）	
	调配性状符合要求	1分	粉液混合均匀无气泡、无颗粒（0.5分） 成品表面光亮，性状均一，呈面团状，不粘调拌刀（0.5分）	
操作后	整理用物	0.5分	正确处理用物，物品分类处理（0.3分） 可重复使用器械分类放置，保湿暂存（0.2分）	
	整理操作工作台	0.3分	操作完毕工作台干净整洁（0.3分）	
	手部消毒	0.5分	依据六步洗手法洗手（0.5分）	
	健康指导，预约复诊	0.5分	正确指导患者治疗后注意事项（0.3分） 协助预约复诊时间（0.2分）	
人文关怀	动作轻柔	0.5分	动作轻柔，操作娴熟（0.2分） 操作过程中保护患者安全（0.3分）	
	语言沟通	0.5分	交流语言得当，态度和蔼（0.2分） 操作过程有效沟通（0.3分）	
总分		10分	实际得分	

【注意事项】

（1）根据病情需要，与医师认真核实，选择合适材料；材料现用现调，取用后应立即加盖，以防止氧化受潮。

（2）调拌前应认真检查材料的有效期、颜色、品质；根据窝洞的大小、形态按粉、液比例适当取材，置于调拌纸上，粉、液相距1～2cm。

（3）调拌时只能将粉逐次加入液体中，而不能加液体于粉剂中。调拌技术操作遵守无菌操作原则。调拌纸应一用一弃。

（4）调拌刀工作端前1/2～2/3紧贴一次性调拌纸表面，以同一方向匀速旋转把粉、液推开，以减少气泡形成，提高调拌技术质量。

（马张芳）

参考文献

陈燕燕，赵佛容．2018．眼耳鼻咽喉口腔科护理学．4版．北京：人民卫生出版社

范真．2018．五官科护理．北京：科学出版社

付能荣．2013．护理技术（上册）．3版．北京：科学出版社．

葛嫄丰．2017．眼耳鼻咽喉口腔科护理学．2版．北京：人民卫生出版社

耿小凤，田梓蓉．2021．耳鼻咽喉头颈外科专科护理．北京：人民卫生出版社

郭金兰．2012．五官科护理．北京：科学出版社．

贾松，赵云娥．2019．眼科学基础．2版．北京：人民卫生出版社

李志英，吕兰．2019．实用眼科护理手册．北京：化学工业出版社

马树平，李少芬．2013．护理专业技术实训．3版．北京：科学出版社

孙虹，张罗．2018．耳鼻咽喉头颈外科学．9版．北京：人民卫生出版社

王建平．2020．眼耳鼻咽喉口腔科护理．2版．北京：人民卫生出版社

席淑新，肖惠明．2021．眼耳鼻咽喉科护理学．5版．北京：人民卫生出版社

席淑新，赵佛容．2020．眼耳鼻咽喉口腔科护理学．4版．北京：人民卫生出版社

徐淑秀．2009．眼耳鼻咽喉口腔科护理学．北京：人民卫生出版社

许建平．2013．眼耳鼻咽喉口腔科护理技术．北京：中国科学技术出版社

杨培增，范先群．2018．眼科学．9版．北京：人民卫生出版社

赵晓芳，李佳楠，代晖．2018．眼耳鼻咽喉口腔科护理学．北京：中国协和医科大学出版社

中华医学会眼科学分会眼底病学组，中国医师协会眼科医师分会眼底病学组，许迅，等．我国糖尿病视网膜病变临床诊疗指南（2022年）——基于循证医学修订．中华眼底病杂志，2023，39（2）：26

自测题参考答案

第1章
1. C 2. E 3. E 4. D 5. B 6. D 7. A

第2章
1. D 2. A 3. C 4. B 5. B

第3章
1. B 2. C 3. C 4. C 5. A 6. E 7. C 8. B

第4章
1. B 2. A 3. B 4. A 5. E 6. A 7. B

第5章
1. B 2. A

第6章
1. C 2. E 3. E 4. D 5. E 6. D

第7章
1. E 2. C 3. B 4. D 5. A 6. B 7. C 8. B
9. E 10. A

第8章
1. D 2. D 3. C 4. B 5. A 6. E 7. C 8. A
9. D 10. B 11. E 12. C 13. E

第9章
1. A 2. C 3. C 4. D 5. E 6. C 7. C 8. B
9. A 10. E

第10章
1. B 2. E 3. B 4. E 5. B 6. B 7. C 8. A
9. B 10. A

第11章
1. D 2. A 3. E 4. B 5. B 6. D 7. A 8. C
9. A 10. B

第12章
1. D 2. A 3. B 4. B 5. C 6. D 7. B

第13章
1. C 2. E 3. D 4. A 5. E 6. C 7. B 8. B
9. E

第14章
1. A 2. E 3. E 4. C 5. C

第15章
1. C 2. A 3. B 4. B 5. D

第16章
1. D 2. C 3. C 4. D 5. E

第17章
1. A 2. C

第18章
1. D 2. B

第19章
1. C 2. D 3. D 4. B 5. B 6. C 7. C 8. B
9. A 10. E 11. B 12. B 13. D 14. B 15. E

第20章
1. E 2. C 3. A 4. D 5. B

第21章
1. C 2. D 3. B 4. B 5. A

第22章
1. B 2. D 3. E